肠外与肠内营养护理学

彭南海　黄迎春　主编

东南大学出版社
南　京

图书在版编目(CIP)数据

肠外与肠内营养护理学 / 彭南海,黄迎春主编.
—南京:东南大学出版社,2016.4(2023.8 重印)
ISBN 978-7-5641-5759-3

Ⅰ.①肠… Ⅱ.①彭… ②黄… Ⅲ.①护理—营养
—临床 Ⅳ.①R13

中国版本图书馆 CIP 数据核字(2015)第 035300 号

肠外与肠内营养护理学

出版发行	东南大学出版社
社　　址	南京市玄武区四牌楼 2 号(210096)
网　　址	http://www.seupress.com
出 版 人	江建中
责任编辑	张　慧
经　　销	新华书店
印　　刷	广东虎彩云印刷有限公司
开　　本	787mm×1092mm　1/16
印　　张	14
字　　数	359 千字
版　　次	2016 年 4 月第 1 版
印　　次	2023 年 8 月第 4 次印刷
书　　号	ISBN 978-7-5641-5759-3
定　　价	60.00 元

东大版图书若有印装质量问题,请直接与营销部联系。电话(传真):025-83791830

《肠外与肠内营养护理学》
编写委员会

主　编：彭南海　黄迎春

副主编：许　勤　李　卡　曲晓菊

编委会：（按姓氏笔画为序）

门吉芳	王　爽	王新颖	叶新梅	曲晓菊
伍友春	朱晓玲	刘　芳	刘思彤	许　勤
杨秀芳	李　卡	李晓静	李爱华	李　培
李雪娇	肖西平	吴莉莉	沈如婷	张　然
周兴梅	周　婉	周雪玲	姜文彬	倪元红
徐丹丹	徐金中	郭淑丽	黄迎春	彭南海
解红文	潘向滢			

序

　　临床营养自 20 世纪进入中国以来,随着基础研究和临床应用的不断深入,人们对其作用和价值的认识有了跨跃式的发展。营养支持治疗临床应用的范畴、技术、制剂和途径都取得了显著进步,已成为临床综合治疗,尤其是重症患者治疗措施中不可或缺的组成部分。

　　临床营养治疗工作的广泛开展,给护理工作提出了许多新的、更高的要求。在临床工作中,护理人员需要对具有营养风险的患者进行筛查和评估,参与建立肠外和肠内营养支持途径,观察营养治疗的并发症,并对营养治疗的效果进行监测和评价。因此,临床营养支持专科护士的专业化培养和教育对于规范化实施营养治疗十分必要。

　　彭南海、黄迎春主编的《肠外与肠内营养护理学》是从事临床营养治疗的护理工作者很有实用价值的参考书。本书采用理论教学与实践操作相结合,介绍了临床营养的基本知识、营养筛查和评估、特殊疾病的营养支持护理要点、营养支持护理并发症,以及家庭营养支持等内容,并对临床营养支持护理工作中的常用操作制定了规范化流程。本书编者均为中华医学会肠外与肠内营养分会护理学组中具有丰富临床实践经验的护理专家,保证了本书专业性、新颖性和实用性,可有效指导临床营养支持专科护士高质量的开展护理工作。

南京军区南京总医院普通外科研究所
中华医学会第二届肠外肠内营养学分会 主委　　　李　宁

2015 年 10 月

前　言

我国临床营养学已有 40 余年的历史，它的发展也推动着临床营养护理学的发展。临床上医疗与护理的不同步、营养护理相关理论知识及操作规范缺乏统一的规定，不能适应临床的需要，这些都对《肠外与肠内营养护理学》的诞生起着推动作用。

自 2009 年成立中华医学会肠外与肠内营养学分会护理学组以来，已经经历了 6 年的风雨。护理学组的委员们，对学组的发展也起着积极的作用。在学组的带领下，逐渐有了《临床营养护理指南》等规范的呈现。如今为了进一步满足临床以及患者的需要，《肠外与肠内营养护理学》蓄势待发，并且与临床实际紧密结合，涵盖了多种疾病、包括肠内与肠外营养给予的相关护理知识，具有科学性、实用性、指导性、先进性。它的出现，意味着临床营养护理学发展到了一个新的阶段，将促进专科护理的持续发展，并为广大临床护理人员以及患者带来福利与帮助。

由于编写时间紧迫、知识水平有限，书中难免有不足之处，期望广大读者以及临床护理人员给予批评、指正。

编者

2015 年 10 月

目 录
CONTENTS

操作篇

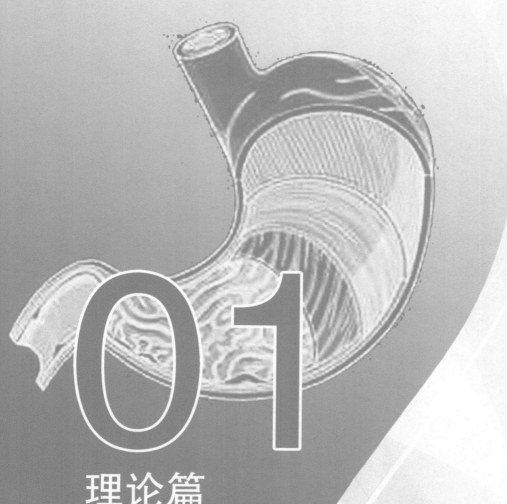

01

理论篇

第一章 临床营养的历史与发展

近年来,我国临床营养的发展非常迅速,随着对外科患者营养代谢的深入认识,以及肠内营养和肠外营养现代观念的建立,为临床营养奠定了理论基础。丰富的相关产品以及齐全的设备,又为临床营养的广泛应用创造了良好的条件。目前,营养支持治疗已经成为救治危重病患者的重要措施之一,本文主要介绍营养发展的历史与现状。

营养支持与抗生素应用、输血技术、重症监护、麻醉技术、免疫调控及体外循环被列入 20 世纪医学最伟大的成就。在 20 世纪 70 年代以前,当胃肠功能有障碍时,由于没有有效的方法提供必需的营养,常常出现许多患者在富裕中饥饿的现象。由 Dudrick 等先后首创的现代临床肠外和肠内营养(PN、EN)支持治疗,经过众多学者 40 余年的不懈努力,至今已有了非常显著的进步。关于基础理论的探索,已经达到相当的深度,临床实施所需的营养制剂及设备也已非常丰富和完备。可以认为,目前的临床营养支持已达到比较完善的程度,对于病情不复杂的患者,实施营养支持治疗已无困难。

一、营养支持的目的

根据营养支持的目的,营养支持可分为三类:补充营养、支持营养与治疗营养。补充营养是为那些存在营养不足的患者补充较多的营养,以纠正营养不良;支持营养是为那些原无营养不良,但因急性疾病,消耗大量增加,为维持机体的基础需要与补充额外消耗而给予相应的营养,以支持机体维持代谢的正常进行;治疗营养是通过提供某些营养物质以达到治疗的目的。

二、临床营养支持经历的三个阶段

临床营养支持引进到我国已 30 余年。回顾这 30 余年,我国临床营养支持的经历可分为三个阶段:学习试用阶段,教育推广阶段,临床普及阶段。

1970—1985 年是学习试用阶段。当时,我国有部分学者与胃肠外科医师结合本身工作的需要,接触到这一技术资料,认识到它的新颖性与临床的需要性,开始了探索,试图将这一技术移植到我国的临床应用中,特别是有利于那些胃肠功能有障碍急需补充营养而又缺乏有效方法的患者,如肠瘘和短肠综合征等,但缺乏必需的器械与制剂。当时国内仅有水解蛋白液和高渗葡萄糖溶液,更无腔静脉置管和输注营养液的器械设备。经过不懈地努力自行设计制作后,终于把腔静脉置管输注营养液这一技术应用于临床,为部分患者解决了营养供给困难的问题。虽只在少数医院内试行,但有了一个开端和茁壮的萌芽。15 年后(1985 年),在庐山召开了第一次全国临床营养支持学术会议,虽然只有 45 位代表参会,宣读了 8 篇文章,但对临床营养支持的需要性、实用性与迫切性有了一致的认识,认为应该在我国迅速、广泛地开展学习、推广与应用,提高治疗水平。

1986—1995 年是教育推广阶段。继庐山会议后,1986 年由先行应用的几所医院组织了第一届全国临床营养支持学习班。其后,学习班逐渐增多,在南京、上海、北京都有举行。学习班对推广临床营养支持的应用起着极大的作用,可以说经过学习班的人员,都已成为临床应用营养支持的骨干。在 20 世纪 80 年代,正值改革开放时期,国内外的信息、学术交流不断增加,有关临床营养支持的药械也开始进入我国。更为重要的是国内开始建厂,生产相关药械,先是生产了复方氨基酸液,1988 年开始生产脂肪乳剂。同时,国内已有能力生产肠内营养制剂。有了基础理论的教育,又有药械供应,临床营养支持逐渐在临床得到推广应用。1990 年,在南京举行第二届全国临床营养支持学术会议时,与会代表达 250 余人,并成立了中华医学会外科学分会营养支持学组。全国性的学术会议从此形成了制度,每两年召开一次。自 20 世纪 70 年代以后,临床营养支持不但在应用技术上不断得到改进,而且在基础理论上也不断深入发展。随之对各种疾病状态下的代谢改变也都有进一步的研究。为此,在 80 年代后期,我国有关的医学院开始培养临床营养支持专业的硕士和博士研究生,基础理论研究与临床操作技术都有了明显的进展。两本专业杂志《肠外与肠内营养》和《中国临床营养杂志》也都在这一阶段创刊发行,有了临床营养支持专业论文及资料进行学术交流的园地。

1996 年至今是临床普及阶段。经过 20 多年的历程,临床营养支持的基础理论和应用技术逐步成熟,也为多数医务工作者所认识,在各级医院都有应用。

三、营养支持策略的变迁

临床营养支持经过 30 余年的应用研究,经过了初创→普遍应用→成熟的过程,已达到较成熟的阶段。营养一直是疾病治疗中的一项措施。但在 20 世纪 70 年代前,由于胃肠功能发生障碍时缺乏供给营养的途径,虽有静脉输入用的脂肪乳剂、氨基酸液、水解蛋白液、高渗葡萄糖等,但由于渗透性与酸碱度的关系,周围静脉不能耐受,而无法达到需要的量与质。同时,采用分别输注的方法,不能使营养素同时进入体内起合成作用。1968 年,Dudrick 与 Wilmore 倡用的静脉营养法解决了这两大难题。根据 Moore 提出热量/氮比例为 150∶1 的理论,将所有营养素混在一起(称全合一)由腔静脉置管输入,经动物实验与临床应用,均起到了从肠外途径提供营养的作用,动物与人均能生长成活,推进了临床营养支持的发展。美国 Sribner 和法国 Solasso 曾将其称之为"人工胃肠",在临床上也得到广泛应用,当患者不能经口进食时,都给予肠外营养。因此,在 20 世纪 70 年代,**"当患者需要营养支持时,首选静脉营养"**便成为金标准。

经过一段时间的临床应用后,发现全肠外营养有不足之处,主要是易发生与导管有关的并发症,还有严重的血行感染(脓毒症);另有代谢并发症,主要是肝脏损害,发生淤胆,甚至长期应用后发生肝脂肪病变、肝硬化。这些并发症使临床医生对其的使用产生了疑惑,逐渐减少了腔静脉置管途径的应用,恢复使用周围静脉,随之为适合周围静脉的应用,发展了等渗复方氨基酸、高浓度的脂肪乳剂以及经周围静脉腔静脉插管技术(PICC)等。因此,20 世纪 80 年代选择输注营养途径的金标准是"**当患者需要营养支持时,首选周围静脉营养**"。

20 世纪 70 年代后,营养支持在一些营养不良患者与一些应激较轻的创伤、感染患者中都取得了有效的结果。但是,在危重、应激严重、分解代谢明显的患者中,需要营养支持但又不能得到有效供给的问题未能得到有效的解决。在 20 世纪 80 年代,就危重患者的营养支持这一难点展开较多的研究,同时,在研究烧伤时,发现烧伤创面尚无细菌感染时血液中已有细菌存在且为肠道细菌,称之为"肠源性感染"。经进一步动物实验研究证实,在肠道缺血、缺氧时,肠黏膜受损,对细菌的防御能力减退,肠道内细菌可透过肠黏膜进入肠壁的淋巴系统与门静脉系统,进而导致全身炎性反应综合征(SIRS)、多器官功能障碍综合征(MODS)甚至脓毒症。由此人们认识到,肠有屏障功能(barrier function)。在肠屏障功能发生障碍时,细菌可能发生易位(bacterialtranslocation)。这一发现使人们对肠道功能的认识有了一个很大的转变,不再认为肠道仅有消化、吸收营养的功能,认为肠道还具有屏障、免疫及内分泌功能,并且在危重患者中,免疫与屏障功能较消化、吸收营养功能更为重要,可以认为是危重患者后期发生继发性感染、MODS 的根源。Wilmore 称"肠道是机体应激时的中心器官之一",McFie 更称"胃肠道是多器官功能障碍的发动机",一反以往认为应激时肠道是处于静息状态的观点,保护胃肠功能、维护肠屏障功能成为危重患者治疗的重要措施之一。肠黏膜细胞的生长、增殖需与肠内食糜直接接触。这一生理特性要求及早应用肠内营养,而肠外营养不能达到这一目的。同时,肠内营养又具有促进门静脉循环、肠蠕动、分泌胃肠道激素的功能。经过临床的应用、多中心验证与荟萃分析,营养支持途径的金标准在 20 世纪 90 年代改为:"**当肠道有功能且能安全使用时,使用它**"。这一选择标准的改变,使营养支持成为危重患者治疗的重要措施。Berger 称"如果可以有效地使用肠内营养,这例危重患者就有救了"。因此,肠内营养在危重患者中使用的着重点是维护肠屏障功能,减少肠内细菌与内毒素的易位,对营养的提供则处于其次的位置。

随着临床进一步的实践,肠内营养的优点得到了充分的认识,然而其不足之处亦为之显露。在重症患者肠功能有一定障碍时,虽然经研究证实肠内营养能提供日需要营养量的 30% ~60%,尤其是添加了谷氨酰胺,即能达到维护肠黏膜屏障功能的目的,但是,在机体较长时间(>5 d)能量不足的情况下,肾功能障碍、呼吸窘迫综合征、外科感染、压疮,甚至脓毒症等并发症的发生率都将增加。如何解决这一矛盾?可以采用增加肠外营养,以弥补能量等营养量不足的方法。因此,当前营养支持途径的选择标准是"**采用全营养支持,首选肠内营养,必要时肠内与肠外营养联合应用**",较完善地解决了营养支持存在的问题。

四、营养支持治疗理念的提出

当前的营养支持已有三类作用:补充性营养支持,即对原有营养不良或因疾病(如肠瘘)丢失营养过多者进行纠正或补充;维护性营养支持,因疾病危重,分解代谢高于合成代谢(如重症急性胰腺炎)或是由于疾病、手术不能经口进食 5 d 以上者(如胃存在幽门梗阻),供给营养的目的在于维持基础需要量;治疗性营养支持,某些营养物质如谷氨酰胺、鱼油、赖氨酸等有药理性作用,也称为药理性营养(pharmaco nutrient),有明确的治疗性作用。营养支持治疗已成为危重患者治疗中不可缺少的部分。2008 年 Jones 等及 2009 年 Martindale 等据此认为不宜再称为"营养支持"，而宜称之为"营养治疗"（nutrition therapy）。"支持"改为"治疗"虽仅是两字的改换，但却是概念上的改变，其意义深远，作用更加确切，不仅是有辅助作用，而且有治疗的主导作用，更应得到重视。2009 年美国肠外肠内营养学会发表的有关指南，都已使用营养支持治疗一词。

　　我国的临床营养支持已经历了 30 余年从无到有，由少到多，由不知到知的过程，它已逐步进入到临床各个专科，成为治疗措施的一部分，显示它在临床治疗工作中的必要性，为临床提高治疗效果发挥了积极的作用，它的供给方法、制剂与基础理论都在不断地改进，对临床疾病的代谢改变也都有深入的研究，使临床营养支持的理论、策略都取得了很大进步。尽管现代营养支持治疗已有非常大的发展，但离"完美"还有不小的差距。仍然有相当多的问题需要我们作进一步的研究。

第二章 营养物质的需要量

营养支持的目的是维持与改善机体器官、组织及细胞的代谢与功能,促进患者康复。营养不足和营养过度对机体都是不利的。因此在实施营养支持时,首先要明确人体的正常营养需要量。

人体在正常生命活动过程中需要不断摄取各种营养物质,通过转化和利用以维持机体的新陈代谢。临床营养支持所需的营养底物包括碳水化合物、脂肪、蛋白质、水、电解质、微量元素和维生素,这些营养物质进入人体后,参与体内一系列代谢过程。通过合成代谢使人体结构得以生长、发育、修复及再生。这些营养物质在体内氧化过程中产生能量,成为机体生命活动必不可少的能源,所产生的代谢废物则排出体外。

一、正常人体所需的营养素

主要包括:碳水化合物、脂肪、蛋白质、水、电解质、微量元素和维生素。其中三大营养物质(碳水化合物、脂肪和蛋白质)的代谢是维持人体生命活动及内环境稳定最重要的因素。正常情况下,影响因素主要有年龄、性别、体表面积、体温及环境温度等;饮食习惯和食物构成不同,各种营养物质被机体作为能量储存或转化为其他物质的量也有较大变化;针对患者还要考虑疾病情况、营养状态及治疗措施等的影响。

二、机体能量储备及消耗

机体的能量储备主要是糖和脂肪,而蛋白质在体内无储备,它是各器官和组织的组成成分。若蛋白质作为能源被消耗必然会使器官功能受损,因此蛋白质不能作为能源物质来考虑,人体能量的需要常常以非蛋白热量来计算。

三、正常人体能量的需求

正常情况下机体所需的能量来自体内能源物质的氧化,而这些能源物质一方面来自机体储备,另一方面来自摄入的外源性营养物质。

能量的计算:Harris-Bendeict 公式至今一直作为临床上计算机体基础能量消耗(BEE)的经典公式:

男:$BEE(kcal/d)=66.473\,0+13.751\,3W+5.003\,3H-6.775\,0A$

女:$BEE(kcal/d)=655.095\,5+9.563\,4W+1.849\,6H-4.675\,6A$

(W:体重,kg;H:身高,cm;A:年龄,年)

近年来多数研究结果表明,Harris-Benedict公式较我国正常成人实际测量值高出了10%左右。因此在估计正常人体的能量消耗时需要注意。

四、营养物质的需要量

1. **碳水化合物** 碳水化合物是由碳、氢和氧三种元素组成,由于它所含的氢氧的比例为2:1,和水一样,故称为碳水化合物。碳水化合物是构成机体组织的重要物质,并参与细胞的组成和多种活动;此外还有节约蛋白质、抗生酮和解毒、增强肠道功能的作用。临床上,碳水化合物的摄入量与总能量的需求密切相关。对正常成人来说,其每日摄入量约占每日摄入热量的50%~70%。每天碳水化合物摄入不应超过7 g/kg。正常情况下,不同年龄对碳水化合物的需要量不同,正常成人每日葡萄糖的最低需要量为100~150 g。

2. **脂肪** 脂肪是临床营养中重要的营养物质,其主要生理功能是提供能量、构成身体组织、供给必需脂肪酸并携带脂溶性维生素等。膳食中的脂类是人体脂肪的主要来源。脂类不溶于水,必须在小肠经胆汁中胆汁酸盐的作用,乳化并分散成细小的微团后,才能被消化酶消化。小肠上段是脂类消化的主要场所。脂肪的最低需要量是应能防止缺乏必需脂肪酸,即摄入的亚油酸和α-亚麻酸所提供能量应占总能量的1%~2%和0.5%。理论上,脂肪的适宜需要量应有利于蛋白质利用及防止高脂血症等并发症发生。事实上,脂肪的需要量与能量的摄入大小密切相关。正常情况下,脂肪供能应占总能量的20%~30%,应激状态可高达50%。脂肪每日的适宜量为1~1.5 g/kg,最大量不应超过2 g/kg。

3. **蛋白质** 蛋白质是荷兰科学家格里特在1838年发现的,他观察到有生命的东西离开了蛋白质就不能生存。蛋白质是生物体内一种极重要的高分子有机物,占人体干重的54%。蛋白质主要由氨基酸组成,因氨基酸的组合排列不同而组成各种类型的蛋白质。人体中估计有10万种以上的蛋白质。生命是物质运动的高级形式,这种运动方式是通过蛋白质来实现的,所以蛋白质有极其重要的生物学意义。人体的生长、发育、运动、遗传、繁殖等一切生命活动都离不开蛋白质。生命运动需要蛋白质,也离不开蛋白质。蛋白质的需要量取决于蛋白质在体内的代谢、利用过程。通常情况下,机体蛋白质处于不断降解和再合成过程中,其合成和降解两部分的相互协调对维持机体各组织细胞功能、调节生长和蛋白质的质量以及控制体内各种酶的生物活性起着十分重要的作用,摄入足量的蛋白质和能量是维持机体氮平衡和生长所必需的。正常成人每日饮食中蛋白质的最低生理需要量为30~50 g。各种情况下蛋白质需要量推荐值见表1-2-1。

表1-2-1 各种情况下蛋白质需要量推荐值

人　群	蛋白质需要量[g/(kg·d)]
婴　儿	2.5~3.0
幼　儿	2.0~2.5
儿　童	1.5~2.0
青少年	0.8~2.0

续表

人　群	蛋白质需要量[g/(kg·d)]
无应激成人	0.8~1.0
无并发症择期手术后患者	1.0~1.5
感染患者	1.2~1.5
多发创伤患者	1.3~1.7
大面积烧伤成人	1.8~2.5

4. 水　水是器官、组织发挥正常功能和代谢的介质,是人体含量最丰富的物质,分别约占男性和女性体重的60%和50%。水分布于细胞内液、细胞间质、血浆、去脂组织和脂肪中。人体进行新陈代谢的一系列反应过程都离不开水,保持水分摄入与排出的平衡是维持内环境稳定的根本条件。成人需水量可因气温、活动量及所患不同疾病而不同。正常情况下,人体所需的大部分水来自于摄入的液体和食物,少部分来自于物质(主要是碳水化合物)代谢。水的丢失主要是通过尿排出,少部分是通过皮肤、呼吸道、出汗及粪便排出。

正常情况下,人体水的需要量可通过多种方法计算(表1-2-2)。高热量摄入、妊娠、发烧、高原、低湿度、大量出汗、腹泻、烧伤、外科引流等情况下,机体对水的需要量增加。

表1-2-2　每日水需要量的计算方法

计算方法	水需要量
方法一:按体重计算	
第一个10 kg	100 ml/kg
第二个10 kg	50 ml/kg
额外的体重	20 ml/kg
方法二:按照年龄计算	
强体力活动年轻人	40 ml/kg
大多数成年人	35 ml/kg
老年人	30 ml/kg
方法三:按照摄入热量计算	1 ml/kg

5. 电解质　水和电解质平衡是人体代谢中最基本的问题,细胞内和细胞外的电解质成分和含量均有差别,但其内外的渗透压经常是处于平衡状态,主要靠电解质的活动和交换来维持。不同电解质各有其重要的生理功能。

(1)钠:钠离子的主要功能是参与维持和调节渗透压,同时可加强神经肌肉和心肌的兴奋性。钠在许多食物中广泛分布,奶类、乳制品、面包、谷类中富含钠,水果、蔬菜中含量稍低,人们摄入的钠主要来自食盐。摄入的钠几乎全部经小肠吸收,钠主要经肾脏随尿排出。摄入多,排出也多;摄入少,排出也少。而肾小球滤过的钠99%被重吸收。正常情况下,钠的排泄与摄入量几乎相等,机体大部分钠在细胞外液,其浓度为140 mmol/L。

成人机体总的钠含量平均为 30 mmol/kg。目前,我们尚无法知道维持细胞外液稳定钠的最低需要量,有人估计最少需 200 mg/d,美国科学院推荐的正常情况下每日饮食中钠的安全、足够的摄入量为 0.5～3 g。临床上各种疾病状态下,机体钠的需要量变化较大,需要个体化,应根据病史、血清钠水平、24 h 尿钠排泄量和其他引流液中钠的丢失量而定,如有额外丧失,应及时补充。

(2) 钾:钾参与糖、蛋白质和能量代谢,维持细胞内外液的渗透压和酸碱平衡,维持神经肌肉的兴奋性和心肌功能。血浆钾浓度为 3.5～5.0 mmol/L,钾存在于各类食物中,尤其是奶类、乳制品、肉类、马铃薯及水果等。正常情况下,食物中钾约 90% 通过消化道吸收,机体可通过肾脏或肾外机制保留食物中摄入的钾,过量的钾通过尿液排泄。正常情况下,不同个体钾的需要量范围较大,一般膳食足以满足生理需要。

(3) 镁:镁的主要作用是能激活 ATP 酶和其他多种酶的金属辅酶,尤其在糖原分解过程中,镁起着重要作用。奶类、乳制品、肉类、绿叶蔬菜中均富含镁。人体含镁 20～30 g,是必需常量元素中含量最少的,食物中的镁主要在空肠、回肠吸收,可通过被动扩散和主动转运两种机制吸收,其吸收量与摄入量有关。镁主要由尿排出,血浆正常镁浓度为 0.8～1.2 mmol/L,正常情况下,食物中含有丰富的镁,一般不会发生镁缺乏。成人每日膳食中镁供给量为 240～350 mg/d,饮食镁的推荐量为 310～420 mg/d,可根据年龄和性别不同有所不同。

(4) 钙:钙的主要生理功能是形成和维持骨骼、牙齿的结构,维持细胞的正常生理功能,参与凝血过程。钙的主要来源是奶类和各种乳制品,钙的吸收主要在十二指肠和空肠上段,其吸收是主动耗能过程。钙主要经消化道排出,占钙排出量的 80%,另 20% 从肾脏排出,钙的需要量根据不同生理状况而不同。6 个月以内的婴儿为 400 mg/d,6～12 月为 600 mg/d,2 岁以下为 600 mg/d,3～9 岁为 800 mg/d,10～12 岁为 1 000 mg/d,13～15 岁为 1 200 mg/d,成人为 1 000～1 300 mg/d。

(5) 磷:磷除与钙形成骨骼之外,还以有机磷化合物的形式广泛分布于体内,它是磷脂、磷蛋白、葡萄糖中间代谢产物和核酸的组成部分,并参与氧化磷酸化过程,形成 ATP。机体中大多数磷存在骨骼和细胞内,血浆磷浓度为 1.1 mmol/L。奶类、肉类及谷类食物中富含磷,食物中的磷 70%～90% 被吸收。因此,正常情况下,低磷血症罕见。磷主要在小肠中段通过载体转运主动吸收、浓度扩散被动吸收。正常血磷浓度 2.3～4.7 mg/L。低磷时可出现口周麻木、肌肉无力、反射低下、惊厥甚至昏迷。饮食磷的推荐量为 800～1 400 mg/d。正常情况下,成人、未成年人肠外营养每日电解质需要推荐量值见表 1-2-3、表 1-2-4。

表 1-2-3 成人每日电解质需要推荐量

电解质	成人每日电解质需要推荐量
钠	1～2 mmol/kg
钾	1～2 mmol/kg
钙	5～7.5 mmol
镁	4～10 mmol
氯	80～100 mmol
磷	20～30 mmol

表 1-2-4 未成年人每日电解质需要推荐量

电解质	每日推荐量		
	婴儿(mmol/kg)	幼儿、儿童(mmol/kg)	青少年(mmol/kg)
钠	2～5	2～6	根据个体情况
钾	1～4	2～3	根据个体情况
氯	1～5	2～5	根据个体情况
钙	1.5～2	0.5～1.25	5～10
镁	0.15～0.25	0.15～0.25	5～15
磷	1.5～2	0.5～1	10～40

（6）维生素：维生素是维持正常组织功能所必需的一种低分子有机化合物,均由外源性供给。已知许多维生素是参与机体代谢所需酶和辅助因子的组成成分,对物质的代谢调节有极其重要的作用。正常成人每日的维生素参考需要量见表 1-2-5。

表 1-2-5 每日正常成人维生素的 RNIs 或 AIs

维生素	成人每日需要量
维生素 A	750 μg RE
维生素 B_1	1.3 mg
维生素 B_2	1.4 mg
维生素 B_6	1.5 mg
维生素 B_{12}	2.4 μg
维生素 C	100 mg
维生素 D	10 μg
维生素 E	14 mg α-TE*
泛酸	5.0 mg
叶酸	400 μg DFE**
烟酸	13 mg NE***
胆碱	500 mg
生物素	30 μg

RE 为视黄醇当量　　*-TE 为 α-TE 生育酚当量　　**DFE 为膳食叶酸当量　　***NE 为叶酸当量

6. 微量元素　微量元素在人体内虽含量很少,但分布广泛,且有重要生理功能。目前体内检出的微量元素达 70 余种,临床上常提及的必需微量元素有 9 种,即铁、铬、铜、氟、碘、锰、硒、钼和锌。它们与机体代谢中的酶和辅助因子密切相关,具有重要的生物学作用。正常成人每日微量元素参考需要量见表 1-2-6。

表 1 - 2 - 6　每日正常成人微量元素的需要量

微量元素	成人每日需要量
铁	15 mg
磷	150 μg
锌	11.5 mg
硒	50 μg
铜	2.0 mg
氟	1.5 mg
铬	50 μg
锰	3.5 mg
钼	60 mg

以上表格所列出的各种营养素的需要量是目前一些权威机构推荐的每日生理需要量。临床上每个具体患者各营养素的确切需要量应当根据具体情况、病理状态进行调整、补充。

[附]　每日电解质、微量元素、维生素肠内与肠外营养给予量

表 1 - 2 - 7　每日电解质需要量

电解质	肠内给予量	肠外给予量
钠	500 mg(22 mmol/kg)	1～2 mmol/kg
钾	2 g(51 mmol/kg)	1～2 mmol/kg
氯	750 mg(21 mmol/kg)	满足维持酸碱平衡的量
钙	1 200 mg(30 mmol/kg)	5～7.5 μmol/kg
镁	420 mg(17 mmol/kg)	4～10 μmol/kg
磷	700 mg(23 mmol/kg)	20～40 μmol/kg

表 1 - 2 - 8　每日微量元素需要量

微量元素	肠内给予量	肠外给予量
铬	30 μg	10～15 μg
铜	0.9 mg	0.3～0.5 mg
氟	4 mg	无确切标准
碘	150 μg	无确切标准
铁	18 mg	不需常规添加
锰	2.3 mg	60～100 μg
钼	45 μg	不需常规添加
硒	55 μg	20～60 μg
锌	11 mg	2.5～5 mg

表 1-2-9 每日维生素需要量

维生素	肠内给予量	肠外给予量
维生素 B$_1$	1.2 mg	3 mg
维生素 B$_2$	1.3 mg	3.6 mg
烟 酸	16 mg	40 mg
叶 酸	400 μg	400 μg
泛 酸	5 mg	15 mg
维生素 B$_6$	1.7 mg	4 mg
维生素 B$_{12}$	2.4 μg	5 μg
生物素	30 μg	60 μg
胆 碱	550 mg	无标准
维生素 C	90 mg	100 mg
维生素 A	900 μg	1 000 μg
维生素 D	15 μg	5 μg
维生素 E	15 μg	10 mg
维生素 K	120 μg	1 mg

第三章　营养筛查与评估

第一节　营养筛查

重点介绍"营养风险"与"营养风险筛查"的基本概念、发展、现状及其各种筛查工具。明确"营养风险"是指"现存的或潜在的与营养因素相关的导致患者出现不利临床结局的风险"。国内多中心大规模描述性研究显示,在有营养风险的患者中,仅32.8%的患者接受了营养支持;而同期却有10.0%的不存在营养风险的患者也接受了营养支持。队列研究结果显示,对有营养风险的患者给予营养支持是改善结局的"保护"因素。

一、营养风险的概念

在描述营养状况时营养不良、营养不足、营养风险和营养不良风险是临床营养研究中常用到的概念,在众多的临床营养文献中,这几个概念经常混淆。营养不良(malnutrition)是指因能量、蛋白质及其他营养素缺乏或过多导致机体功能乃至临床结局发生不良影响。包括营养不足和肥胖(超重),其中营养不足通常指蛋白质能量营养不良(protein-energy malnutrition,PEM),指能量或蛋白质摄入不足或吸收障碍者,造成的特异性的营养缺乏症状。欧洲肠外肠内营养学会(European Society for Parenteral and Enteral Nutrition,ESPEN)对营养风险的定义是指:"现存的或潜在的营养和代谢状况所导致的疾病或手术后出现相关的临床结局的机会"。

营养风险概念可从两方面理解:有营养风险的患者由于营养因素导致不良临床结局的可能性大;有营养风险的患者有更多从营养支持中受益的机会。此概念发展基于的假设是严重营养不良(不足)或者严重疾病都是营养支持的指征。已有随机对照研究表明,有营养风险的患者可能通过营养支持改善临床结局。营养风险的概念内涵与临床结局紧密相关,因为改善临床结局才是医疗护理实践的终点(EndPoint)。值得注意的是在这个定义中所强调的营养风险是指与营养因素有关的,出现临床并发症的风险,而不仅仅是出现营养不良的风险。营养风险是指营养因素导致不良临床结局的风险,而营养不良风险只是指发生营养不良的风险,不涉及临床结局。

二、营养风险筛查的概念

美国营养师协会（American Dietetic Association）指出，"营养风险筛查是发现患者是否存在营养问题和是否需要进一步进行全面营养评估的过程"。美国肠外肠内营养学会（American Society for Parenteral and Enteral Nutrition，ASPEN）定义为，"营养风险筛查是识别与营养问题相关特点的过程。目的是发现个体是否存在营养不足和有关营养不足的危险"。ESPEN认为，"营养风险筛查是一个快速而简单的过程，通过营养筛查，如果发现患者存在营养风险，即可制定营养计划；如果患者存在营养风险但不能实施营养计划或不能确定患者是否存在营养风险时，需进一步进行营养评估。对存在营养风险或可能发生营养不良的患者进行临床营养支持可能改善临床结局、缩短住院时间等；而不恰当地应用营养支持，可导致不良后果"。

三、营养风险筛查的现状

ASPEN和ESPEN均建议应常规进行营养风险筛查。有关营养风险筛查实施状况的调查显示目前临床实施营养筛查的实际情况尚不令人满意。美国的研究显示90.2%的医院或机构有营养筛查指南，但不同医院或机构实施的状况各不相同，45.9%使用标准的评估表格，10%的医院对所有的患者进行评估。Rasmussen等对丹麦857位医生和护士的调查发现，77%的调查对象认为患者在入院时应进行营养风险的筛查，但真正实施的只有24%；40%的调查对象感到有困难发现患者存在营养风险，同时52%的调查对象认为需要有效的筛查工具。Corish等指出营养风险筛查没能很好地实施是因为缺乏简单而有效的筛查工具，以及由谁来实施营养风险筛查尚未达成共识。

四、营养风险筛查方法的发展

近年来住院患者营养风险筛查逐渐获得重视，临床上多种营养筛查工具陆续在欧洲推出，通过入院时的快速营养筛查发现存在营养风险的患者，并对其进行适当的营养干预，从而改善住院患者身心疾病的恶化，减少疾病的并发症，加速疾病的恢复，缩短住院时间等。

但营养状况的评估现在存在诸多困难，难以做到快速有效的评估，并且目前世界上尚无统一的营养不良的评价标准。目前临床上公认的常用营养评价指标有：人体测量指标，包括体重、体重指数（BMI）、臂围测量、皮下脂肪厚度测量等；患者饮食情况，尤其是患者近期（如3个月内）的饮食情况；以及所患疾病本身对患者营养状况的影响。以上各指标虽然能从一定程度上反映患者的营养状况，但都相对片面。为了能够准确、全面、快速的评价患者的营养状况，世界各地的研究机构推出了营养不良评定工具，即对以上各指标进行评估，然后采用评分的方法进行综合评估，以评价患者的营养状况。

现常用的营养不良的评定工具有：主观全面营养评价法（subjective global assessment，SGA）、简易营养评价法（mini nutrition assessment，MNA）、营养不良通用筛查工具（malnutrition universal screening tool，MUST）、营养风险指数（the nutrition index，NRI）等。但越来越多的研究表明，以上几种方法缺乏广泛的适用性，以及良好的有效性和可靠性。为了解决这一问题，欧洲肠外肠内营养学会（ESPEN）在大量循证医学的基础上，于2002年推出住院患者的营养评定指南，即营养风险筛查2002（Nutrition Risk Screening 2002，NRS 2002），其特点为简便、无创、费用低。目前,国外的临床机构及营养机构已对 NRS 2002 在临床上进行了较大规模的应用。结果表明,该评价方法在临床应用中效果良好。

(一)主观全面营养评价法

主观全面营养评价法(subjective global assessment,SGA)是德国人 Destsky 在 1987 首先提出,是根据病史和体格检查的一种主观评估方法。后来由美国肠内肠外营养学会推荐的临床营养状况的评估工具,则采用半定量的方法,操作简单,是纯临床主观评价。病史主要强调五方面:体重变化,膳食变化,现存的消化道症状,活动能力改变,患者疾病状态下的代谢需求。身体评估主要包括:皮下脂肪的丢失,肌肉的消耗,踝部水肿,骶部水肿,腹水。每项指标分营养良好(A 级)、轻中度营养不良(B 级)和严重营养不良(C 级)3 个等级。每部分分值为 1～5 分,总分 8～40 分,分值越低,患者营养正常的可能性越大,分值越高,患者营养不良的可能性也越大。

它非常注重主观症状的变化,尤其是其中的胃肠道症状(如呕吐、腹泻、便秘等),应激反应(如大面积烧伤、高烧、出血、慢性腹泻、恶性肿瘤等)及人的活动能力,并开创性的将人的主观感受、整体状态纳入评判标准。其信度和效度已经通过研究得到检验,不同研究者间的一致性信度为 81%。敏感度和特异度分别为 0.82 和 0.72。研究显示,通过 SGA 评估发现的营养不足患者并发症的发生率是营养良好患者的 3～4 倍。

SGA(表 1-3-1)作为营养风险筛查工具也有一定的局限性,Jeejeebhoy 指出,这一工具更多的反映的是疾病的状况,而不是营养的状况。主要包括以下几个方面:① SGA 不宜区分轻度营养不足,更多侧重于慢性的或已经存在的营养不足,而不能更好地体现急性的营养状况变化。② 其缺乏筛查结果与临床结局的证据支持,同时此方法未将观察的指标和如何将患者进行分类直接联系起来,不能满足快速的临床筛查目的。③ SGA 是主观评估工具,使用者在使用前需要接受良好的培训,才能保证其的敏感性和特异性。因此 SGA 更适合于接受过专门训练的专业人员使用,作为大医院的营养筛查工具则不实用。④ SGA 在很大程度上依赖评价者对有关指标的主观判断,如以往的体重、摄食量等,这大大影响了其准确性。并且与客观营养评价相比,SGA 不能评价表面上营养良好甚至肥胖,但存在内脏蛋白质缺乏的患者的营养问题。有专家提出,SGA 偏向于对营养不良相关并发症危险性的评估,而不是对住院患者营养不良发生的危险性评估。还有研究表明 SGA 对于血液病患者化疗期间、腹膜透析等患者为一种较好的评估方法。

表 1-3-1 SGA 的主要内容及评价标准

指 标	A 级	B 级	C 级
1. 近期(2 周)体重改变	无/升高	减少<5%	减少> 5%
2. 饮食改变	无	减少	不进食/低能量流质
3. 胃肠道症状	无/食欲不减	轻微恶心、呕吐	严重恶心(持续 2 周计)、呕吐
4. 活动能力改变	无/减退	能下床活动	卧床
5. 应激反应	无/低度	中度	高度
6. 肌肉消耗	无	轻度	重度
7. 三头肌皮褶厚度	正常	轻度减少	重度减少
8. 踝部水肿	无	轻度	重度

上述 8 项中,至少 5 项属于 C 或 B 级者,可分别定为重度或中度营养不良。

(二) 简易营养评价法

20 世纪 90 年代初 Guigoz 等创建并发展的简易营养评价法(mini nutrition assessment,MNA)是一种新型、无创、简单的人体营养评定方法,用于老年患者营养风险评估的工具。Barone 等研究指出 MNA 比 SGA 更适合于发现 65 岁以上的严重营养不足的患者,不仅适用于住院患者,也适用于住院患者和家庭照护的患者。量表由 4 个部分共 18 个问题组成(表 1 - 3 - 2),A:人体测量指标(体重、身高、MAC、腓肠肌围、近 3 个月体重丢失情况等);B:整体评估(包括生活、心理、用药情况、疾病情况等);C:膳食评估(包括食欲、每日摄食情况、摄食行为模式等);D:主观评定(对自身健康及营养状况的评价)。MNA 结果的判断:上述各项评分相加为 MNA 的总分,MNA≥24,提示营养状况良好;17≤MNA≤23.5,提示存在发生营养不良的危险性;MNA<17,提示营养不良。

表 1 - 3 - 2　微型营养评价问卷

① 姓名 ＿＿＿＿＿＿＿　　　　性别＿＿＿＿＿　　　出生年月＿＿＿＿＿＿＿＿＿＿
② 家庭地址＿＿＿＿＿＿＿＿＿＿＿＿＿＿＿　③ 原有疾病＿＿＿＿＿＿＿＿＿＿＿＿＿
④ 体重(kg)＿＿＿＿＿　　　身高(m)＿＿＿＿　血压＿＿＿＿＿＿＿＿＿＿＿

1. 筛选(按不同程度给予量化评分)
　1) 既往 3 个月内是否由于食欲下降、消化问题、咀嚼或吞咽困难而摄食减少?
　　　0:食欲完全丧失　　　　1:食欲中等度下降　　　　2:食欲正常
　2) 既往 3 个月内体重下降
　　　0:>3 kg　　　　　　　1:不知道　　　　　　　　2:1~3 kg　　　　　　3:无体重下降
　3) 活动能力
　　　0:需卧床或长期坐着　　1:能不依赖床或椅子,但不能外出　　　　　　2:能独立外出
　4) 既往 3 个月内有无重大心理变化或急性疾病?
　　　0:有　　　　　　　　　1:无
　5) 神经心理问题
　　　0:严重智力减退或抑郁　1:轻度智力减退　　　　　2:无问题
　6) BMI(kg/m^2)
　　　0:BMI<19　　　　　　　1:19<BMI<21　　　　　　2:21≤BMI<23　　　3:BMI≥23
筛选总分(14):≥12 正常,无需以下评价
　　　　　　　　≤11 可能营养不良,继续以下评价
2. 评价
　7) 独立生活(无护理或不住院)?
　　　0:否　　　　　　　　　1:是
　8) 每日应用处方药超过三种?
　　　0:是　　　　　　　　　1:否
　9) 压疮或皮肤溃疡?
　　　0:是　　　　　　　　　1:否

续表

10) 每日几次完成全部饭菜?

    0:1 餐   1:2 餐   2:3 餐

11) 蛋白质摄入情况:

    ＊每日至少一份乳制品?   A) 是   B) 否

    ＊每周二份以上坚果或蛋?   A) 是   B) 否

    ＊每日肉、鱼或家禽?   A) 是   B) 否

    0:0 或 1 个"是"   0.5:2 个"是"   1.0:3 个"是"

12) 每日二份以上水果或蔬菜?

    0:否   1:是

13) 每日饮水量(水、果汁、咖啡、茶、奶等):

    0.0:<3 杯   0.5:3~5 杯   1.0:>5 杯

14) 喂养方式:

    0:无法独立进食   1:独立进食稍有困难   2:完全独立进食

15) 自我评定营养状况:

    0:营养不良   1:不能确定   2:营养良好

16) 与同龄人相比,你如何评价自己的健康状况?

    0:不太好   0.5:不知道   1.0:好

    2.0:较好

17) 中臂围(cm):

    0:<21   0.5:21~22   1.0:≥22

18) 腓肠肌围(cm):

    0:<31   1:≥31

评价总分(16):＿＿＿＿＿＿

筛选总分:＿＿＿＿＿＿＿＿

总分(30):＿＿＿＿＿＿＿＿

评价结果

    ≥24 营养状况良好

    17~23.5:有营养不良危险

    <17:营养不良

(三) 营养不良通用筛查工具

英国肠外肠内营养协会多学科营养不良咨询小组开发的营养不良通用筛查工具(malnutrition universal screening tool,MUST)适用于不同医疗机构的营养风险筛查工具,并且适合不同专业人员的使用,主要用于蛋白质热量营养不良及发生风险的筛查,主要包括三个方面的评估内容:体重指数(BMI)、体重减轻,以及疾病所致的进食量减少。通过三部分评分得出总分,分为低风险、中等风险和高风险。Stratton 等研究显示,MUST 可预测老年住院患者的病死率和住院时间,即使是无法测量体重的卧床老年患

者,MUST 也可进行筛查,并预测临床结局。将 MUST 与其他 7 个目前被使用的营养风险筛查工具进行比较的研究显示,MUST 与 SGA 和 NRS 有较高的一致性。MUST 在不同使用者间也具有较高的一致性。该工具的优点在于容易使用且快速。一般可在 3～5 分钟内完成,并适用于所有的住院患者。但 MUST 是新近发展的营养风险筛查工具,还有待于更多的临床干预研究证明其预测性和有效性。

(四) 营养风险筛查 2002

丹麦肠外肠内营养协会在循证医学的基础上发展建立了简便易行的营养风险筛查 2002(Nutrition Risk Screening 2002,NRS 2002),适用于住院患者营养风险筛查。在 2002 年,欧洲肠外肠内营养学会(ESPEN)以 Kondrup 为首的专家组在 128 个随机对照临床研究(randomized controlled clinical trials,RCT)的基础上,发展了一个有客观依据的营养风险筛查工具。主要包括以下 4 个方面的评估内容:人体测量,近期体重变化,膳食摄入情况,疾病严重程度。其评分由 3 个部分组成:营养状况评分、疾病严重程度评分和年龄调整评分(若患者≥70 岁,加 1 分),3 个部分之和为其总分,总评分 0～7 分。若 NRS 2002 的评分≥3 分,可确定患者存在营养不良风险。NRS 评分正常的患者,可于住院后的一定时间内重复进行,根据结果决定是否给予营养支持。其信度和效度在欧洲已得到验证。其内容效度建立在文献的基础上,并且得到了欧洲肠外肠内营养学会专家们的审阅。有研究显示,应用 NRS 2002 能发现存在营养风险的患者,给予营养支持后,临床预后优于无营养风险的患者,改善临床结局,如缩短患者住院时间等。而且 NRS 2002 简便、易行,能进行医患沟通,通过问诊的简便测量,可在 3 分钟内迅速完成。因无创、无医疗耗费,故患者易于接受。

陈伟等应用 NRS 2002 对中国住院患者营养风险进行筛查并判断是否需要营养支持是可行的。中华肠外肠内营养学分会主持的住院患者应用 NRS 2002(表 1-3-3)进行营养风险筛查的研究显示,结合中国人 BMI 正常值,NRS 2002 营养风险筛查能够应用于 94%～99%的中国住院患者。NRS 2002 具有花费时间少、不需要过多培训等优点。但也具有一定的局限性:如果患者卧床无法测量体重,或者有水肿、腹水等影响体重测量的因素,以及意识不清的患者无法回答评估者的问题时,该工具的使用将受到限制。NRS 2002 也是新近发展的营养风险筛查工具,目前研究多数在欧洲进行,其他国家和地区的数据尚不足,有待于更多的临床干预研究证明其预测性和有效性。

表 1-3-3　住院患者营养风险筛查 NRS 2002 评估表

一、患者资料			
姓名		住院号	
性别		病区	
年龄		床号	
身高(m)		体重(kg)	
体重指数(BMI)		蛋白质(g/L)	
临床诊断			

续表

二、疾病状态		
疾病状态	分数	若"是"请打钩
●骨盆骨折或者慢性病患者合并有以下疾病：肝硬化、慢性阻塞性肺病、长期血液透析、糖尿病、肿瘤	1	
●腹部重大手术、中风、重症肺炎、血液系统肿瘤	2	
●颅脑损伤、骨髓抑制、加护病患（APACHE＞10 分）	3	
合计：		
三、营养状态		
营养状况指标（单选）	分数	若"是"请打钩
●正常营养状态	0	
●3 个月内体重减轻＞5％或最近 1 个星期进食量（与需要量相比）减少 20％～50％	1	
●2 个月内体重减轻＞5％或 BMI 为 18.5～20.5 或最近 1 个星期进食量（与需要量相比）减少 50％～75％	2	
●1 个月内体重减轻＞5％（或 3 个月内减轻＞15％）或 BMI＜18.5（或血清白蛋白＜35 g/L）或最近 1 个星期进食量（与需要量相比）减少 70％～100％	3	
合计：		
四、年龄		
年龄≥70 岁加算 1 分	1	
五、营养风险筛查评估结果		
营养风险筛查总分		
处理		
□总分≥3.0：患者有营养不良的风险，需营养支持治疗		
□总分＜3.0：若患者将接受重大手术，则每周重新评估其营养状况		
执行者：	时间：	

（五）营养风险指数

美国退伍军人协会肠外营养研究协作组（Veterans Affairs Total Parenteral Nutrition Cooperation Study Group）于 1991 年发展的营养风险指数（nutrition index，NRI），用于腹部大手术和胸外科手术前患者全肠外营养支持效果评价，他们的研究结果显示，NRI 的特异性和敏感性很好，可预测患者并发症。Clugston 等研究发现，NRI 与死亡率和住院时间延长相关，但与感染率无关。该工具根据血清白蛋白的浓度、体重减少的百分比进行营养风险的评估。通过营养风险指数公式计算：

$$营养风险指数＝1.519 \times 白蛋白浓度＋41.7 \times 目前体重/既往体重$$

但是 NRI 也具有一定的局限性:其评估方法需要根据患者目前和既往的体重,如果患者由于疾病的原因出现水肿,则会影响测量结果。而应激会影响血清白蛋白的浓度,从而 NRI 筛查方法使用也受到一定的限制。

除了对患者进行筛查及评价外,对于营养状况的监测还包括临床症状及体征,主要关注下述情况:① 恶病质;② 肌肉萎缩;③ 毛发脱落;④ 肝大;⑤ 水肿或腹水;⑥ 皮肤改变;⑦ 维生素缺乏体征;⑧ 必需氨基酸缺乏体征;⑨ 常量和微量元素缺乏体征等。

(六) 营养风险筛查工具的比较

Kyle 等分别采用 SGA、NRI、MUST 和 NRS 2002 对 995 例新入院患者的营养状况进行评估,结果显示 NRS 2002 与 NRI、MUST 相比具有更高的敏感性和特异性。上述 4 个工具评估的患者营养状况与住院时间相关,均可用于住院患者的营养风险筛查。Bauer 等对 MNA、SGA 和 NRS 2002 在老年住院患者营养风险筛查中的应用进行了比较,结果发现,在对老年住院患者进行营养风险筛查时,MNA、SGA 和 NRS 2002 的适用率分别为 66.1%、99.2% 和 98.3%。上述 3 个工具的评估结果显示老年住院患者的营养状况均与 BMI 显著相关。由于 MNA 的评估结果显示老年住院患者的营养状况与临床转归密切相关,因此,MNA 应作为老年住院患者营养评估的首选工具,对于不能应用 MNA 进行营养评估的患者,建议使用 NRS 2002。综上所述,目前营养风险筛查的方法有多种,各种方法均有其特点和不足之处,在临床营养风险筛查时,应根据所需筛查对象的特点和筛查人员情况选择适当的筛查工具。

目前 ESPEN 和 CSPEN 均推荐采用 NRS 2002 并结合临床,来判断是否有营养支持适应证。

第二节 营养评估

> 本节重点介绍"营养评定"的概念以及各种主客观评定的指标和测量方法,营养评定是临床营养治疗的第一步,而疾病相关营养不良经常涉及多个系统综合表现,很难用单一指标完成营养评定。随着营养支持在临床疾病治疗中的广泛应用,营养评定与营养诊断越来越为人们所重视。然而,医护人员在临床进行营养评定的时候却发现,没有任何一个指标能够完整地描述患者的营养状态。本节从营养评定的各项指标着手,描述各种评价系统的内容及优劣,为合理、安全的营养支持护理打下基础。

一、营养评定的概念

营养评定(nutritional assessment)是通过人体组成测定、人体测量、生化检查、临床检查及多项综合营养评定方法等手段,判定人体营养状况,确定营养不良的类型及程度,估计营养不良所致后果的危险性,并监测营养支持的疗效。临床医生在对患者进行营养治疗前必须对患者的营养现状作出正确判断,以便合理地进行临床营养治疗。需要测定患者的身高、体重、三头肌皮褶厚度、血浆蛋白、氮平衡等实验室检查客观资料,还主要依靠详尽的病史、体格检查和疾病情况、功能评价等资料。

二、营养评估的指标

（一）主观指标

1. 膳食及营养摄入信息的采集　多项研究证实,营养摄入减少是营养不良发生的独立危险因素。但是信息的采集需要良好的沟通技巧和标准化的调查方式,对营养支持护理和营养诊断结果的准确也至关重要。膳食情况不仅反映了目前的营养状况,还可以预测今后患者营养状况的发展趋势是好转还是恶化。完整的营养摄入调查应包括患者的日常摄入习惯、饮食喜好、宗教及文化背景影响、酒的消耗、营养补充剂（包括肠内营养及肠外营养）的摄入量、饮食过敏或不耐受的历史,以及患者购买及制作食物的能力等。常用的营养摄入记录方法,包括 24 h 回顾法:要求患者回忆前一天 24 h 摄入的所有食物,应用标准尺寸的杯子、汤匙、盘子或模型准确的描述。此方法简单易行,然而多数患者可能很难准确回忆摄入情况,而且甜点、饮料和营养制剂易被遗忘。需要培训访谈者的能力,以便于了解并记录全面而准确的信息。

（1）食物频率调查问卷:患者自行记录每天、每周、每月摄入某种食物的频次有助于证实回顾的准确性,并能够提供个人膳食摄入更全面的情况。

（2）营养计算法:可利用食物成分表和计算机数据库中每一种饮食营养素量进行计算,较准确地了解每日食物的营养摄入量,但可能受到摄入食物记录准确性的影响。

2. 病史的调查　通过评估患者的病史来明确可能导致患者发生营养问题的因素,包括体重的减轻、食欲减退、胃肠道症状、发热、用药史及治疗措施等。并了解患者的既往史,如糖尿病、脑卒中、胃部切除史、近期大手术等,以及与营养相关的临床表现,如咀嚼能力、腹胀、恶心、呕吐等可能影响营养摄入的表现。

（二）客观指标

1. BCA 临床营养评价方法　1977 年 Blackburn 所研究的 BCA 营养评价方法在临床得到应用,此后随着医学科学的发展,更多的新技术被用到身体组成的测定中,使 BCA 法得到不断完善,如用稳定同位素测定身体中的各种元素,用中子活化分析法测定患者的身体组成等等。但上述新技术往往需要昂贵的设备,不适合临床医生对患者作简易快速的营养评价,本节着重介绍的 BCA 营养评价方法主要包括人体测量及生化检验等方面的资料,临床医生需对这些资料进行综合分析才能对患者的营养状态作出正确判断。

2. 人体测量　人体测量是简便易行的营养评价方法,内容包括身高、体重、皮褶厚度、上臂围、上臂肌围等。它简便易行、安全有效,能够识别轻、中营养不良,同时可以监测营养状况的变化,但对于发现短时间内营养状况的失调不够敏感,难以发现某些营养素的缺乏。

（1）体重:临床要注意的是:急性、饥饿性或消耗性疾病或创伤,体重下降达原来体重的 30% 时,是一个致死的界限,临床工作者不一定能注意到这一点;而当慢性体重丧失时,患者可耐受大于30%的体重丧失。短期体重变化可反映体液的变化,长期的体重变化体现了真正的机体组织变化,尽管它不能反映人体组成的变化。3个月内体重减轻是评价营养状态的重要指标,体重减轻小于5%表明轻度体重减轻,体重减轻大于10%为重度体重减轻。

临床称量患者体重后可通过计算三个参数来评定营养状况:① 理想体重百分率(%),表示患者实际体重偏离总体标准的程度;② 通常体重百分率(%),表示平常体重的改变;③ 近期体重改变率(%),表示短期内体重损失的程度。计算公式与评价标准如下(表1-3-4):

$$体重变化(\%)=(患者平时体重-患者现体重)/患者平时体重\times100\%$$

$$理想体重百分率(\%)=实际体重/理想体重\times100\%$$

$$通常体重百分率(\%)=实际体重/通常体重\times100\%$$

$$近期体重改变率(\%)=(通常体重-实测体重)/通常体重\times100\%$$

表1-3-4 依据体重对营养状态进行评定

	正常	轻度营养不良	中度营养不良	重度营养不良
理想体重百分率(%)	>90	80~90	60~80	<60
通常体重百分率(%)	>95	85~95	75~85	<75

(2) 体质指数(body mass index,BMI):BMI=体重(kg)/身高^2(m^2),被认为是反映蛋白质热量营养不良以及肥胖症的可靠指标。中国BMI<18.5为营养不足,18.5≤BMI<24.0为正常,24.0≤BMI<28.0为超重,BMI≥28.0为肥胖。通过将患者的体重指数与标准值以及近期的数值进行比较来判断患者的营养状况。

(3) 三头肌皮褶厚度(triceps skinfold thickness,TSFT):皮褶是皮下脂肪的厚度,是衡量个体营养状况和肥胖程度较好的指标。皮褶厚度是衡量个体营养状况和肥胖程度较好的指标,主要表示皮下脂肪厚度,可间接评价人体肥胖与否。WHO推荐选用肩胛下角、肱三头肌和脐旁三个测量点。皮褶厚度反映人体皮下脂肪含量,它与全身脂肪含量具有线性关系,可以通过测量人体不同部位皮褶厚度推算全身脂肪含量。相关系数在0.7~0.9。

【测量方法】 ① 受试者自然站立,被测部位充分裸露。② 测试人员找到肩峰、尺骨鹰嘴(肘部骨性突起)部位,并用油笔标记出右臂后面从肩峰到尺骨鹰嘴连线中点处。③ 用左手拇指和食、中指将被测部位皮肤和下皮组织夹提起来。④ 在该皮褶提起点的下方用皮褶计测量其厚度,右拇指松开皮褶计卡钳钳柄,使钳尖部充分夹住皮褶,在皮褶计指针快速回落后立即读数。要连续测3次,记录以毫米(mm)为单位,精确到0.1 mm。

【注意事项】 ① 受试者自然站立,肌肉不要紧张,体重平均落在两腿上。② 把皮肤与下皮组织一起夹提起来,但不能把肌肉提夹住。③ 测量者每天工作开始前,及时从仪器箱中取走皮褶厚度测量计;每天工作完成后,装入皮褶厚度测量计盒中,并放入仪器箱中保存。正常参考值男性为8.3 mm,女性为15.3 mm。实测值相当于正常值的90%以上为正常；80％～90％为轻度亏损；60％～80％为中度亏损；小于60％为重度亏损。

（4）上臂围与上臂肌围

上臂围（mid-upper arm circumference，MAC）分为上臂紧张围和上臂松弛围。两者差值越大说明肌肉发育状况良好；反之说明脂肪发育状况良好。可用符合国家标准生产的软尺，使用前先校正器材。用标准钢尺校对，每米误差不应超过0.2 cm。上臂紧张围是指上臂肱二头肌最大限度收缩时的围度。令被测者斜平举左上臂，角度约为45°。手掌向上握拳并用力屈曲，用卷尺在上臂肱二头肌最粗处绕一周进行测量。卷尺形成的围径要与上臂垂直。松紧度要适宜，测量误差不超过0.5 cm。上臂松弛围是指上臂肱二头肌最大限度松弛时的围度。在测量上臂紧张围后，将卷尺保持原位不动，让被测者将上臂缓慢自然下垂，卷尺在上臂肱二头肌最粗处绕一周进行测量。测量误差不超过0.5 cm。读数时，单位为"cm"，读至0.1 cm，读完后做记录。

上臂肌围（arm muscle circumference，AMC）是评价蛋白质、热量、营养不良的常用指标之一，其计算公式为：上臂肌围（AMC）＝MAC（cm）－3.14×TSF（cm）

其中MAC一般指上臂松弛围。评价标准：AMC的正常参考值为成年男性24.8 cm，成年女性21.0 cm。实测值相当于正常值的90％以上为正常；80％～90％为轻度营养不良；60％～80％为中度营养不良；小于60％为重度营养不良。

（5）腰围与臀围

腰围（waist circumference，WC）是反映脂肪总量和脂肪分布的综合指标。目前作为判断腹型肥胖的测量指标，而且能很好地预测心血管病的危险因素；腰围、腰身指数与高血压水平、危险分层的关系均呈线性正相关；高血压病合并腹型肥胖时痰湿壅盛型及血瘀型偏多。世界卫生组织推荐的测量方法是：被测者空腹、站立，双脚分开25～30 cm，体重均匀分配。测量位置在水平位髂前上棘和第12肋下缘连线的中点。将测量尺紧贴软组织，但不能压迫，测量值精确到0.1 cm。根据腰围检测肥胖症，很少发生错误。另一种测量办法是将皮尺经脐上0.5～1 cm处水平绕一周，肥胖者选腰部最粗处水平绕一周测腰围。男性腰围≥90 cm为肥胖，女性腰围≥80 cm为肥胖。标准腰围计算方法：标准腰围＝身高×0.34。

臀围（hip circumference）是反映髋部骨骼和肌肉的发育情况。测量时，两腿并拢直立，两臂自然下垂，皮尺水平放在前面的耻骨联合和背后臀大肌最凸处，精确度为0.1 cm，连续测量3次，取其平均值。

腰臀比（waist-to-hip ratio，WHR）＝腰围（cm）/臀围（cm）。评价标准：男性＞0.9、女性＞0.8则可诊断为中心性肥胖（向心性肥胖），但其分界值随年龄、性别、人种的不同而不同。目前一般用腰围代替腰臀比来判断向心性肥胖。

三、功能检查

1. 上肢力量测量　上肢力量测量即为握力检查，握力是反映肌肉功能有效的指标，也可反映肌肉组织增长和减少状况。握力与机体的营养状况相关，也可反映患者手术后恢复情况。测量方法：将握力器的指针调到"0"位置，身体挺直，双脚自然分开，握力器尽量不要碰到身体或者衣服。测定时不要让握力器来回摆动，尽量保持不动的状态来进行测量。按先右后左的顺序进行测量，每只手测量2次，测量1次后稍作休息再测量第2

次。记录所有成绩,取其平均值(表 1-3-5)。

表 1-3-5　握力测定参考值(kg)

年龄(岁)	男　性		女　性	
	左手	右手	左手	右手
20~29	43.0	43.8	26.0	27.0
30~39	43.6	45.0	27.2	27.4
40~49	41.1	42.5	26.3	26.4
50~59	36.0	36.5	21.9	23.7
>60	32.0	32.2	21.1	22.2

2. 免疫功能　细胞免疫功能是近年来临床上用于评价内脏蛋白质的一个新的指标,可间接评定机体的营养状况。它的测定方法很多,可根据技术设备、评价目的等选用。

(1) 淋巴细胞总数(又称淋巴细胞绝对值):是评定免疫功能的简易方法,细胞免疫与营养相关。淋巴细胞一般占细胞总数的 20%~40%。患者营养不良、应激反应使其分解代谢增高、或不能进食仅靠输注葡萄糖生理盐水维持,都会使淋巴细胞的生成减少。淋巴细胞总数/mm^3=白细胞计数淋巴细胞所占比例(%)/100。

【评定标准】　正常淋巴细胞>$1.7×10^9$/L,轻度营养不良淋巴细胞$(1.2~1.7)×10^9$/L,中度营养不良淋巴细胞$(0.8~1.2)×10^9$/L,重度营养不良淋巴细胞<$0.8×10^9$/L。总淋巴细胞计数不是营养状况的绝对指标,在感染和白血病时可以增多;癌症、代谢性应激、类固醇治疗和外科手术后可减少。

(2) 皮肤迟发型过敏反应(SDH):细胞免疫功能与机体营养状况密切相关。营养亏损时,免疫试验常呈无反应性。细胞免疫功能正常的患者,当在其前臂内侧皮下注射 0.1 ml 本人接触过的三种抗原,24~48 h 后可出现红色硬结,呈阳性反应。如出现两个或三个斑块硬结直径大于 5 mm 为免疫功能正常;其中仅一个结节直径大于 5 mm 为免疫力弱;三个结节直径都小于 5 mm 则为无免疫力。

一般常用的皮试抗原(致敏剂)有流行性腮腺炎病毒、白色念珠菌、链激酶-链球菌 DNA 酶(SK/SD)、结核菌素、纯化蛋白质衍生物(PPD)等,可任选其中三种作为致敏剂。本试验结果虽与营养不良有关,但属非特异性的。因此,在评定结果时应注意一些非营养性原因对皮肤迟发型过敏反应的影响,如感染、癌症、肝病、肾衰竭、外伤、免疫缺陷疾病(如艾滋病)或接受免疫抑制性药物治疗等。

四、生化及实验室检查

1. 血浆蛋白　血浆蛋白是反映蛋白质—能量营养不良(protin energy malnutrition PEM)的敏感指标。由于疾病应激、肝脏合成减少、氨基酸供应不足,以及体内蛋白的亏损等都可影响血浆蛋白的浓度。住院患者在应激情况下,分解代谢亢进,如不能进食,仅用 5% 葡萄糖生理盐水维持,短时间内即可出现血浆蛋白浓度降低。其中半衰期较长的血浆蛋白(如白蛋白和运铁蛋白)可反映人体内蛋白质的亏损,而半衰期短、代谢量少的前白蛋白和视黄醇结合蛋白则更敏锐地反映膳食中蛋白质的摄取情况。此外,血浆蛋白浓度与其代谢速度、利用、排出和分布情况以及水化程度有关。因而在评价时，必须考虑患者的肝脏功能是否正常，通过其胃肠道或肾脏有无大量丢失情况，对测定数值要作具体分析。如持续降低在一周以上，即表示有急性蛋白质营养缺乏。

内脏蛋白评价：通过直接进行血液中某些蛋白质的检查了解内脏中蛋白质的储备（表1-3-6）。理论上血浆蛋白质受肝脏蛋白质合成能力的影响，而与蛋白质摄入及需要量无关，通常用蛋白的半衰期评估内脏蛋白质。较短半衰期的蛋白质称为快速反应蛋白。

① 白蛋白：在血浆蛋白中含量最多，对维持血液胶体渗透压有重要作用。血清白蛋白和运铁蛋白的减少与患者发生并发症、死亡率、创伤愈合及其免疫功能都有密切关系。正常成人每天肝内合成白蛋白约 16 g，半衰期为 17～20 d。

② 转铁蛋白：主要在肝脏生成，对血红蛋白的生成和铁的代谢有重要作用。孕妇、体内缺铁及长期失血的人血清运铁蛋白浓度增高，而患恶性贫血、慢性感染、肝脏疾病、肠炎或补铁过多时，运铁蛋白浓度降低。半衰期为 8～10 d。

③ 前白蛋白：由于应激、传染病、手术创伤、肝硬化及肝炎可使血清中前白蛋白浓度迅速下降，但患肾脏病时，前白蛋白水平升高。半衰期 2～3 d。

④ 视黄醇结合蛋白：代谢量少，半衰期短，为 10～12 h，是反映膳食中蛋白质营养的最灵敏的指标。它主要在肾脏内代谢，当患肾脏病时可造成血清视黄醇结合蛋白升高的假象。

⑤ 纤维黏蛋白：半衰期为 15 h，创伤愈合，受抗凝治疗、炎症反应、创伤影响，但在急性反应阶段仍可评估蛋白质状态。

表 1-3-6 内脏蛋白评价

内脏蛋白质	正常范围	半衰期	基本功能	评 价
白蛋白	3.5～5.0 mg/dl	17～20 d	血转运蛋白，维持血管液体及电解质平衡	急性反应时降低，在疾病、感染、创伤、应激等都会下降，受体内水平衡的影响较大
转铁蛋白	215～380 mg/dl	8～10 d	转载铁离子	急性反应时降低，受体内铁状态影响
前白蛋白	19～43 mg/dl	2～3 d	运载甲状腺素	急性反应降低，受急慢性病、吸收不良、甲状腺功能亢进的影响较大
视黄醇结合蛋白	2.1～6.4 mg/dl	10～12 h	运载维生素 A	快速反应蛋白，肾衰竭时升高，甲状腺功能亢进、肝衰竭、维生素 A、锌缺乏时降低
纤维黏蛋白	220～400 mg/dl	15 h	创伤愈合，促进细胞发育，调节细胞生长及分化	受抗凝治疗、炎症反应、创伤影响，但在急性反应阶段仍可评估蛋白质状态

2. 肌酐-身高指数（creatinine height index，CHI）　在肾功能正常时，肌酐-身高指数是测定肌蛋白消耗量的一项生化指标。肌酐是肌酸的代谢产物（肌酸绝大部分存在于肌肉组织中，每百克肌肉约含肌酸 400～500 mg），其排出量与肌肉总量、体表面积和体重密切相关，不受输液与体液潴留的影响，比氮平衡、血浆白蛋白等指标灵敏。在蛋白质营

养不良、消耗性疾病和肌肉消瘦时,肌酐生成量减少,尿中排出量亦随之降低。正常情况下健康成人 24 h 肌酐排出量约为 23 mg/kg 体重(男)和 18 mg/kg 体重(女)。

测定方法:准确地收集患者 24 h 尿,分析其肌酐排出量,与相同身高的健康人尿肌酐排出量对比,以肌酐-身高指数衡量骨骼肌亏损程度。肾衰竭时肌酐排出量降低。肌酐-身高指数=被试者 24 h 尿中肌酐排出量(mg)/相同身高健康人 24 h 尿中肌酐排出量(mg)。评定标准:患者的肌酐-身高指标数与健康成人对比,90%~110%为营养状况正常,80%~90%为轻度营养不良,60%~80%为中度营养不良,低于 60%为重度营养不良。

3. 尿羟脯氨酸指数　羟脯氨酸是胶原代谢产物,儿童营养不良和体内蛋白质亏损者,其尿中羟脯氨酸排出量减少。因而可用尿羟脯氨酸指数作为评定儿童蛋白质营养状况的生化指标。

$$尿羟脯氨酸指数=\frac{尿羟脯氨酸(\mu mol/ml)\cdot 体重(kg)}{尿肌酐(\mu mol/ml)}$$

评定标准(3 个月~10 岁儿童):尿羟脯氨酸指数大于 2.0 为正常;1.0~2.0 为不足;小于 1.0 为缺乏。

4. 氮平衡

$$氮平衡=摄入氮-排出氮$$

正常情况下,生长发育期的儿童处在正氮平衡状态,老年以后为负氮平衡,成年到老年则处在氮平衡阶段。因疾病、创伤或手术的影响造成大量含氮成分流失而又未得到足够的补充,这是负氮平衡的重要原因。临床经氮平衡测定还可间接地了解在营养支持治疗中个体对外来含氮物质的吸收利用率。因医院化验室一般不进行定氮测定,而用以下公式计算氮平衡:

$$氮平衡=\frac{24\ h\ 蛋白质摄入量(g)}{6.25}-[24\ h\ 尿素氮(g)+3\ g]$$

上式中,24 h 蛋白质摄入量(g)/6.25 为氮的摄入量,一般以每 100 g 蛋白质含 16 g 氮计算,但如患者输入氨基酸液,则应以产品含氮量和输液总量进行计算。[24 h 尿素氮(g)+3 g]相当于氮的排出量,公式中 3 g 为日必然丢失氮值,作为常数计算,包括尿中的尿酸、肌酐及少量氨基酸以及粪便和皮肤排泄的氮量。

5. 血浆氨基酸谱　血浆氨基酸谱在重度蛋白质热量营养不良时,血浆总氨基酸值明显下降。不同种类的氨基酸浓度下降并不一致。一般来说,必需氨基酸(EAA)下降得较非必需氨基酸(NEAA)更为明显。在 EAA 中,缬氨酸、亮氨酸、异亮氨酸和甲硫氨酸的下降最多,而赖氨酸与苯丙氨酸的下降相对较少。在 NEAA 中,大多数浓度不变,而酪氨酸和精氨酸出现明显下降。个别氨基酸(如胱氨酸等)浓度还可升高。北京协和医院采用水解方法测定了 42 例正常人和 18 例营养不良患者的血浆氨基酸谱,结果:在正常情况下,EAA/NEAA>2.2。如果 EAA/NEAA<1.8,则说明存在中度以上的营养不良。

6. 其他　包括血常规、电解质水平,如钙、磷、镁离子,肝、肾功能等。

五、人体成分分析

生物电阻抗分析法是目前临床测量身体组成的常用技术,该方法可反映人体细胞内外液和总体水分,以及脂肪组织和无脂组织,新一代的人体组成分析仪还可测内脏脂肪面积。研究显示,重症患者身体的电阻值比健康人的电阻值显著降低,生物电阻抗法不仅能反映患者的机体构成和营养状况,还能反映疾病的严重程度。详见本章第三节。

六、营养不良的诊断及预后判断

1. 营养不良的诊断　上文已对评定营养状况的参数进行了全面阐述,不难看出,这些参数是从不同的侧面反映患者的营养状况的,均有一定的局限性,临床实际应用时应综合测定,全面考虑。表1-3-7给出了营养不良的综合评价方法。

表1-3-7　综合营养评定法

参　数	轻度营养不良	中度营养不良	重度营养不良
体重	下降10%~20%	下降20%~40%	下降>40%
上臂肌围	>80%	60%~80%	<60%
三头肌皮褶厚度	>80%	60%~80%	<60%
血清白蛋白(g/L)	30~35	21~30	<21
血清转铁蛋白(g/L)	1.50~1.75	1.00~1.50	<1.00
肌酐身高指数	>80%	60%~80%	<60%
淋巴细胞总数	$1.2 \sim 1.7 \times 10^9/L$	$0.8 \sim 1.2 \times 10^9/L$	$< 0.8 \times 10^9/L$
迟发性过敏反应	硬结<5 mrn	无反应	无反应
氮平衡(g/24 h)	$-10 \sim -5^*$	$-15 \sim -10^*$	$< -15^*$

注:*表示轻、中、重度负氮平衡。

2. 预后性营养判断

(1) 预后营养指数(PNI)之一:Butby等于1980年提出"营养预示指数"作为评价外科患者手术前营养状况和预测手术并发症危险性的综合指标。

$$PNI = 158 - 16.6 \times 血清白蛋白(g\%) - 0.78 \times 三头肌皮褶厚度(mm) - 0.20 \times$$
$$血清运铁蛋白(mg\%) - 5.8 \times 皮肤迟发性过敏反应$$

任何一种皮试过敏反应:硬结直径大于5 mm为2;小于5 mm为1;无反应为0。

评定标准:PNI>50%,高度危险,发生合并症和手术危险性大,死亡可能性增加。PNI为40%~50%,手术中度危险。PNI为30%~40%,手术危险性小。PNI<30%,手术后发生合并症和死亡的可能性都小。

(2) 预后营养指数之二:由Onodera等(1984)提出,作为评价胃肠手术前营养状况和预测手术危险性的综合指标。

$$PNI = 10 \times 血清白蛋白(g/L) + 0.005 \times 总淋巴细胞计数$$

评价标准:PNI>45,手术是安全的;PNI为40~45,手术是有危险的;PNI<40,手术是禁忌的。

（3）住院患者预后指数（HPI）

$$HPI(\%)=0.92(ALB)-1.00(DH)+1.44(SEP)+0.98(DX)-1.09$$

ALB 为血清白蛋白（g/L）；DH 为迟发型过敏皮肤试验，有一种或多种阳性反应＝1、所有均呈阴性反应＝2；SEP 为败血症，有＝1，无＝2；DX 为诊断，癌＝1，无癌＝2。

评价标准：－2 为 10% 生存几率；0 为 50% 生存几率；＋1 为 75% 生存率。

营养支持后的临床结局分为疾病的转归、并发症、住院天数、费用、出院后随访。

第三节　体质分析与能量代谢监测

任何疾病都与人体组成的变化有密切关系，可表现为局部或全身组织成分分布的异常，或在某些层次上与特定的组织成分改变有关。测定组织成分就是要将这些变化以信息的方式检测出来，并把其规律用模型描述出来，为临床营养支持提供最佳的预测及方案。临床医师对每位需要营养支持治疗的患者都应做到精确评价其每天能量消耗（TDEE），进行个体化的营养支持治疗，避免营养过剩或营养不足带来的不良后果，但在临床实际操作中非常困难。

人体由多种成分组成，目前人们认识到的就有 35 种以上，由其组成的简单到复杂可分为 5 个层次：原子、分子、细胞、组织系统及人体，健康个体各成分间有一个相对稳定的比例关系。人体组成的测定是人体生物学诸多方面研究的核心。营养不良、疾病、创伤应激以及康复期间人体代谢发生各种变化，其组成也相应发生改变。因此，监测人体组成变化对于了解疾病、创伤、营养不良对人体的影响以及营养支持的疗效就显得十分重要。临床上，人体组成的测定、评价经过了漫长的发展阶段。近年来，随着人体组成概念以及科学技术的发展，人体组成的测定方法也越来越成熟，并广泛地应用于科研和临床实践中，成为营养支持中一个重要的监测指标。人体组成模式是人体组成测定的基础，也是研究物质、能量代谢的核心。

早先使用的能量消耗计算公式由于其本身的局限性和临床情况的复杂性，限制了其应用。随后，间接能量代谢测定仪（indirect calorimetry，IC）的出现满足了临床上精确、稳定评估患者能量消耗的要求。目前，该方法的结果已成为金标准，为指导临床医师制订营养方案提供了极大的帮助。

间接能量代谢测定仪是在患者处于稳定状态情况下，通过测定一定时间内受试者消耗氧气和产生二氧化碳的量，来评估静息能量消耗的一种仪器。主要测量值是 RQ 和 REE，RQ 是指 VCO_2 和 VO_2 的比值（VCO_2/VO_2），并反映氧化底物的种类。一般情况下测量值在 $0.67\sim1.3$ 范围内波动。REE 是指用于维持机体基本细胞代谢活动和器官功能的能量消耗，但不包括体力活动和心理应激。人体成分分析仪（Biospace. In Body 3.0）是对人体成分进行检测评估的精密仪器，近年来应用于临床医学。它利用生物电阻抗的原理，测定人体水分含量,根据人体成分水、蛋白质、脂肪、无机物的不同组成比例,由内置软件分析而得出分析结果。主机有 8 个接触电极,分别与手、足接触,具有节段性、多频率检测的特点,结果更准确可靠。Biospace In Body 3.0 可以提供的数据有去脂体重、体脂肪、身体脂肪比率、身体水分总量、细胞内液、细胞外液、节段液体分布(上肢、下肢、躯干)、腹部脂肪分布比例、肌肉形态(低肌肉型、肌肉型)、健康评估、体细胞群、手臂肌肉围度、基础代谢率、身体体质指数等。测定完毕全部数据打印在报告单上,也可同时储存在电脑里,以备重复对比。

一、间接能量代谢的测量方法

间接能量代谢测定仪:对于能自己行走的患者,嘱其平卧 30 分钟后开始进行监测;若为使用呼吸机或不能下床的患者,将机器推至患者床边,待患者平稳后进行监测。操作规程:① 系统启动,首先打开总电源,其次是稳压电源,接下来是分析仪预热(30 分钟),最后是计算机启动。对于周围参数的调整是根据测量结果调整温度,湿度和大气压等。② 定标,首先是呼吸气流模拟定标,接下来是气体分析仪定标。③ 能量代谢测定,需要在床边进行,患者平卧。先输入患者资料(姓名、年龄、身高、体重等),然后是气体分析仪自动定标,定标后关闭定标气体,最后进行能量代谢测定。若为普通患者,需要先为患者戴上面罩,再连接采样线,确保面罩无漏气后,嘱患者用口平稳呼吸,测试 15 分钟;若为呼吸机患者,需要调整模式,连接呼吸机与采样管,连续监测 15 分钟。④ 报告,打印报告,关闭系统。

二、人体成分分析的测定方法

人体成分分析仪:患者取平卧位,待其脱掉鞋袜等,用 75% 的酒精将患者手指和脚踝擦拭干净后,将手部电极 LA 套在左手,RA 套在右手,标识为 Thumb 的电极套在拇指,标识为 Middle 的电极套在中指,RL 套在右脚,LL 套在左脚。标识为 I 的部位处于脚的内侧,标识为 V 的部位处于脚的外侧,点击处于脚踝骨和脚后跟之间。脚背高的受试者不能够往前套住脚电极时,请往脚后跟后部套住。按操作界面进行检测,检测完毕后,关闭仪器,将电极取下,感谢患者的配合,协助患者取舒适体位,整理床单位。将仪器推回营养监测室。重新预热仪器,连接打印机,将结果打印好,标明患者床号、姓名,并签名,将报告单交给医生。

1. 人体成分分析测定注意事项

(1)患者应在空腹或进食 2~3 小时后进行测量,测量前排大小便,尽量穿轻而少的衣服,以最大限度地减少误差。这是因为食物、尿液等不能成为电流的通路,分析仪可能将其当成脂肪,而影响分析结果。

(2)测定前要站立 5 分钟,以减少因突然站立血液往下肢流动而造成的影响。测量时不能带较重物品及饰物,如手机、钥匙、手镯等。手足与电极的接触部位要紧密、准确。测量过程中保持安静,尽量减少说话。手足太小的儿童及有手足残疾者,因不能与 8 个电极接触,不宜进行测量。

(3)体重低于 20 kg 或高于 100 kg 的患者不宜测量。因体重太轻时结果不够准确,体重过重时超出仪器负荷,有可能损坏机器。带有心脏起搏器的患者不宜进行测量。因为电流会使起搏器的功能发生紊乱。

2. 临床意义

（1）评定患者营养状况：准确评定患者的营养状况对提高临床营养的效果是非常重要的。营养评定的方法很多，如人体测量、生化检查、人体组成测定、临床检查等，但多数方法存在操作费时、费用高、有痛苦、结果不够准确全面等缺陷。人体成分分析仪应用简便，安全无痛苦，并且可以提供重要的、可靠的人体临床营养信息。如细胞内液、细胞外液、水分分布、体细胞群、臂围、蛋白质、脂肪、基础代谢等，能帮助我们全面了解患者的营养状况，指导临床营养支持治疗计划的制定和实施。

（2）具有重复性、对比性特点：人体成分分析仪可以与微机连接，根据患者需要可进行多次测量，把结果输入微机进行对比。有关资料报道，人体的体细胞群、水分组成对临床营养支持干预能表现出快速的反应，比体质指数更敏感。

（3）优点：该种监测具有方法简便易操作、结果全面可靠、患者无任何痛苦、易被患者接受及信任，提高临床营养支持治疗的效果，促进患者早日康复。

3. 常见问题及对策

（1）仪器安放要平稳，专人保养，严格操作规程，以避免损坏仪器，保证仪器正常运行。

（2）打开仪器后，必须等仪器自行校正完毕后才能进行测量，否则仪器不能正常工作。

（3）手足角质层较厚或干燥时，会影响电流传导，无法测量。可用仪器配套的电解湿巾擦拭电极和手足。对足部角质层太厚太干燥的患者，如老年患者、裹足的患者等，擦拭仍不能测量时，可将电解湿巾贴在足底 3～5 分钟，或指导患者用温水泡脚后再进行测量。

（4）体质较弱的患者测量时，注意患者的安全，有专人在旁保护，避免患者摔倒等意外发生，但不能接触患者，以免影响测量结果。

第四章　营养支持的实施

第一节　概　述

> 营养支持是指在摄入饮食不足或不能摄入的情况下,通过肠内或肠外营养的途径补充或维持人体必需的营养素。机体良好的营养状态和正常代谢是维持生命活动的重要保证,营养不良或代谢紊乱都可影响组织和器官的正常功能,甚至导致器官功能衰竭。营养支持的实施不仅被广大医学界所接受,而且它已经成为救治各种危重患者的重要措施之一,挽救了无数患者的生命。

营养支持的正确实施可以发挥良好的效果,能促进患者早日康复,也能使并发症发生率降到最低程度。相反的,不恰当的营养支持则不仅疗效不明显,而且并发症很多。其差别是很明显的。营养支持并不是单纯的提供营养,更重要的是使细胞获得所需的营养底物而进行正常或近似正常的代谢,以维持其基本功能,这样才能保护或改善器官、组织的功能和结构,才能改善包括免疫功能在内的各种生理功能,以达到有利于患者康复的目的。临床营养包括肠外营养(PN)与肠内营养(EN),是指由肠外或肠内补充患者需要的营养,包括氨基酸、脂肪、糖类、平衡的多种维生素、平衡的多种微量元素等,均系中小分子营养素组成,与普通的食物有根本的区别。

临床营养是适应现代治疗学的需要而发展起来的,经口服普通饮食的途径不能满足营养需要的患者,均需用肠外或肠内营养支持来提供维持生命所需要的营养物质。现代营养支持已不再是单纯供给营养的疗法,而是治疗疾病的措施之一,有时甚至是重要的措施,如治疗肠外瘘、短肠综合征、炎性肠道疾病、危重患者、慢性器官衰竭和消耗性疾病等。

在 20 世纪 70 年代初期,营养支持重在维持患者的氮平衡,保持瘦肉体。随着研究的深入,认识到各类疾病患者有着不同的代谢改变,对营养物质的需求与代谢亦不同。同时,营养支持并不是单纯地提供营养,更重要的是使细胞获得所需的营养底物而进行正常或近似正常的代谢,以维持其基本功能,这样才能保护或改善器官、组织的功能和结构,才能改善包括免疫功能在内的各种生理功能,以达到有利于患者康复的目的。当基本功能单位细胞的营养底物不够时,ATP 能量产生不足,会加速、增多细胞凋亡,直接参与了器官功能障碍的产生,因而营养支持在治疗学中的重要性为之突出。然而在疾病的病理生理改变中,可能出现高代谢、代谢失代偿状态,均可能对外源性营养产生不应性,使营养支持的难度为之加大,许多问题有待解决,从而增加了代谢与营养支持研究的深度与广度。

30 年来,对各类患者的代谢改变已有较多的了解,明确体内同时存在分解代谢与合成代谢,仅仅是程度上不平衡而已。营养的补充应该适当,不宜过多或过少,营养过少不能满足机体的需要,过多则将加重器官的负担而产生不良反应。在 20 世纪 80 年代末与 90 年代初,过高营养的供给而导致代谢紊乱的危害性得到了普遍的认可,"高营养"一词不再被应用。这一认识不单是概念的改变,而是在营养供给的量与质上也随之变更,减少了代谢并发症的发生。

一、人体营养代谢

机体的正常代谢及良好的营养状态,是维护生命活动的重要保证。任何代谢紊乱或营养不良,都可影响组织、器官功能,进一步恶化可使器官功能衰竭。机体的营养状态与罹病率及死亡率是密切相关的。外科领域不少危重病症都会存在不同程度的营养不良,如果不采取积极措施予以纠正,往往很难救治成功。在对机体代谢有足够认识的基础上,有效的输入途径的建立,以及各种符合生理、副作用小的营养制剂的相继生产及应用,使近代临床营养支持治疗获得了非常突出的效果,挽救了许多危重患者的生命。营养支持治疗是 20 世纪临床医学中的重大发展之一,已经成为危重患者治疗中不可缺少的重要内容。为能合理地实施营养支持治疗,首先应该充分了解机体的正常代谢及饥饿、创伤引起的代谢变化。使营养支持治疗措施能适应患者的代谢状态,既有效,又较少发生并发症。目前的营养支持方式,可分为肠内营养及肠外营养两种。机体代谢所涉及的面很广,从营养治疗角度,最重要的是蛋白质代谢及能量代谢两方面。

1. 蛋白质及氨基酸代谢　氨基酸是蛋白质的基本单位,可分为必需氨基酸(EAA)和非必需氨基酸(NEAA)两类。NEAA 中的一些氨基酸在体内的合成率很低,当机体需要量增加时则需体外补充,称为条件必需氨基酸,例如精氨酸、谷氨酰胺、组氨酸、酪氨酸及半胱氨酸等。机体在患病时因摄入减少,EAA 来源不足,体内 NEAA 的合成会受到影响。因此,从临床营养角度,应把 NEAA 放在与 EAA 相同重要的地位。

谷氨酰胺(Gln)在组织中含量丰富,它是小肠黏膜、淋巴细胞及胰腺腺泡细胞的主要能源物质,为合成代谢提供底物,促进细胞增殖。Gln 还参与抗氧化剂谷胱甘肽的合成。机体缺乏 Gln 可导致小肠、胰腺萎缩,肠屏障功能减退及细菌移位等。骨骼肌中缺乏 Gln 可使蛋白质合成率下降。Gln 缺乏还易导致脂肪肝。创伤、应激时很容易发生 Gln 缺乏。目前,不仅把 Gln 视作一种条件必需氨基酸,甚至把它看作为一种具有特殊作用的药物。

精氨酸的特殊作用也受到重视。精氨酸可刺激胰岛素和生长激素的释放,从而促进蛋白质合成。精氨酸还是淋巴细胞、巨噬细胞以及参与伤口愈合的细胞等很好的能源。

支链氨基酸(BCAA)属 EAA 范围,包括亮氨酸、异亮氨酸及缬氨酸三种。BCAA 可以与芳香族氨基酸竞争通过血脑屏障,在肝性脑病时有利于对脑内氨基酸谱失衡的纠正。机体在应激状态下,BCAA 成为肌肉的能源物质,补充 BCAA 将有利于代谢。

蛋白质的合成受多种因素的影响,其中氨基酸的输入,胰岛素、生长激素等作用的加强,均可明显地促进蛋白质合成。蛋白质分解的影响因素也很多,包括胰高糖素、皮质激素、肾上腺素等。许多细胞因子,例如白介素-1 及 6(IL-1,IL-6)、肿瘤坏死因子(TNF)等都是蛋白质分解的刺激因子。70 kg 体重男性,有蛋白质 10～11 kg。每天蛋白质转换率为 3%[(250～300)g/d],经粪便排出的氮量仅 1 g/d。吸收的氨基酸主要用于蛋白质合成,约 250 g/d。每天合成的蛋白质中,有肌肉蛋白 50 g,血浆蛋白 20 g(包括白蛋白、球蛋白及纤维蛋白原等)、血红蛋白 8 g 及白细胞 20 g 等。提供热量对于蛋白质合成极为重要,只有在热量充分保证的情况下,才会有正常的蛋白质合成。正常机体的蛋白质(氨基酸)需要量为 0.8～1.0 g/(kg·d),相当于氮量 0.15 g/(kg·d)。应激、创伤时蛋白质需要量则增加,可达 1.2～1.5 g/(kg·d),相当于氮 0.2～0.25 g/(kg·d)。

2. 能量储存及需要 机体的能量贮备包括糖原、蛋白质及脂肪。糖原的含量有限,供能仅约 900 kcal*,只占一天正常需要量的 1/2 左右。体内无储备的蛋白质,均是各器官、组织的组成成分,若蛋白质作为能源而被消耗(饥饿或应激状态下),必然会使器官功能受损。显然,蛋白质不能被作为能源来考虑。体脂则是体内最大的能源仓库,储量约 15 kg。饥饿时消耗脂肪以供能,对组织器官的功能影响不大。但在消耗脂肪的同时,也有一定量的蛋白质被氧化供能。机体的能量需要,可按 Harris-Benedict 公式计算出基础能量消耗(BEE):

$$男性\ BEE(kcal)=66.5+13.7\times W+5.0\times H-6.8\times A$$
$$女性\ BEE(kcal)=655.1+9.56\times W+1.85\times H-4.68\times A$$

其中,W:体重(kg);H:身高(cm);A:年龄(年)。

应用近代的代谢仪可测得患者的实际静息能量消耗(REE)。REE 值应是 BEE 的110%。代谢仪检测的结果提示,REE 值比 H-B 公式的 BEE 值低 10%左右。为此,在应用 H-B 公式时应作相应校正,即计算所得的 BEE 值扣去 10%,就是患者实际的 REE值。另外,简易的估计热量需要的方法是:机体每天所需热量为 1 800～2 000 kcal。以千克体重计,每天基本需要量为 25 kcal。机体的热量来源:15%来自氨基酸,85%来自碳水化合物及脂肪。在营养支持时,所供氨基酸作为蛋白质合成原料,此时非蛋白质热量(kcal)与氮量(g)之比为(100～150):1(1 kcal=4.1 868 kJ)。

3. 饥饿、创伤后的代谢变化 机体在饥饿或创伤的情况下,受神经-内分泌的调控,可发生一系列病理生理变化,包括物质代谢及能量代谢的变化。营养支持治疗时,需适应这些变化。

(1) 饥饿时的代谢变化:机体对饥饿的代谢反应是调节机体的能量需要。减少活动和降低基础代谢率。减少能量消耗,从而减少机体组成的分解。单纯饥饿引起的代谢改变与严重创伤或疾病诱发的代谢反应虽有所不同,但其反应的唯一目的均是维持生存。

内分泌及代谢变化:为使机体更好地适应饥饿状态,许多内分泌物质参与了这一反应。其中主要有胰岛素、胰高糖素、生长激素、儿茶酚胺、甲状腺素、肾上腺皮质激素及抗利尿激素等。这些激素的变化直接影响机体的碳水化合物、蛋白质及脂肪等的代谢。饥饿时,血糖下降。为维持糖代谢恒定,胰岛素分泌立即减少,胰高糖素、生长激素、儿茶酚

---

* 注:1 kcal=4.184 kJ,由于临床营养学科中常用"千卡"作为热量单位,为方便临床使用,本书以下均使用"千卡"(kcal)作为计量单位。

胺分泌增加,以加速糖原分解,使糖生成增加。随着饥饿时间延长,上述激素的变化可促使氨基酸自肌肉动员,肝糖异生增加,糖的生成由此增加,但已同时消耗了机体蛋白质。饥饿时,受内分泌的支配,体内脂肪水解增加,逐步成为机体的最主要能源。充分利用脂肪能源,尽量减少糖异生,即减少蛋白质的分解,是饥饿后期机体为生存的自身保护措施。反映在尿氮排出量的变化,初期约 8.5 g/L,饥饿后期则减少至 2～4 g/d。

机体组成的改变:饥饿可导致机体组成的显著变化,包括水分丢失,大量脂肪分解。蛋白质不可避免地被分解,使组织、器官重量减轻,功能下降。这种变化涉及所有器官,例如肾浓缩能力消失,肝蛋白丢失,胃肠排空运动延迟,消化酶分泌减少,肠上皮细胞萎缩等。长期饥饿可使肺的通气及换气能力减弱,心脏萎缩、功能减退。最终可导致死亡。

(2)创伤、感染后的代谢变化

神经、内分泌反应:创伤等外周刺激传导至下丘脑,后者随即通过神经-内分泌发生一系列反应。此时交感神经系统兴奋,胰岛素分泌减少,肾上腺素、去甲肾上腺素、胰高糖素、促肾上腺皮质激素、肾上腺皮质激素及抗利尿激素分泌均增加。

机体代谢变化:在抗利尿激素及醛固酮的作用下,水钠潴留,以保存血容量。创伤、感染可致水、电解质及酸碱平衡失调。交感神经所致的高代谢状态,使机体的静息能量消耗(REE)增加。能量消耗增加幅度比想象低,创伤、感染时视其严重程度 REE 可增加 20%～30%不等,只有大面积烧伤的 REE 才会增加 50%～100%。通常的择期手术,REE 仅增加约 10%。适量的能源提供是创伤、感染时合成代谢的必备条件。创伤时机体对糖的利用率下降,容易发生高血糖、糖尿。蛋白质分解增加,尿氮排出增加,出现负氮平衡。糖异生过程活跃,脂肪分解明显增加。

二、营养状态的评定

对患者营养状态的评定,既可判别其营养不良程度,又是营养支持治疗效果的客观指标。

1. 人体测量 体重变化可反映营养状态,但应排除脱水或水肿等影响因素。体重低于标准体重的 15%,提示存在营养不良。三头肌皮褶厚度是测定体脂贮备的指标,上臂周径测定可反映全身肌肉及脂肪的状况。上述测定值若低于标准值的 10%,则提示存在营养不良。

2. 三甲基组氨酸测定 三甲基组氨酸是肌纤蛋白和肌球蛋白的最终分解产物,不再被合成代谢所利用。测定尿中三甲基组氨酸排出量可反映机体蛋白质分解量。其值越大,反映体内分解越亢进,负氮平衡越明显。

3. 内脏蛋白测定 包括血清白蛋白、转铁蛋白及前白蛋白浓度测定。是营养评定的重要指标。营养不良时该测定值均有不同程度下降。白蛋白的半寿期较长(20 日),转铁蛋白及前白蛋白的半寿期均较短,分别为 8 日及 2 日,后者常能反映短期内的营养状态变化。

4. 淋巴细胞计数 周围血淋巴细胞计数可反映机体免疫状态。计数<1 500 常提示营养不良。

5. 氮平衡试验 在没有消化道及其他额外的体液丢失(如消化道瘘或大面积烧伤等)的情况下,机体蛋白质分解后基本是以尿素形式从尿中排出。因此测定尿中尿素氮含量(注意要精确收集 24 h 尿液并计量),加常数 2~3 g(表示以非尿素氮形式排出的含氮物质和经粪便、皮肤排出的氮)即为出氮量。入氮量则是静脉输入的氨基酸液的含氮量。由此,可测得患者是处于正氮或负氮平衡状态,指导营养支持治疗。

三、营养不良的分类

根据全面营养评定的结果,可以了解患者是否存在营养不良,并判断营养不良的类型。营养不良主要分为三类。

1. 蛋白质营养不良　营养良好的患者患严重疾病时,因应激状态下的分解代谢和营养素的摄取不足,导致血清蛋白、转铁蛋白降低,细胞免疫与总淋巴细胞计数也降低,但人体测量的数值正常,临床上易忽视,只有通过内脏蛋白与免疫功能的测定才能诊断。

2. 蛋白质-能量营养不良　患者由于蛋白质—能量摄入不足而逐渐消耗肌肉组织与皮下脂肪,是临床上易于诊断的一种营养不良。表现为体重下降、人体测量数值及肌酐身高指数均较低,但血清蛋白可维持在正常范围。

3. 混合型营养不良　患者由于长期营养不良而表现有上述两种营养不良的某些特征,是一种非常严重、危及生命的营养不良。骨骼肌与内脏蛋白均有下降,内源脂肪与蛋白质储备空虚,多种器官功能受损,感染与并发症的发生率明显增高。

四、营养不良实施要点

1. 营养评价指标的选择和应用力度应与疾病的严重程度相一致。

2. 病史应重视体重、饮食习惯和胃肠道功能的改变,基础疾病的性质、种类和严重程度,特殊的饮食习惯或限制。

3. 体格检查除与疾病相关的临床检查外,应注意有无牙齿松动或脱落、口腔炎、舌炎、水肿、腹水、恶病质、皮肤黏膜和毛发的改变、伤口愈合的表现等。

4. 将临床表现与生化指标相组合,综合分析和评价患者的营养状况。

5. 总结所收集的评价营养状况的主、客观数据,明确发生营养不良的危险程度;设定营养支持计划或特殊建议(热氮量和微营养素的需求、营养支持途径、营养治疗的短期和长期目标及监测指标)。

五、营养支持途径的选择

营养支持的途径可分为肠外与肠内两大类,肠外营养可采用经腔静脉或周围静脉的途径。选择的依据是:① 患者的病情是否允许经胃肠道进食,在重症胰腺炎、肠道炎性疾病、胆道感染时,为了使消化道休息,禁食本身也是治疗方法之一。② 胃肠道的供给量是否可以满足患者的需要。③ 患者的胃肠道功能是否紊乱,腹腔内疾患常影响胃肠道功能而不能进食,但腹腔外疾患(如感染)也常导致胃肠道功能紊乱,患者不能经胃肠道进食或进食量很少。④ 患者有无肠外营养支持的禁忌,如心力衰竭、肾功能障碍等。⑤ 营养支持时间的长短。⑥ 是否能经周围静脉输注营养物质。

20 年来,对营养支持途径的选择有很多讨论,现在的观点较为一致,即肠外、肠内两种营养支持方法各有其优缺点,有各自的适应证,可根据不同的患者以及患者的不同病期来选择,合理的营养支持途径的选择原则是:① 肠外营养(PN)与肠内营养(EN)两者之间先选用 EN。② 经周围静脉营养(PPN)与经中心静脉营养(CPN)之间应优先选用 PPN。③ EN 不能满足患者营养需要可用 PN 补充。④ 营养需要量较高或期望短期改善营养状况时可用 CPN。⑤ 需较长时间营养支持者应设法应用 EN。

六、营养支持的基本原则

对于任何患者,在任何场合,实施营养支持时都要遵循下列基本原则。

首先是对机体应激后的代谢变化应该有较深入的了解,包括:① 应激早期(第 1～3 d)合成代谢明显受抑,营养支持不可能扭转和防止体内的分解代谢,反而可能由于营养物质的过量补充而增加脏器的负担,使其功能受损。正规的营养支持的实施应该避开这一阶段,过早、过多的补充营养反而对患者不利。② 近代的间接能量测定仪为临床提供了患者热量需求的确切数据,资料表明患者的能量需求比由传统的 HB 公式预测的值低得多,25～30 kcal/(kg·d)已能满足大多数患者的需要。而且从过去以 40～50 kcal/(kg·d)补充的结果来看,患者脏器功能受损的现象非常普遍。因此,目前已都主张在实施营养支持时采用"低热量供给"的原则(在疾病的稳定期,适当增加用量将利于合成)。③ 应激后营养底物的代谢发生一系列变化,其中糖代谢的变化最受关注。不同程度的"胰岛素抵抗"使糖利用率下降,高糖血症很常见,各种感染性并发症增多。此时脂肪代谢不受影响,因此肠外营养(PN)时以提供糖脂双能源为较佳选择,可以大幅度地减少葡萄糖用量,高糖血症的发生率可显著降低。要充分认识肠内营养(EN)的优越性:回顾营养支持的发展史,PN 较早为临床所接受并被广泛应用。但随着经验的积累和研究的深入,逐步发现 PN 存在着诸多弊端,特别是经常发生的并发症(导管性脓毒症及肝功能受损),使临床医师感到非常棘手。相比之下,EN 既可获得与 PN 相同的效果,又有更高的安全性。研究还发现,EN 有良好的保护肠屏障的作用,可增加向肝血流、刺激肠激素分泌,从而使肝脏对营养物质的耐受性提高。我们应该充分意识到 EN 的益处,只要患者存在一定的肠功能,就要尽量采用 EN。

七、营养支持的规范化

营养支持的实施是否规范,关系到最终的治疗效果。非规范操作往往使疗效受影响,而且容易发生不良反应。

1. 选择正确的营养支持途径　凡具有肠道功能的患者,都应首选 EN 方式。当然,PN 与 EN 是相辅相成的,至少有 20%～30% 的患者(其中大部分是腹部外科的患者)因肠功能障碍而仍需采用 PN。临床上应该根据具体的病情来选择 EN 或 PN。有时兼用这两种方式,两者的用量都可减量,以使患者更易耐受。

2. 充分了解各种营养制剂及相关设备　当今的 PN 及 EN 制剂已极为丰富,其中不少产品已临床使用数十年,大量总结资料已提示这些产品有良好的安全性和有效性。一般而言,超过 80% 的患者均可采用平衡型(或称"通用型")的 PN 或 EN 制剂,耐受性及疗效都很好。还有不到 20% 的特殊患者,则需选用某种特殊配方的制剂,例如富含支链氨基酸(BCAA)的氨基酸溶液、中长链脂肪乳剂、含肽类的 EN 制剂,以及专用于高代谢状态、糖尿病、肾衰竭和恶性肿瘤等的制剂。不少前瞻性研究已经证实:静脉输注谷氨酰胺二肽制剂对肠屏障功能具有明显的保护作用,可防止细菌和内毒素的移位,适用于重症患者。生长激素的合理应用对某些特殊患者有良好的促蛋白质合成的作用,生长激素也用于短肠综合征的肠康复治疗。但生长激素有使血糖升高的作用,应有所警惕。急性期重症患者也不宜应用。

近10年来,与营养支持相关的器械和设备也有很大的发展,已能满足临床的需要,包括用于 PN 时配制全营养混合液(TNA)的塑料储袋、输液泵、PN 用的静脉导管、EN 用的各种导管(鼻肠管、PEG、PEJ 及 NCJ)等。

3. 营养支持的具体措施必须规范化 EN 方面强调以下几点:① EN 必须以管饲方式实施,否则用量不能保证。主要的输入途径是鼻-胃管及空肠造口管,其他还有鼻-空肠管或内镜辅助下的胃肠置管术(PEG、PEJ)等。② 以输液泵严格控制 EN 液的输注速度,是减少不良反应的重要措施。③ 营养液浓度逐步升高(12%→24%)。④ 速度由慢到快(50→100 ml/h)。⑤ 注意营养液的保温。

PN 的实施要点包括:① 全部营养液先配制成全营养混合液(TNA),然后经静脉输入。TNA 液的科学性强,应建立配制 TNA 的必备条件和制订操作程序。新产品两腔袋(内含葡萄糖＋氨基酸)及三腔袋(内含葡萄糖＋氨基酸＋脂肪乳剂)完全符合 TNA 原则,无需任何配制设备,使用方便,有很强的应用价值。② 短期或中小剂量的 PN 可经周围静脉输入,长期或全量的 TPN 需经中心静脉输入。③ 体现"低热量供给"的观念,避免过量补给.以免损害器官功能。④ 采用糖脂混合能源,减少葡萄糖用量。⑤ 主动补充外源性胰岛素,血糖应控制在 6～10 mmol/L 范围内。

目前临床营养的非规范操作相当普遍,最常见的有:① PN 时的单瓶输注,是导致不良反应增多、疗效不佳的主要原因。"串联输注"同样存在弊端。② 没有正确认识血制品(特别是白蛋白)的应用指征,存在滥用现象。应该认识到白蛋白并不直接参与伤口的愈合,真正能发挥作用的是正规的 PN 或 EN。③ 忽视 PN 时的氨基酸补充量,产品的合氮量各不相同,要关注产品的说明书。④ 没有调整好 EN 制剂的浓度及输入速度,没有采用输液泵,以致高浓度溶液的快速输入后发生患者对 EN 的不耐受。

八、营养支持实施保障系统的建设与管理

1. 建立健全保障系统的规章制度,使保障工作制度化 患者对肠外、肠内营养选择与适应证应有严格的标准,开处方、配制、输注、监测等都有健全的操作工作制度,规范医护人员工作职责及工作程序。同时还制定出操作常规、考核标准和仪器设备使用维护制度。这些切实可行、有效的制度在保障临床研究和营养支持应用中,发挥着巨大的作用。

2. 实施有效的检查、监控措施,使保障工作网络化 随着临床营养支持治疗作用与范围逐步扩大,接受营养支持的人数越来越多,有效地加强质量控制和专业建设,将院内质量控制组织与科内自我质量控制结合起来,定期和不定期地进行抽查,对药品、物体、操作净化设备、室内空气等质量做细菌培养,建立药品批号、有效期等登记制度。一旦有可疑问题,随即可以进行相关原因与因素分析。同时,为保障临床患者治疗的连续性、安全性,除临床护士观察输注情况外,配制中心的专职护士每天巡查、记录,遇有导管受阻、滴速不畅或患者突然出现寒战、高热等营养支持并发症时,及时与专职医师联系,给予相应处理,并及时有效指导临床医护人员解决问题。

3. 制订严格的保障系统运行标准,使保障工作标准化 为了确保临床营养支持工作

质量,在医疗方面,对营养支持患者实行营养医师与管床医师双重管理,在护理方面,实行配制中心护士与临床护士交叉管理,严防工作中的管理脱节或重复劳动。尤其营养支持中的监测,需定人、定时、定量完成各项指标,及时掌握患者营养支持的疗效与反应,调整治疗、护理方案。

4. 采用科学合理的保障运作程序,使保障工作程序化 针对每位接受营养支持治疗患者的个体情况,营养医师、护士根据监测指标,进行营养评定,采取缺什么、补什么,缺多少、补多少,尤其计算微量药物,必须经微量泵输注。严格查对和校对制度。配制室护士在配制液体中,严格执行药物配制程序、配制禁忌和配制要求,使用 3 升袋分组别、分时间、分内容进行,尤其是每位患者输注开始,监测紧接而上,为适应个体差异,采用选择间歇滴注或循环滴注方法等等,使营养支持应用更加规范、合理。

5. 发展临床营养支持特色优势,努力实现保障系统最优化 通过 30 年的临床研究与应用,临床营养支持工作已形成完善的医疗、护理程序,走在国内行业前列,尤其是护理方面,从中心静脉导管并发症的预防、营养液的配制、营养液的输注方法与途径的改进,到外科危重患者肠内营养的护理以及营养支持在特殊肠道疾病中的应用等方面,进行了系列研究,共总结撰写论文 30 余篇,《临床营养支持的护理研究与应用》荣获 2003 年"中华医学科学技术进步二等奖",显现出临床营养支持护理工作在国内同行专业中居领先地位。

九、发展与展望

尽管现代营养支持治疗已有非常大的发展,但离"完美"还有不小的差距。仍然有相当多的问题需要我们进一步研究。

1. 加强基础和临床研究 关于机体在应激状态下蛋白质和碳水化合物代谢的变化虽已有所了解,但对机制的研究还缺乏深度。某些特殊营养底物的作用机制及其临床应用也需进一步探索和给予恰当的评价。例如对生长激素(GH)的评价至今仍有不同看法。关于精氨酸、免疫营养剂等对机体的利弊,也是意见相左,值得进一步探索。另外,应激后的"胰岛素抵抗"现象的机制以及如何防治也是目前研究的热点之一。为阐明这些问题,需要做更多前瞻性、多中心的研究。

2. 新制剂的开发及临床应用 在 PN 方面,新配方的脂肪乳剂已陆续开发,包括结构型中长链脂肪乳剂、以橄榄油或鱼油为原料的脂肪乳剂等。这些乳剂具有在体内代谢迅速、减少炎性因子的产生、利于机体免疫系统等特点,将陆续投向市场,其临床效果应予及时总结。适用于肿瘤患者的复方氨基酸的研制始终是努力研制的目标,但至今尚无结果。双腔袋、三腔袋的 PN 产品可能适用于相当多的病情稳定的患者,既符合配制原则,应用时又很方便。

3. 特殊患者的营养支持仍存在难度 重症急性胰腺炎、肝硬化、糖尿病、恶性肿瘤及器官移植等患者的代谢状态和器官功能均存在不少复杂问题,营养支持的效果往往较差,实施后的并发症也多。

第二节　肠内营养实施

近年来,肠内营养在临床营养支持中所占的比例越来越高。国外应用肠外营养与肠内营养的比例已由8∶2转变为2∶8。肠内营养与肠外营养相比,肠内营养更符合生理状况,能维持肠道结构和功能的完整,费用低,使用和监护简便,并发症较少且易处理。从长远讲,肠外营养对患者的胃肠功能的恢复也起到了不可替代的作用。所以,只要患者胃肠道功能完整或具有部分胃肠道功能,就应该选择肠内营养。目前提倡肠内早期营养,有研究证实:早期给予肠内营养可以明显降低严重消化道并发症的发生率,促进患者的康复,提高患者的生存质量。

近几十年,随着有关 EN 研究的深入,临床工作者们开始逐渐认识和应用 EN。营养支持与抗生素应用、输血技术、重症监护与支持、麻醉技术、免疫调控及体外循环一并被认为 20 世纪医学的最伟大成就。然而作为营养支持的重要组成部分——肠内营养在 20 世纪 50 年代以前,由于缺乏有效的营养支持途径及营养制剂,营养支持很难实施。1957 年 Greenstein 等为开发宇航员的肠内营养,研制一种化学成分明确的肠内营养制剂,这种制剂可维持大鼠的正常生长、生殖与授乳;1965 年 Winitz 等将其应用于人体;1973 年 Delany 等报道了腹部手术后作导管针空肠造口术(NCJ);1980 年 Hoover 等证实术后早期空肠喂养的营养效益。随着 20 世纪 80 年代对肠功能的再认识,尤其是肠道黏膜屏障、细菌易位及肠道是应激反应的一个中心器官等概念的确立,90 年代肠内营养越来越被重视,无论是理论还是技术、制剂都取得了较大的发展。

凡胃肠道功能正常,或存在部分功能者,营养支持时应首选肠内营养。肠内营养制剂经肠道吸收入肝,在肝内合成机体所需的各种成分,整个过程符合生理。肝可发挥解毒作用。食物的直接刺激有利于预防肠黏膜萎缩,保护肠屏障功能。食物中的某些营养素(谷氨酰胺)可直接被黏膜细胞利用,有利于其代谢及增生。肠内营养无严重并发症,也是明显的优点。

一、肠内营养支持的目的

在 20 世纪 70 年代初期,营养支持重在维持患者的氮平衡,保持瘦肉体。随着研究的深入,特别是对感染、创伤等严重应激患者的临床观察中发现,在各类病症机体有着不同的代谢改变,对营养物质的需求与代谢亦不同,营养支持并不是单纯地提供营养,更重要的是使细胞获得所需的营养底物进行正常或近似正常的代谢,以维持其基本功能,从而保持或改善组织、器官的功能及结构,改善包括免疫功能在内的各种生理功能,达到有利于患者康复的目的。当基本功能单位细胞的营养底物不够时,ATP 能量产生不足,会加速、增加细胞凋亡,直接导致了器官功能障碍,因而营养支持在治疗学中具有重要意义。目前对各类患者的代谢改变已有较多的了解,明确体内同时存在分解代谢与合成代谢,仅仅是程度上不平衡而已。营养的补充应该适当,不宜过多或过少,营养过少不能满足机体的需要,过多则将加重器官的负担而产生不良反应。

目前营养支持的发展趋势是将提供的营养物质满足蛋白质、维生素和微量营养物质的需要而不必满足热量的需求。大多数患者有足够的脂肪储备可以在短期内提供机体一部分能量(25%~30%),而且减少糖和脂肪的负荷将会减少并发症的发生。氮平衡和蛋白质合成的增加将通过低热量下单独或多种合成因子的联合应用而实现。除了强调热量问题外,其他营养物质也将引起重视,如发挥重要作用的抗氧化剂,包括维生素 A、维生素 C、维生素 E、锌和硒,以及其他用来合成谷胱甘肽的营养物质[胱氨酸、谷氨酰(来自谷氨酰胺)和甘氨酸]。这些物质在炎症时会被消耗,其浓度低于正常值以下。提供足够量的抗氧化剂能够在特殊情况下改善患者预后,而且能大大减少危重病患者的炎症反应。合适的剂量、联合应用和使用的时间是继续研究的领域。

利用营养物质达到药物的效果。营养支持的治疗效果不仅是纠正和预防了治疗对象的营养不足,而且可能更重要的是通过其中特异营养物的药理学作用,达到治疗目的,即新近提出的营养药理学概念。研究表明肠道黏膜的营养 30%来自肠系膜动脉血液供应,70%来自腔营养物质——腔内营养,此外,肠内营养中所含的组织特异性营养因子如谷氨酰胺(Gln)和膳食纤维对小肠和结肠黏膜营养有着重要的意义。因此,在危重病患者,肠内营养支持目的更注重其对肠黏膜屏障功能的维护,减少细菌易位的发生。

二、肠内营养支持的营养制剂

目前国际上商品化的肠内营养制剂有 100 多种,按其在体外预消化的程度和功能,基本分为 5 大类:① 口服补充性饮食;② 部分预消化多聚体性饮食;③ 预消化的化学成分明确的要素饮食(主要为单体营养素);④ 特殊疾病饮食(心肺功能衰竭、肝衰竭、肾衰竭、治疗某些代谢缺陷症专用膳食等);⑤ 特殊性饮食(添加谷氨酰胺、精氨酸、n-3 脂肪酸、核苷酸和生长激素等特殊物质的饮食)。口服补充饮食用于胃肠道功能正常或接近正常的患者,有高氮和高热量型可作为餐间补充性营养,其氮源为整蛋白碳水化合物由酶部分水解的淀粉提供,脂肪由长链甘油三酯提供。部分预消化多聚体肠内营养制剂在临床上最为广泛地被应用于胃肠道功能正常或接近正常但需管饲喂养进行肠内营养支持的患者,其氮源也为整蛋白,碳水化合物同样由酶部分水解的淀粉提供,脂肪可由长链甘油三酯及中链甘油三酯共同提供,部分制剂含膳食纤维。预消化多聚体的要素饮食主要适用于胃肠功能障碍的患者,其氮源也为水解蛋白短肽或游离氨基酸单体,碳水化合物由酶部分水解淀粉后的麦芽糖糊精或双糖或单糖提供,脂肪可由长链脂肪酸及中链脂肪酸共同提供,以及必需的电解质及微量元素。此外还有组件膳,包括蛋白质组件、糖类组件、脂肪组件、维生素组件和矿物质组件。

单糖无需消化,但因其相对分子质量小而显著增加渗透压,而使患者耐受性下降。双糖包括蔗糖、乳糖、麦芽糖,双糖首先需小肠黏膜上的有活性的双糖水解酶将双糖水解为单糖,胃肠功能障碍时,双糖水解酶活性下降,但蔗糖和麦芽糖水解快,因此其消化吸收受影响较少,而乳糖水解较慢,使患者难以耐受寡聚糖和多聚糖为大部分预消化的多聚体饮食提供的碳水化合物,其渗透压低而患者易于反授,同时溶解度较淀粉好。水解蛋白短肽或游离氨基酸单体为要素膳提供氮源，它们无需消化而被肠黏膜直接吸收。游离氨基酸与短肽在肠黏膜上分别有其独立转运系统，研究表明肠道吸收短肽比吸收游离氨基酸更快、更有效。长链脂肪酸不仅提供热量而且能提供人体必需脂肪酸，而中链脂肪酸的吸收不依赖胰脂酶或胆盐，直接经肠上皮进入门脉系统，不需通过淋巴循环，且不依赖肉毒碱即可进入细胞线粒体内氧化。在胃肠功能减退时，添加中链脂肪酸有利于消化吸收。我们曾应用要素膳为 10 例胃肠功能有损害的患者进行肠内营养支持，该要素膳氮源为短肽，脂肪来源为长链脂肪酸/中链脂肪酸，结果表明该要素膳能有效地维持并改善患者的营养状态。

三、肠内营养的实施

肠内营养的投给方法有口服和管饲。肠内营养的实施患者常不能或不愿口服，或口服量不能达到治疗剂量，因此 EN 的实施基本上均需经导管输入。目前喂养管放置技术包括鼻胃置管、鼻十二指肠/空肠置管、术中胃造口术、术中空肠造口术、经皮内窥镜胃造口术（PEG）、经皮内窥镜空肠造口术（PEJ/PEGJ）。近年来国内开展空肠穿刺置管（NCJ）方法，可与手术同时进行，损伤小，简单易行。而 PEG 和 PEJ/PEGJ 可在床旁、非开腹手术完成。

营养液的输入应缓慢、匀速，常需用输液泵控制输注速度。为使肠道适应，初用时可稀释成 12% 浓度，以 50 ml/h 速度输入，每 8～12 h 后逐次增加浓度及加快速度，3～4 d 后达到全量，即 24% 100 ml/h，一天总液体量约 2 000 ml。营养液宜加温至接近体温。

四、肠内营养适应证

1. 胃肠功能正常、但营养物质摄入不足或不能摄入者　如昏迷患者（脑外伤等）、大面积烧伤、复杂大手术后及危重病症（非胃肠道疾病）等。

2. 胃肠道功能不良者　例如消化道瘘、短肠综合征等。消化道瘘者所用的 EN 制剂以肽类为主，可减轻对消化液分泌的刺激作用。营养液应输至瘘口的远端肠道，或采取措施将肠外瘘的瘘口暂时封住。否则 EN 溶液输入后会使肠瘘引流大量增加，反而得不偿失，应调整措施，或改用 PN。急性重症胰腺炎的病程很长，在病情稳定后，可经空肠造口管或鼻空肠管输入 EN 制剂。由于营养液不经过十二指肠，因此不会刺激胰液分泌而使病情加重。此时应用 EN 制剂有避免肠外营养并发症、保护肠屏障功能及防止细菌移位的作用。

五、营养风险筛查与评估

营养风险指患者当前的营养状况和因应激代谢等临床情况导致需求增加而影响目前状况的风险。术前进行评估，目的在于让患者准备抵御手术应激和减少手术风险。术前营养评估应根据患者的病史和体格检查、疾病状态、功能评估、实验室检查和体液平衡进行。根据目前国内外公认的原则，首先应对入院 24～48 h 患者进行营养风险筛查和评估。如存在营养高风险或中、重度营养不良，手术前应进行 1～2 周以上的营养支持。围术期加强营养支持，能明显降低手术后的并发症发生率和围术期死亡率。老年人多合并慢性病及恶性肿瘤，而且牙齿咀嚼、味觉和消化功能减退，可不同程度地影响患者的营养状态。加上大手术应激所导致的营养需求的增加,如果不加以补充和调整,会影响其术后恢复和预后。

2003 年欧洲肠外肠内营养学会(ESPEN)颁布的营养风险筛查指南 NRS 2002 评分是基于 128 个证据医学结果得出的营养风险筛查工具。以 NRS 评分大于或等于 3 分的胃肠手术患者及肿瘤患者进行营养支持治疗最为受益。

患者入院 24~48 h 进行营养风险筛查。包括初筛和终筛两步骤:初筛内容包括 4 项:近期体质量下降、近期进食量、目前体质量指数(BMI)、疾病严重程度或预测其他营养不良风险。如有一个问题存在,即进入终筛,包括营养状况评分(0.3 分)、疾病严重程度评分(0.3 分)和年龄评分(0~1 分)。

六、肠内营养重要性的再认识

全肠外营养(TPN)在 20 世纪 60 年代后期开始应用于临床时,临床医师十分热情地接受这一新疗法,广泛地应用于临床并发挥了重要作用,许多患者因 TPN 而康复,致使 TPN 在营养支持中占有主要的地位。随着时间的推移,临床实践经验的增多、研究的深入,其不足之处逐渐显现出来。特别是到了 80 年代中期,人们认识到肠黏膜屏障和肠道内细菌易位概念的确立,肠内营养支持的应用、研究为之崛起,大有替代 TPN 之势,国外临床应用肠外营养与肠内营养的比例已由 8∶2 转变为 2∶8。国内亦出现类似的发展趋势。

肠黏膜屏障的作用包括了:① 机械屏障:肠上皮及其细胞间紧密的连接,以及黏膜上皮表面的黏液;② 化学屏障:主要指胃肠道内的消化液,如胃液、胰液、肠黏膜杯状细胞分泌的黏液等;③ 生物屏障:肠道内常居菌与机体形成了相互依赖又相互作用的微生态系统;④ 免疫屏障:指肠相关淋巴组织构成。细菌易位是指胃肠道内寄生的微生物包括有活力和无活力的微生物及微生物产物,如内毒素通过解剖上完整的肠道屏障进入正常的无菌组织,如肠系膜淋巴结和其他脏器。在严重创伤应激时,肠道是一个重要器官,其黏膜对全身血压降低和供氧量减少尤为敏感。外科手术、创伤、休克等产生的血流动力学改变,可导致肠道的低灌注状态,损害肠道黏膜屏障功能,进而导致细菌易位的发生。在蛋白质营养不良时,由于机体免疫功能下降、肠黏膜损伤及肠道菌群失调,也易发生细菌易位。

肠内营养与肠外营养相比具有以下优点:① 肠内营养可改善和维持肠道黏膜细胞结构与功能的完整性,维持肠道机械屏障、化学屏障、生物屏障、免疫屏障的功能,防止细菌易位的发生;② 营养物质经门静脉系统吸收输送至肝脏,使代谢更加符合生理,有利于内脏(尤其是肝脏)的蛋白质合成和代谢调节;③ 刺激消化液和胃肠道激素的分泌,促进胆囊收缩、胃肠蠕动,减少肝、胆并发症的发生;④ 在同样热量和氮水平的治疗下,应用肠内营养患者体重的增长和氮潴留均优于 TPN;⑤ 促进肠蠕动的恢复;⑥ 技术操作与监测简单,并发症少,费用低。我们曾选择 60 例腹部中等以上手术并需行营养支持 10 d 以上的患者进行肠内、肠外营养支持疗效的前瞻、开放、随机对照临床研究,肠内、肠外两组营养支持均等热量、等氮量。结果表明:与肠外营养支持相比,肠内营养支持可促进腹部手术术后患者肠黏膜屏障功能的恢复,改善患者免疫状况,促进术后肠功能的恢复,缩短住院时间,降低住院总费用和营养支持费用。

近年来存在术后早期肠内营养的争论。支持者认为术后胃肠道麻痹仅局限于胃和结肠,小肠的蠕动和吸收功能在术后早期即已恢复,在血流动力学稳定的前提下,对大手术、严重创伤或灼伤患者,理想的早期肠内营养应于术后 24 h 内开始,而术后 48 h 开始实施的尚能被列为早期。早期肠内营养能降低高代谢、提高免疫功能、改善内脏血循环。我们在临床实践中发现在术后 24～48 h 后,也即水、电解质平衡,循环和呼吸功能稳定后开始肠内营养支持较为稳妥。

肠内营养的重要性被广泛认识,然而,在胃肠功能有严重障碍时,TPN 仍然是营养支持的主要途径,它将与肠内营养支持长期并存。肠内营养实施受肠蠕动、消化和吸收功能的限制,在危重病患者单纯使用肠内营养并发症高,维持营养状态效果差,不能提供足够的能量和蛋白质满足机体需求,此时应同时使用肠外与肠营养,以达到互补的作用,而肠内营养支持所提供的药理作用和保护黏膜屏障的治疗作用可能大于其营养支持作用。

七、肠内营养添加特殊营养物质

营养支持不仅可纠正和预防治疗对象的营养不足,而且可能更重要的是通过其中特异营养物质的药理学作用达到治疗目的,即营养药理学。随着对营养支持的研究深入,近年来提出了疾病特异性、组织或器官特异性和患者特异性营养支持概念,开始强调特异性营养物质及其营养效率。这里介绍近年来的几个热点谷氨酰胺(Gln)、精氨酸、n - 3 脂肪酸和膳食纤维作为特殊营养物质添加物与肠内营养联合应用。

1. 谷氨酰胺　是体内最丰富的游离氨基酸。在细胞外液中,谷氨酰胺占 25%;而在骨骼肌中,谷氨酰胺占组织游离氨酸库的 60%。谷氨酰胺不仅是蛋白质合成的前体物质,而且是许多代谢途径的中介物,是嘌呤、嘧啶和核酸等物质合成的前体和氮源的提供者。谷氨酰胺是肾内氨生成的最重要的底物,因而参与体内酸碱平衡的调节。作为血液中最高浓度的氨基酸,谷氨酰胺起着在体内各组织中运送氮源的作用。

谷氨酰胺是小肠黏膜细胞以及所有快速增长细胞特别是免疫细胞的能源物质。小肠可经基底膜侧血流摄取循环中 25%～30% 谷氨酰胺,也可通过肠腔直接摄取谷氨酰胺,小肠是消耗谷氨酰胺的主要场所。淋巴细胞和巨噬细胞也可摄取和利用大量谷氨酰胺。谷氨酰胺既是淋巴细胞受抗原刺激后增殖和分化中核苷酸合成的重要前体,又是淋巴细胞的重要能源。而巨噬细胞摄取谷氨酰胺是用于巨噬细胞在免疫应答过程中合成 mRNA,以合成和释放大量分泌性蛋白质如肿瘤坏死因子、白介素或用于磷脂的合成,以支持巨噬细胞膜的胞饮和吞噬活性。然而在严重创伤、脓毒症、大手术等严重应激情况下,小肠等利用谷氨酰胺为能源的组织(小肠、免疫系统、肾、伤口愈合组织等)对谷氨酰胺的需要量大量增加,虽然骨骼肌和肝脏分解加速,释放大量谷氨酰胺,血循环中谷氨酰胺浓度仍很低。当此刻机体谷氨酰胺需求量远大于内生谷氨酰胺的产生量,又无外源性谷氨胺的补充,则这些组织结构和功能将受到损害。骨骼肌严重消耗,肠黏膜萎缩,肠黏膜屏障功能下降导致细菌易位的发生,免疫力功能低下,创口愈合力下降将发生。此时如提供外源性谷氨酰胺既有利于改善体内氮平衡,纠正代谢酸中毒、增强免疫细胞和肠黏膜屏障功能、降低肠源性细菌和内毒素易位,又可有效地减轻缺血/再灌注损伤,促进各种免疫活性细胞的分化,调节免疫活性细胞的各种介质、细胞毒素和免疫球蛋白的分泌和相互作用。Jensen 等将 28 例 ICU 患者随机分为两组(两组谷氨酰胺含量相差 6 倍),分别接受 10 d 的等热量、等氮量肠内营养支持,结果表明富含谷胺酰胺组降低蛋白分解代谢,改善免疫细胞功能。此外,肠内营养添加谷氨酰胺可明显减轻肠源性疾病如放射性肠损伤的黏膜结构损害,促进短肠综合征残存小肠适应性代偿。

2. 精氨酸 精氨酸为半必需氨基酸,在儿童及有严重应激的成人,自身合成的精氨酸有限,必须有外源性补充。精氨酸在机体代谢中发挥着重要作用,所有组织蛋白质合成,都需要精氨酸作为一种底物。它还是唯一的一种脒供体氨基酸,参与肌酸合成;而磷酸肌酸是一个高能库,使 ADP 变为 ATP。精氨酸促进血氨进入尿素循环,最后以尿素形式从尿中排出,防止氨中毒。精氨酸是合成 NO 的唯一底物,参与免疫和血管张力的调节。

在创伤、感染的严重应激时,补充外源性精氨酸,不仅可填补机体对精氨酸的需求,而且精氨酸还能促进生长激素及胰岛素分泌,纠正代谢紊乱,减少创伤后氮的丢失,加速创伤的愈合。Daly 等 16 例腹部手术患者经肠内给予精氨酸(25 g/d),与 14 例给予甘氨酸,其观察 7 d,结果精氨酸组平均氮平衡为 −2.3 g/d,甘氨酸组为 −3.9 g/d,且精氨酸组能更早地达到正氮平衡。

精氨酸对机体的免疫系统具有支持作用。其机制在于:参与细胞的蛋白质合成;是多胺、腐胺、精胺的前体,而这些低分子物质能促进细胞的生长和分化;促进激素分泌,这些激素都能影响免疫应答;可转化成瓜氨酸、鸟氨酸、NO 等,这些都是免疫系统内的有效物质。Daly 等研究结果还显示精氨酸组 T 淋巴细胞对有丝分裂原、Con - A 和 PTH 的反应显著增强,CD4 细胞明显增加。

精氨酸能促进多胺、瓜氨酸、鸟氨酸、a-酮戊二酸等肠黏膜滋养因子的合成,改善 T 细胞和吞噬细胞的功能,产生具有免疫防御作用的 NO,因而精氨酸可加强肠道黏膜屏障,减少细胞易位的发生。Gianotti 等研究表明肠内给予精氨酸可调控清除细菌,提高肠源性脓毒症和腹膜炎小鼠的存活率。

3. n-3 脂肪酸 聚不饱和脂肪酸(PUFA)直接掺入细胞膜的磷脂成分中,所以可改变细胞间相互作用及其释放调节物质的能力。PUFA 可分为 n-3 和 n-6 两类。亚油酸是 n-6 PUFA 的一种,而 a-亚麻酸属 n-3 PUFA。外源性 PUFA 可氧化供能,也可贮存于脂肪组织或进一步去饱和,延长为各种长链 PUFA,有选择地进入细胞。一些与休克、感染及器官衰竭有关的炎症介质包括前列腺素、白三烯和血小板活化因子是 n-6 PUFA 代谢产物,如亚油酸及其延长、去饱和产物花生四烯酸,前两者又是细胞膜的磷脂部分的组成成分。n-3 PUFA 经去饱和及延长为甘烷五烯酸(EPA),EPA 是合成另一类效能不高的花生酸系列(前列腺素系列-3 和白三烯-5)的前体,这些生化介质有对抗或阻止由 n-3 PUFA 产生花生酸的作用。因此,增加外源性 n-3 PUFA(如鱼油),可更好地调节花生酸的生产。此外,n-3 PUFA 尚可影响细胞膜的流动性、细胞膜信使传递和细胞膜上受体功能,减少炎性介质的生产,降低 IL - 1、TNF 等细胞因子的产生。因此 n-3 PUFA 有促进免疫功能,减弱急、慢性炎症反应的作用。Mey-dani 等将 22 例患者随机分为两组,一组富含鱼油(1.23 gEPA+DHA),而另一组不含鱼油,结果表明对照组 IL - 1、TNF 和血浆单核细胞对 Con A 的反应升高,富含鱼油组辅助 T 细胞百分比下降而抑制 T 细胞百分比上升。此外,n-3PUFA 还具有调节脂肪、糖及蛋白质代谢的功能,可降低血甘油三酯、胆固醇及游离脂肪酸浓度，减轻蛋白质分解，促进蛋白质合成，维持氮平衡。

4. 膳食纤维　膳食纤维(DF)是指源于植物的不被小肠中消化酶水解而直接进入大肠的多糖(非淀粉多糖)和极少量木质素的总和。膳食纤维可分为可溶性膳食纤维和不可溶性膳食纤维两种。可溶性膳食纤维包括果胶、树胶和植物多糖等；不可溶性膳食纤维包括纤维素、木质素和半纤维素。可溶性膳食纤维可减缓葡萄糖在小肠的吸收，降低血清胆固醇，延缓胃排空等。不可溶性纤维可增加粪便的重量，刺激肠内蠕动，减少粪便的平均通过时间。膳食纤维更重要的生理意义在于短链脂肪酸(SCFA)的产生。短链脂肪酸是结肠中细菌多糖酶分解膳食纤维的酵解终产物，主要包括乙酸、丙酸和丁酸。短链脂肪酸的生理功能包括：① 促进钠的吸收，并继而增加水的吸收；② 代谢产能，结肠黏膜细胞所需能量的 70％ 由短链脂肪酸提供，乙酸供能 3.4 kcal/g，丙酸供能 5 kcal/g，丁酸供能 6 kcal/g；③ 促进结肠血流，可使结肠血流增加 24％；④ 刺激自主神经系统；⑤ 增加胃肠道激素的产生；⑥ 增强结肠细胞的增殖；⑦ 维持结肠内正常微生物群。含膳食纤维的肠内营养制剂可缓解长期住院患者的便秘痛苦；减少与肠内营养相关的腹泻发生；促使炎性肠道疾病(IBD)患者的黏膜修复；维持危重患者的肠黏膜屏障；促进短肠综合征(SBS)患者残存小肠适应性代偿。

八、免疫营养与免疫微生态营养

严重感染、创伤等严重应激患者可因原有疾病而使免疫功能低下，也可因高分解代谢、营养不良而进一步降低免疫功能。因此，营养支持为这部分患者不仅提供营养以维护细胞代谢，改善器官组织的功能，而且能以特定方式刺激免疫细胞应答功能，维持正常或适度的免疫反应，调控细胞因子的产生和释放，减轻有害的或过度的炎症反应，维持肠黏膜屏障功能，这就是免疫营养概念。现在研究较多，并已开始应用于临床的免疫营养包括上节所提到的特殊营养物质谷氨酰胺、精氨酸、n-3 脂肪酸、膳食纤维；此外，还包括核酸、牛磺酸等，后者也具有改善免疫细胞功能的作用。由于维护肠黏膜屏障功能是免疫营养的重要内容，因此免疫配方营养多为肠内营养。动物实验表明，肠内营养即使只占总量的 1/3 或更少，也有改善免疫功能的效果。因此，即使在临床危重患者疾病状况不允许肠内营养提供全部营养需求时，也应尽量采取部分肠道免疫营养支持，此时目的更在于改善免疫功能和维持肠黏膜屏障的药理作用。此外，对危重患者还强调"早期"肠道营养支持。江志伟和 Gianotti 的前瞻性、随机性临床研究均表明免疫营养能改善机体营养状态，调控细胞因子的产生，改善患者的免疫功能。

在免疫营养的基础上，近年来又提出了免疫微生态营养，即在肠内营养配方中，除增加上述特殊营养物质，又增加人体肠道的原居菌如乳酸杆菌、双歧杆菌，与肠内致病菌竞争，最终恢复肠内正常菌群。免疫微生态营养强调膳食纤维的重要性，因为其可被结肠内寄生的某些细菌利用作为碳源，选择性地刺激一种或几种结肠内原居菌生长，而其降解产物短链脂肪酸又为结肠提供能量。随着抗生素耐药的微生物的出现，有益的肠道原居菌作用变得越发重要，通过给予有益的肠道原居菌以降低肠道菌群的致病性，甚至可能对这些"好"细胞进行基因工程改造能使它们产生某些生长因子或特殊的营养物质维持危重病患者肠道的正常状态。

九、肠内营养联合生长因子的应用

营养支持联合生长因子的应用正成为临床营养支持研究领域的热点,其中以生长激素(GH)最为人们所关注。人体的生长激素(GH)是脑垂体前部的嗜酸性细胞合成、分泌的,由 191 个氨基酸组成的肽链,编码生长激素的基因位于第 17 号染色体。随着基因工程技术的进步,重组人的生长激素(rhGH)合成成功并于 1985 年正式获准应用于临床以来,由于其安全性和易获得性,在临床上的应用变得越来越广泛。生长激素具有改善处于应激状态的外科患者高分解代谢下的蛋白质合成受抑及促进伤口愈合作用。我们曾选择 20 例慢性腹腔感染患者随机分为 GH 组(TPN+GH)和对照组(TPN),研究时间为 10 d。结果表明重组人生长激素能促进感染应激患者蛋白质代谢,而 TPN+1 和 GH 促进感染应激患者蛋白质代谢中发挥重要作用。生长激素还能促进烧伤组织修复和创面愈合的作用,促进肠吻合口的愈合。Christensen 系列研究表明 rhGH 可提高肠吻合口胶原含量和抗张力强度。此外,rhCH 还可促进肠黏膜上皮增生,保护肠黏膜屏障功能,减少细菌易位的发生,在促进短肠综合征残存小肠适应性代偿的康复治疗中发挥重要作用。

十、肠内营养常见并发症及原因分析

1. **胃肠道并发症**　包括恶心、呕吐、腹胀、腹痛、便秘、腹泻等,其中腹泻较常见,是干扰 EN 的主要问题,其发生率可达 20%~40%。与 EN 相关的腹泻并发症,通常认为是多种因素造成的,包括病情、营养液的种类、供给营养液的技术以及肠道对营养液刺激而发生的分泌反应等。肠腔内水分的吸收取决于肠腔与血管内血浆渗透压之间的增减率,当营养液渗透压过高时,肠腔内渗透压增高,肠道对水分的吸收减少,导致非感染性腹泻。糜烂性口炎、感染性腹泻、肠切除、放射性肠炎、营养不良等均可引起机体乳糖酶缺乏,此时摄入以牛奶为基础的 EN 营养液时,由于大量未水解乳糖进入肠腔,造成高渗压,减少了结肠对水分的吸收,导致腹泻。胰腺疾病、胃手术后、肠梗阻、回肠切除或广泛性肠炎的患者,肠内缺乏足够的脂肪酶,摄入 EN 营养液中脂肪过多可发生腹泻。营养液配制不当,温度较低时,可引起肠道蠕动增加、排空加速,导致腹泻、腹胀,尤其体弱的老年患者更易发生。严重营养不良患者,当血清蛋白<25 g/L 时,对标准食物不能耐受,易出现腹泻,有研究表明,血清白蛋白<20 g/L 的 EN 患者腹泻发生率为 27%,>20g/L 患者腹泻发生率为 10.5%;多项研究证实,接受抗生素治疗的 EN 患者腹泻发生率为 20%~50%,与广谱抗生素使用改变了肠道正常菌群分布、抑制肠道正常菌群对病原微生物的抵抗作用有关。

2. **吸入性肺炎**　是 EN 最严重的并发症。主要原因为胃排空不良,导致胃液及输入的营养液反流,引起误吸;鼻饲管直径越粗,对食管下端括约肌的扩张作用越大,发生胃内容物反流的机会亦相应增加,误吸也更易发生;幼儿、老人及危重症、呼吸道疾病等患者,因呼吸功能差、神经肌肉功能损伤,导致吞咽反射差,容易发生营养液反流。在 EN 支持过程中,若患者突然发生呼吸急促、心率加快、发热、咳泡沫样非脓性痰,胸部 X 线摄片显示肺叶斑点状阴影,应考虑吸入性肺炎。

3. **咽部和食管黏膜损伤**　与长期放置鼻饲管压迫、刺激胃、食管黏膜有关。

4. 代谢并发症　主要是水、电解质及糖代谢紊乱，常见脱水及高血糖。高血糖与输入营养液中葡萄糖浓度太高有关，输入速度过快可导致非酮性高渗性高血糖，Nguyen等研究显示，患者血糖>10.0 mmol/L 时不耐受 EN 的概率显著增加。高渗性脱水多发生在气管切开、昏迷、虚弱及老年患者中，这些患者肾功能欠佳，应用高渗和高蛋白的配方营养液更易发生脱水；由于膳食用量不足或过多、腹泻等原因，可导致低钠或高钠血症、高钾或低钾血症等。

5. 焦虑　长期鼻饲患者失去对味觉的体会以及咀嚼食物、吞咽食物的感觉体验，部分患者对营养液的味觉感异常，从而对 EN 支持的耐受性下降。

十一、肠内营养实施注意事项

1. 把握好"度"

(1) 浓度：渗透压 300 mOsm/L 有益于耐受。

(2) 速度：泵输注速率空肠 20~100 ml/h，胃 50~150 ml/h。

(3) 温度：30~40℃。

(4) 洁净度：洗手器具及卫生，避免抗生素过度使用。

(5) 适应度：根据胃肠功能，选择合适的剂型。

(6) 角度：患者以半卧 35°~45°体位为宜，减少误吸或呕吐。

2. 注意并发症

(1) 胃肠功能障碍：如食管反流、胃潴留、恶心、呕吐、腹胀、腹痛、腹泻和便秘以及肠扭转或肠梗阻。

(2) 感染性并发症：如误吸性肺炎和导管相关感染。

(3) 代谢性并发症：如高血糖、电解质紊乱和淤胆。

(4) 机械性并发症：如导管移位、堵塞或脱出等。腹泻或便秘的处理：先除外机械性肠梗阻或严重低蛋白血症，调整合适剂型（整蛋白、短肽或氨基酸型），特殊剂型包括糖尿病型和老年痴呆型。

3. 添加药物　包括膳食纤维、谷氨酰胺、益生菌、胃肠动力药、通便药和消化酶（胰酶）。

4. 水、电解质平衡和消化液回输　有利于保护肝功能、肠功能及肠道有益菌群. 有利于消化，减少输液量及电解质的静脉补充。

第三节 肠外营养实施

> 胃肠外营养是通过胃肠道以外的途径,即静脉输入人体代谢所需的营养物质的一种方法。作为 20 世纪外科学基础治疗手段的重大进步,肠外营养已被广泛地应用于与营养相关的各科患者的综合治疗中,也成为危重症医学中的一项重要治疗手段。根据美国肠内肠外营养学会(ASPEN)统计,全美每年有 60 万人接受 PN 治疗,约有 7000 例患者居家接受肠外营养,即家庭肠外营养。在国内,肠外营养的应用范围也越来越广。

临床营养的应用、研究和发展虽然极大地改善和促进了临床营养不良和高风险患者的临床结局和生活质量,但随着临床综合诊疗水平和救治率的提高,各类患者病情的复杂性和多样化以及对营养素和量的不同需求,也给合理、安全、有效的实施肠外营养带来极大的挑战。为了提高临床营养的疗效,减少相关并发症,避免不必要的医疗费用支出和获得较理想的性价比,肠外营养在临床实践过程中也在不断革新。

肠外营养(PN)是指通过静脉途径为无法经胃肠道摄取和利用营养物质的患者提供完全和充足的营养素,以达到维持机体代谢所需的目的。当有营养风险的患者无法经胃肠道摄入足够的营养素时,应考虑给予肠外营养支持。1968 年,Dudrick 与 Wilmore 始创"静脉高营养"法,使临床营养治疗有了新的发展。近年来,随着大分子营养物质和微量营养物质的市场化,以及中心静脉插管及输液的简单化,使营养支持方法得以广泛应用,接受"完全胃"与 PN 的患者正以指数形式增长。PN 被誉为 20 世纪医学界重要的发展之一,同时极大地带动了营养制剂的飞速发展。

营养不足是临床上常见的现象,营养支持应当成为患者治疗措施中的一部分,PN 是临床营养支持的重要组成部分,营养素完全以胃肠道以外的途径供给,而且所供给的营养完全,既要供给足够的能量,又要供给足够的氮量以及其他必需的营养素,PN 作为手术的辅助治疗能较快改善患者的营养状况,促进免疫恢复,减少术后的并发症。目前,人们在广泛的临床研究和应用基础上已认识到 PN 支持的价值,PN 已从普外科应用发展到其他临床科室,成为挽救危重患者及无法经口摄食患者的生命手段之一,提高了当代的治疗水平。

一、肠外营养的适应证和禁忌证

1. 适应证

(1)肠功能障碍:如短肠综合征、严重小肠疾病、放射性肠炎、严重腹泻及顽固性呕吐胃肠梗阻、肠外瘘等。

(2)重症胰腺炎。

(3)高代谢状态危重患者,如大手术围术期、大面积烧伤、多发性创伤等。

（4）严重营养不足肿瘤患者。

（5）重要器官功能不全患者，如肝、肾、肺、心功能不全或衰竭等。

（6）大剂量化疗、放疗或接受骨髓移植患者。

2. 禁忌证

（1）胃肠功能正常，能获得足量营养者。

（2）需急诊手术者，术前不宜强求肠外营养。

（3）临终或不可逆昏迷患者。

二、肠外营养制剂的分类及特点

1. **碳水化合物制剂**　碳水化合物制剂是最简单、有效的 PN 制剂，可提供机体代谢所需能量的 50%～60%，葡萄糖是 PN 最常选用的能量制剂，临床上常配制成 5%、10%、25%、50% 等规格的注射液。此外，70% 葡萄糖注射液专供肾衰竭患者使用。临床常用制剂还有果糖、麦芽糖及糖醇类（如山梨醇和木糖醇）。但这些制剂均不能长期大量应用，否则会引起高乳酸血症、高胆红素血症、高尿酸血症等代谢紊乱现象。目前已不主张单独应用葡萄糖制剂，而应与脂肪乳剂合用，以减少葡萄糖用量，避免糖代谢紊乱的发生。另外，在大量输注葡萄糖时，需补充适量胰岛素以弥补内源性胰岛素的不足，每日葡萄糖用量不宜超过 400 g。目前，3 种碳水化合物葡萄糖、果糖和木糖醇的混合制剂已在日本出现，这种新型制剂的葡萄糖浓度较低，使得血清葡萄糖水平也低，从而减轻了胰腺分泌胰岛素的负担，而果糖和木糖醇又增加了葡萄糖的利用与蛋白质合成，从而达到最好的代谢效应。

2. **氨基酸制剂**　氨基酸构成肠外营养配方中的氮源，用于合成人体的蛋白质。人体蛋白质由 20 种不同的氨基酸组成，其中 8 种人体不能合成（亮氨酸、异亮氨酸、缬氨酸、赖氨酸、苯丙氨酸、蛋氨酸、苏氨酸、色氨酸），必须由外界提供，称必需氨基酸。现有的复方结晶氨基酸溶液品种繁多，按其配比模式可归纳为两类：平衡型与非平衡型氨基酸溶液。临床选择须以应用目的、病情、年龄等因素为依据。每天提供的氨基酸量约 1～1.5 g/kg 体重，约占总能量的 15%～20%。平衡型氨基酸溶液中所含必需与非必需氨基酸的比例符合人体基本代谢所需，生物利用度高，适用于多数营养不良患者，如乐凡命（8.5%、11.4%）、格拉命、5% 复方氨基酸等。其中 8.5% 和 11.4% 的乐凡命含 18 种必需和非必需氨基酸，包括酪氨酸和胱氨酸。格拉命含有 17 种氨基酸，其主要特点是含有 L-甘氨酰-谷氨酰胺，能在血浆中迅速分解出谷氨酰胺。非平衡型氨基酸溶液的配方系针对某一疾病的代谢特点而设计，兼有营养支持和治疗的作用，目前主要指肝病、肾病、创伤和婴幼儿用的氨基酸。肝病用氨基酸富含支链氨基酸，能够调节血浆支链氨基酸/芳香族氨基酸的比例，用于肝硬化、重症肝炎和肝性脑病的治疗，如安平、肝安注射液等。肾病用氨基酸由 8 种必需氨基酸和组氨酸构成，用于纠正因肾病引起的必需氨基酸不足，如复合氨基酸 9R 注射液（肾安，肾必氨 5.53%）。创伤型氨基酸富含支链氨基酸，用于手术前后、严重创伤、烧伤和骨折等，如 15-氨基酸 HBC。婴幼儿用氨基酸能提供足量的必需氨基酸（约占氨基酸总量的 40%），婴幼儿体内苯丙氨酸羟化酶、胱硫醚酶的活性低，故应降低苯丙氨酸、蛋氨酸、甘氨酸的用量，同时富含婴幼儿体内不能合成的酪氨酸、胱氨酸（或半胱氨酸）、精氨酸和组氨酸，如爱咪特。近年来，个别氨基酸在代谢中的特殊意义已受到重视，如谷氨酰胺(Gln)在 PN 中已有重要的作用。Gln 不仅是人体内含量最多的非必需氨基酸,经研究还发现,在 PN 液中加入 Gln,可改善体内的氮平衡,促进肠道黏膜和胰腺的生长,对防止肠黏膜萎缩,维持肠黏膜的完整性及防止肠道细菌易位,防止肝脏脂肪化,骨骼肌蛋白合成均起着重要作用。目前的 PN 液中多不含 Gln,主要是因其不稳定,遇热会分解产生氨和焦谷氨酸等物质。将 Gln 进行化学修饰形成二肽,即丙氨酰-L-Gln 和甘氨酰-L-Gln,便可克服其缺点;经静脉注射,在二肽酶作用下还能迅速分解释放出 Gln,提高生物利用率,且无积累作用,又能弱化肠黏膜通透性在 PN 后的升高,减少感染性并发症。目前临床静脉用谷氨酰胺制剂是丙氨酰谷氨酰胺(力太、莱美活力),由于渗透压高(921 mOsm/L),不能单独输注,需加入全营养混合液或其他液体中使用,连续使用不得超过 3 周,严重肝肾功能不全者禁用。另外,根据平衡氨基酸液的理论,静脉营养液中的各个氨基酸比例应符合机体的需求,但在临床营养支持中,由于各个氨基酸在液体中的溶解度和稳定性的差异,某些氨基酸含量较少甚至缺乏,而有的氨基酸含量又过多。氨基酸过多或过少均会影响氨基酸的体内代谢,因为机体内氨基酸合成蛋白质是遵守"木桶理论",即含量最少的氨基酸决定机体蛋白的合成质量与数量。肽类技术的发展解决了部分氨基酸的上述缺点,保证了氨基酸在水溶液中的稳定性,能够耐受高温消毒和较长时间的贮存,同时也提高了部分氨基酸的溶解度,使其达到完全平衡氨基酸的要求。目前,已有二肽和游离氨基酸的混合液作为氮源应用于人类,酪氨酸和谷氨酰胺分别由甘氨酰酪氨酸、甘氨酰谷氨酰胺和丙氨酰谷氨酰胺提供,代表产品复方氨基酸(15)双肽(2)注射液。

3. 脂肪乳剂　脂肪乳剂是一种重要的能源物质,所供能量可占总能量的 25%～50%。目前脂肪乳剂有多种,其中以大豆油或红花油经磷脂乳化并加注射用甘油制成的脂肪乳剂最为常用,该溶液中脂肪微粒的粒径大小和生物特征与天然乳糜微粒相似,理化性质稳定。由于构成脂肪乳剂的原料不同,其甘油三酯的碳原子数也不尽相同。根据其长短,可分为长链甘油三酯(LCT,14～24 个碳原子)、中链甘油三酯(MCT,6～12 个碳原子)及短链甘油三酯(2～4 个碳原子)。LCT 脂肪乳剂能提供人体的必需脂肪酸和能量,但其氧化代谢速度较慢,代表产品英脱利匹特。与之相比,MCT 具有更多优点,包括快速提供能量、基本不在组织内沉积、较少影响脂蛋白代谢和网状内皮系统功能、减轻因为肉毒碱缺乏导致的脂肪代谢异常、改善免疫功能等,因而特别适用于危重患者和肝功能不良者,用于新生儿的治疗也较安全。不过,MCT 不能提供必需脂肪酸,大量输注还会产生毒性,因此临床一般应用 LCT 与 MCT 各占一半的物理混合制剂可扬长避短,对某些特殊患者(如严重创伤、感染、肝功能不全等)更为安全,其代表产品是力能、力保肪宁。短链脂肪酸尚处于动物实验和临床试验阶段,因其具有促进肠道血流,刺激胰酶分泌,促进结肠内水、钠吸收等特点,故在临床尤其适用于短肠综合征患者。另外,处于研发状态的新型脂肪乳剂层出不穷,如结构脂肪乳剂是继 MCT/LCT 物理混合制剂后以化学混合为特点的新制剂,即在 1 个甘油分子的 3 碳链上结合不同链长的脂肪酸,其耐受性好,氧化更快,不易发生酮症或高脂血症,能更明显地增强氮潴留效果,代表产品 Struclolipid;80%橄榄油脂肪乳剂,富含不饱和脂肪酸,较常用的脂肪乳剂有更多的 α-生育酚,可减少脂肪过氧化,亦有益于维护免疫功能;鱼油脂肪乳剂,富含 ω-3 多不饱和脂肪酸,有助于降低心血管疾病的发生率,减少血小板活化聚集,减轻炎症反应,提高免疫功能,防止肿瘤生长,代表产品尤文;在 LCT 或 MCT 脂肪乳剂中添加维生素 E 的产品也已问世,其利用了维生素 E 的抗氧化作用,可维护生物膜的稳定性,防止其受氧自由基或脂质过氧化产物的损害,代表产品力保肪宁。

4. 维生素制剂 维生素可分为水溶性和脂溶性两大类,前者包括维生素 B、维生素 C 和生物素等,后者包括维生素 A、维生素 D、维生素 E、维生素 K。水溶性维生素在体内无储备,长期 PN 时常规提供多种维生素可预防其缺乏。脂溶性维生素在体内有一定的储备,短期禁食者不缺乏。水溶性维生素制剂的代表产品是水乐维他,含 9 种水溶性维生素。常用的脂溶性维生素制剂为维他利匹特,含 4 种脂溶性维生素,上述产品均可溶于全营养混合液或脂肪乳剂中使用。

5. 微量元素 微量元素是指占人体总重量万分之一以下或日需求量在 100 mg 以下的元素,其具有重要的和特殊的生理功能。对临床较具实际意义的微量元素包括锌、铜、铁、硒、铬、锰等,这些元素均参与酶的组成、三大营养物质的代谢、上皮生长、创伤愈合等生理过程。代表产品是安达美,含 9 种微量元素。由于溶液为高渗(1 900 mmol/L)和低 pH 值(2.2),需加入其他液体中输入。

6. 电解质 电解质是维持人体水、电解质和酸、碱平衡,保持人体内环境的稳定,维护各种酶的活性和神经、肌肉的应激性以及营养代谢正常的一类重要物质。临床多应用单一性制剂,如 0.9%NaCl 溶液、10%NaCl 溶液、KCl 溶液、$MgSO_4$ 溶液、$NaHCO_3$ 溶液等,必要时也应用谷氨酸钾、谷氨酸钠或格列福斯(每支含磷 10 mmol,为成人每日基本需求量)。

三、肠外营养的并发症

(一) 导管相关并发症

1. 机械性并发症 均与放置中心静脉导管有关。常见的有气胸、血胸、动脉损伤、神经损伤、胸导管损伤、空气或导管栓塞、静脉血栓形成等。发生后需拔除导管,治疗并发症,从其他静脉另行置管。

2. 感染性并发症 主要是导管性败血症,是 PN 时最常见、最严重的并发症。可因穿刺时未严格执行无菌技术、导管护理不当、营养液细菌污染、导管放置时间过长或患者存有感染病灶引起。无论是 PICC 或 CVC,在置管时均需严格无菌技术操作;应用涤纶套静脉导管将导管脓毒症的发生率由 18% 降低到 2.94%;隔日用浸有碘伏的敷料覆盖在导管口,延长杀菌时间,能有效预防导管脓毒症的发生;对橡皮胶布过敏者可使用透明敷料封闭置管口;输液管道每日更换,导管末端以肝素帽连接输液管,预防连接处污染;改用 3 L 袋配制 TNA 可预防瓶装营养液在输注过程中空气污染;输注时拔管,预防连接处污染;输液完后用 0.1% 的肝素稀释液 1 ml 封闭导管,防止导管堵塞;如发生导管感染或相关性感染,应及时拔管,并留取导管尖端血作培养,改用周围静脉营养。若血培养阳性,则应根据药敏试验选用抗生素。PICC 应选择弹性好的前臂静脉或颈外静脉,穿刺尽量一次成功,以防止血管损伤引起血栓性静脉炎的发生;妥善固定,防止管道脱出。经周围静脉营养要选择管径较细、质地较软的套管针,选择较粗的外周静脉穿刺,套管留置在血管内 14 d 为宜,防止静脉炎的发生。如局部有红、肿、热、痛、感染等症状应立即拔除管套,给予消炎活血治疗。

3. 中心静脉导管拔除意外综合征 该并发症主要累及心、肺及中枢神经系统,出现难以解释的严重临床症状。预防措施包括:在拔管前注意使患者取仰卧位或垂头仰卧位,当患者有脱水症时应避免拔管,导管拔出时嘱患者屏住呼吸,同时注意夹闭导管腔或用手指压在拔管的皮肤切口上,但要避免过度按压或用力摩擦颈动脉,切口处涂抗生素软膏,并嘱患者静卧 30 min。

（二）代谢性并发症

1. 糖代谢紊乱

（1）高血糖和高渗性昏迷:因快速大量输入葡萄糖所致。预防措施是在输注 4 h 后密切监测血糖水平。如发生高渗性昏迷,应立即停止葡萄糖输入,用低渗盐水 0.45% 以 950 ml/h 的速度输入以降低血渗透压,同时使用胰岛素以 10～20 U/h 经静脉滴入。在纠正过程中要防止血糖下降太快而导致脑细胞水肿。

（2）低血糖:突然中止 PN 液的输入,而血胰岛素仍处于较高水平,就极易发生低血糖,故 PN 液输入突然中止应视为禁忌。不应利用同一静脉途径输血或输注其他不含糖类液体而停止 PN。对有糖代谢异常者,可用等渗葡萄糖液 500 ml 作为过渡,然后完全停用 PN。

2. 氨基酸代谢紊乱 以水解蛋白为主要氮源时,易发生高血氨症或氮质血症。目前普遍使用结晶氨基酸液作为氮源,已很少发生。

3. 脂肪代谢紊乱 接受 PN 治疗 3～6 周以上,若 PN 液中不含脂肪,则可能发生必需脂肪酸缺乏症。预防的最好方法是每天补充脂肪乳剂,每周至少输注脂肪乳剂 2 次。

4. 电解质及微量元素缺乏 实施 PN 时,电解质需要量增加,不注意及时补充时极易发生电解质缺乏症,低钾、低磷、低钙和低镁血症均可出现。微量元素最常见的是锌缺乏,其次为铜缺乏和铬缺乏。凡是长期行 PN 治疗者,应每天补充微量元素。

（三）肝胆系统并发症

PN 时易引起胆汁淤积性肝功能不全,其原因很多,其中长期能量过高、肠内长期没有含脂肪食物通过是重要原因,可通过调整营养液用量和配方使其纠正。

（四）胃肠并发症

长期禁食及使用不含谷氨酰胺 PN 液,可破坏肠黏膜正常结构和功能,导致肠黏膜上皮绒毛萎缩、变稀,皱褶变平,肠壁变薄,影响肠屏障功能,导致肠细菌易位,引起肠源性感染。在 PN 营养液中加入谷氨酰胺能有明显保护肠道黏膜屏障的作用。

四、肠外营养支持存在的问题

1. 营养液不稳定 肠外营养包括热量(碳水化合物、脂肪乳剂)、必需和非必需氨基酸、维生素、电解质及微量元素。肠外营养全部混合液是将氨基酸、葡萄糖、矿物质和维生素同脂肪乳剂混合于一个容器内,称之为全营养混合液(TNA)或全合一溶液。TNA 具有不稳定趋向,主要包括肠外营养液组分的不稳定性以及与药物配伍的不稳定性。

TNA 中的脂肪乳易受环境影响产生乳状不溶物和乳滴聚集,同时各种物质混合、配伍时易产生磷酸氢钙、草酸钙等不溶性微粒。

2. 临床不良反应

(1) 急性不良反应:肠外营养支持过程中常见的急性不良反应包括栓塞、静脉炎、气胸、感染等。栓塞和静脉炎主要是由营养液不稳定造成。肺部的微血管直径大约是 5 μm,如果油滴的粒径超过 5 μm,油滴则易停留在这些部位,造成患者的肺部栓塞。脂肪球的栓塞是导致肺和肝脏急性损伤的主要原因,非代谢性微粒易聚集在肺、肾、脑、脾和肝毛细血管或其他脏器,溶液中大于 5 μm 的微粒可能会引起肺栓塞、静脉炎;而磷酸钙沉淀的生成则会导致输入营养液的患者发生间质性肺炎、肺栓塞、肺功能衰竭进而威胁生命。研究指出脂肪乳注射液静脉滴注引发不良反应可能是由于粒径较大的脂肪乳乳粒进入人体造成栓塞及引起免疫系统反应造成,同时还统计出 32 例患者中有 5 例因输入脂肪乳而导致静脉炎,所占比例为 15.63%。此外,美国食品药品监督管理局(FDA)于 1994 年收到不良反应报告:在使用 TNA 输液后,发现 2 例死亡病例,2 例综合征,尸检报告显示,肺部微血管发现钙磷酸盐栓塞。

气胸和感染发生的原因主要是穿刺置管时护理不当。瘦弱、营养不良患者机体皮下脂肪组织少,皮肤穿刺点与胸膜顶距离近,故锁骨下静脉穿刺置管时如患者体位不当或穿刺方向不正确,易损伤胸膜肺尖而引起气胸;感染性不良反应则主要是由穿刺置管时没有严格进行无菌操作、导管护理不当或营养液被污染等情况造成。

(2) 亚急性不良反应:主要表现为脂肪超载综合征。血浆对外源性脂质清除能力较弱的患者在输注 TNA 时易造成脂肪超载综合征,这与遗传、个体代谢条件和若干潜在疾病有关。此外据文献报道,较快的输液流速和较大的输液量也会造成脂肪超载综合征。

五、肠外营养实施

1. 营养液配制

(1) 在专门无菌配液室内进行,配液前配液室的台面应紫外线照射 60 min。

(2) 配液体过程中应严格按照无菌技术操作。

(3) 严格执行"三查七对"制度,加药时要注意各种药物加入顺序,设计最佳操作程序。

(4) 配液完毕后用温水清洗配制台内、外,切断电源。

2. 营养液输注

(1) 导管皮肤入口处伤口每天换药 1 次,检查局部有无红、肿、热、压痛及渗出等炎症感染征象。检查留置导管体外段的长度,以早期发现有无导管脱出。

(2) 营养输液时应勤作巡视,及时调节好输液速度,使营养液能恒速输入。

(3) 输液管道每天更换,更换输液管时要夹闭静脉导管,防止空气进入管内。

(4) 输注营养液的中心静脉导管不应作抽血、输血、临时给药及测量中心静脉压等其他用途。

(5) 经周围静脉作肠外营养治疗时,宜选用较粗血管,每天更换使用不同的静脉,减少静脉炎的发生。

(6) 防止空气栓塞的发生:20 世纪 70 年代,经中心静脉营养时为防止未及时更换输液瓶而发生空气栓塞,将两组瓶装营养液串联输注,并将输液导管延长至患者体位下 10 cm。80 年代以后,用 3 L 袋配制营养液,使用输液泵均有效地防止了空气栓塞的发生。

（7）输液方法的改进:70 年代多采用持续肠外营养,80 年代后期采用循环全肠外营养,即将 1 d 的营养液在 12~18 h 内输注,以减少持续肠外营养可能出现的肝损害,尤其对家庭 PN 患者更为合适。

（8）护理要点是合理安排输液计划,逐渐减少输注时间,严防代谢并发症的发生,由于持续肠外营养(即 1 d 的营养液在 24 h 内均匀输注)有利于营养物质的吸收与利用,更适合住院的患者。按时按量均匀完成输液量,注意观察有无代谢并发症的发生,肠外营养在输注过程中的每个环节均应严格无菌技术操作。

六、肠外营养实施的注意事项

1. 保持营养液稳定　为了减少因营养液不稳定而对患者造成的不良反应,除了营养液产品的生产厂家需改进生产工艺,提高产品质量,还应在临床使用过程中采取各种措施保持营养液稳定。

（1）营养液配制:TNA 为各种物质的混合液,各种物质混合易产生各种物理、化学变化而使营养液不稳定。为获得稳定的全营养液,溶液配制时可先将水溶性物质(如电解质、微量元素、水溶性维生素、胰岛素)加入葡萄糖液中、氨基酸液和磷酸混合、脂溶性维生素加入脂肪乳中,并检查各混合液有无沉淀;然后将三种混合液分别经包装容器的 3 个输入口同时加入,加入时不断轻摇使之混匀,并检查有无沉淀生成。

配制好的营养液应在 24 h 内输注,如不能及时输注,要求保存于 4℃的冰箱内,但混合液不宜长时间保存,以免储存温度影响其稳定性。

（2）与药物配伍:许多危重患者在输注肠外营养液的同时还需使用多种其他药物,而肠外营养液中的物质种类较多,易与其他不相容药物发生作用,从而产生沉淀。在临床护理工作中,医护人员应合理安排静脉营养液与其他药物的输注顺序,避免将肠外营养液与不相容药物配伍。有研究表明在 ICU 患者静脉输注营养液时采用不同输液顺序,对经外周静脉穿刺中心静脉置管堵管情况进行了分析,结果表明全营养液受 pH 值的影响较大,而采用合理的输液顺序可显著降低 PICC 导管堵塞的发生率。

2. 使用营养液专用输液器　具有一定滤除作用的营养液专用输液器可在一定程度上缓解营养液不稳定造成的临床隐患。

（1）营养液输液器过滤孔径:FDA 建议,输注含脂肪乳营养液时应使用 1.2 μm 带排气空过滤器,输注不含脂肪乳营养液时应使用 0.22 μm 过滤器。但是临床使用时发现过滤器易被堵塞而往往采用较大孔径过滤器,因此中华医学会在考虑到我国过滤器发展技术后,同时推荐了 FDA 建议的 1.2 μm 孔径过滤器和符合我国实际情况的 5.0 μm 孔径过滤器。

刘平等人研究了过滤孔径分别为 1.2 μm、3.0 μm、5.0 μm、15.0 μm 的输液器在脂肪乳注射液滴注过程中的滴速达标情况和输液时患者疼痛、静脉炎的发生率,结果发现除采用 1.2 μm 孔径的输液器滴速未达标外,其他 3 组滴速均达标,同时,采用过滤孔径为 5.0 μm 和 3.0 μm 的输液器输液时静脉炎和疼痛的发生率低于其他 2 组。此外,方丽梅等人也通过临床试验证明过滤孔径为 5.0 μm 和 3.0 μm 的输液器可减少静脉炎的发生。

（2）营养液输液器临床效果：营养液中大粒径微粒的存在对人体有害，而超过5.0 μm的脂肪乳滴也会堵塞肺脉管系统而导致肺栓塞，故可以使用过滤孔径<5.0 μm的营养液输液器来降低微粒和脂肪乳滴带来的风险，预防或延缓静脉炎的发生，同时还可预防微沉淀物或结晶体进入体内。

国内很多临床研究均表明过滤孔径<5.0 μm的输液器可有效滤除营养液中的较大乳滴和微粒，缓解输液时患者疼痛，减少静脉炎的发生。张劲就1.2 μm过滤器预防脂肪乳输液的不良反应进行了研究，结果表明1.2 μm过滤器不仅可减少脂肪乳中不易发现的脂肪聚集颗粒形成的危害，还可减少真菌感染机会，且实验组发生并发症的病例明显减少。谢宇红等则分别用过滤效果为10.0～15.0 μm和3.0 μm的输液器作为对照组和观察组进行肠外营养治疗，结果表明观察组中重度疼痛及静脉炎的发生率明显低于对照组。薛小萍等分别用过滤孔径为5.0 μm和15.0 μm的输液器静脉输注白蛋白，发现5.0 μm输液器能显著减少静脉炎的发生。

七、肠外营养支持的临床护理要求

1. 采用合理的输液滴速和输液量　临床上引发脂肪超载综合征的原因除了脂肪乳的不稳定外，还与脂肪乳输液过程中的滴速有关。脂肪乳黏滞度较高，故临床使用时输液滴速不易控制，滴速过快则易引发脂肪超载综合征。《中华人民共和国药典》临床用药须知规定：开始15 min，20%脂肪乳注射液滴速应为0.5 ml/min，10%脂肪乳注射液滴速则为1 ml/min；以后4～6 h，10%脂肪乳注射液输液量为500 ml，20%脂肪乳注射液输液量为250 ml；每日总量按体重不超过3 g/kg。同时在营养液输注过程中，医护人员应进行相关指标的监测，发现不良反应时需即时停止输注，而一般只要即时停止输注，脂肪超载综合征的症状即可消退。

2. 保持导管通畅　在营养液输注过程中，药物的沉淀和脂肪的沉积都有可能导致导管堵塞。导管中的沉淀物主要是因营养液不稳定而产生的不溶性钙盐和脂肪乳剂，故每次输液完毕后可用0.1%肝素盐水封管，且下次输液前先用肝素盐水对导管进行冲洗，导管堵塞时则可直接用10 U/ml的肝素盐水进行导管冲洗。

3. 专业的护理知识　肠外营养支持是一种新开展、较复杂的技术，故相关医护人员首先需经过专业的教育和培训，因为护理人员需对肠外营养支持实施的整个过程非常熟悉，才能熟练使用肠外营养相关器材。营养液的配置和静脉导管的穿刺置管均需采用无菌技术进行；穿插置管时，应选择合适的患者体位和插管部位，重视穿刺技术的熟练，避免穿刺所造成的机械性损伤；穿刺点周围要注意消毒，并在置管后用纱布或透明敷料进行保护，防止感染的发生；治疗过程中出现不良反应时应快速采取正确的应对措施。

八、肠外营养的质量监控

对接受肠外营养治疗患者进行系统、全面、持续的质量监控，及时发现有关并发症，尽早处理，防止产生严重后果。通过质量监控可了解肠外营养治疗效果，并可及时调整肠外营养配方，进一步提高肠外营养治疗效果。

1. 常规监测指标

（1）记录出入量：准确记录每天液体的出入量。

（2）观察生命体征：注意观察体温、脉率及呼吸的变化，并作记录。

（3）尿糖和血糖：尿糖每天测定 2～4 次。血糖在开始使用肠外营养治疗前 3 d，应每天测 1 次，待测定值稳定后可改为 1 周 1～2 次。

（4）血清电解质浓度：包括血清钾、钠、氯、钙、镁、磷浓度。在开始使用肠外营养治疗前 3 d，应每天测 1 次，待测定值稳定后可改为 1 周 1～2 次。

（5）血液常规检查：每周查 1～2 次。如怀疑并有感染时，应随时急查血细胞计数和分类。

（6）肝、肾功能和血清蛋白质浓度：每周查 1～2 次。

（7）血脂浓度：每周或每 2 周查 1 次。

2. 特殊监测指标

（1）血清渗透压：疑有血液高渗情况，应及时用冰点渗透测定仪测血清渗透压，无渗透压测定仪，可按下列公式估算：

$$血清渗透压(mmol/L)=2[血清钠(mmol/L)+血清钾(mmol/L)]+$$
$$血糖(mmol/L)+血清尿素氮(mmol/L)$$

（2）24 h 尿钠、尿钾定量：危重患者有明显钠、钾代谢紊乱时，需每天测定 1 次 24 h 尿钠和尿钾的排出总量。应注意留尿样是将 24 h 尿混匀后，再留取尿样 10 ml 送检。

（3）胆囊 B 型超声波检查：接受 PN 治疗超过 2 周的患者，宜每 1～2 周用 B 型超声波探测胆囊容积、胆汁稠度等情况，结合肝功能检查结果综合评定肝胆系统是否受损和有无淤胆的情况。

3. 营养监测指标

（1）体重：体重改变可直接反映成人的营养状况，可每周测量 1～2 次。

（2）人体测量：测量上臂围，即测量上臂中点周径，可反映全身骨骼肌蛋白含量的变化；测量三头肌皮褶厚度，可反映全身脂肪储量变化。每周测定 1 次。

（3）氮平衡：可每天测算，并计算某段连续时间内累积氮平衡量。

（4）肌酐/身高指数：收集患者 24 h 尿液，测定肌酐排出量，除以理想肌酐值，可求出数值。如小于 0.8 提示有营养不良。可每 2 周测定 1 次。

（5）血清氨基酸谱分析：可每周测定 1 次，以指导调整肠外营养配方。

（6）血清微量元素和维生素浓度：怀疑患者有微量元素和维生素缺乏时可作测定。

（7）尿 3-甲基组氨酸含量：尿中 3-甲基组氨酸含量能反映肌肉蛋白质的分解程度，其排出量增加是蛋白分解代谢加重的可靠指标。可动态观察患者尿中 3-甲基组氨酸含量的变化。

第五章 营养支持途径

第一节 肠内营养支持途径

> 肠外营养与肠内营养在临床上的广泛应用,使人们认识到肠外营养在重危患者包括严重感染患者的不足,这就是无法克服的腔静脉导管感染和肝功能损害等并发症。而肠内营养则可避免这些并发症的发生。这一认识导致了营养支持模式的演变,即由过去热衷于全肠外营养支持转向适时的肠内营养支持。

一、营养支持途径的发展

营养是生物生长、生存的基础,是患者抵御外来侵害、维护生理功能、修复组织、恢复健康的底物。营养的重要性早为人们所熟知,无论在传统医学与现代医学中都很强调营养的作用,但住院患者中仍有30%～50%的患者属营养不良。肠外与肠内营养支持是现代治疗学的重要组成部分,在疾病的治疗中有不可替代的作用。最先由外科医生实施,也有人称它们为外科营养。包括肠内营养(EN)和肠外营养(PN)。

肠内营养与肠外营养相比,曾有作者从"价廉、简便、有效、合乎生理"的角度评价。在临床应用时,价廉与有效、合乎生理的观点易被人们所认同,"简便"却不易为所有医护人员轻易接受。初用时,因选用的制剂,输注的速度、浓度、温度不能为患者所适应而产生腹泻、腹胀等症状,放置喂养管也不似静脉穿刺那样容易。由于这些不足之处,常掩盖了"有效"这一优点,影响它的推广使用。实际上,经过一段时间的应用,其优点是显而易见的。上述的一些不足之处也常能得到很快解决。从一种方法更换到另一种方法,从不熟悉到熟悉,从接触到掌握都需要有一个过程,相信外科医护人员为了病员的早日康复,坚信它的优点,坚持应用它,不断地观察改进,定能按照"当肠道有功能,且能安全使用时,应用它"的原则,应用肠内营养。

人体消化道是一条很长的肌性管道,从口腔起,依次延续为咽、食管、胃、小肠(十二指肠、空肠、回肠)、大肠(盲肠、阑尾、结肠、直肠),止于肛门(具体长度如图1-5-1所示)。营养物质进入消化道的途径有很多,根据营养物质首先到达的部位和营养途径建立的方式,可做如图1-5-2所示的分类。是否选择肠内营养及如何确定肠内营养方式,则需要依据患者的病情、耐受性、预计需要管饲的持续时间和患者的意愿而定。肠内营养途径决策如图1-5-3所示。

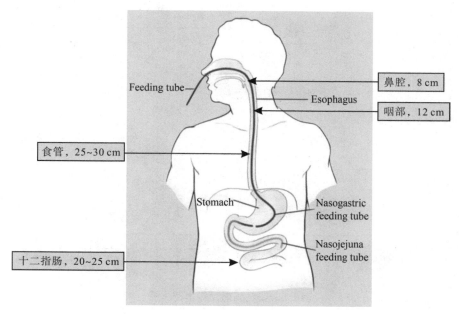

图1-5-1　人体消化道

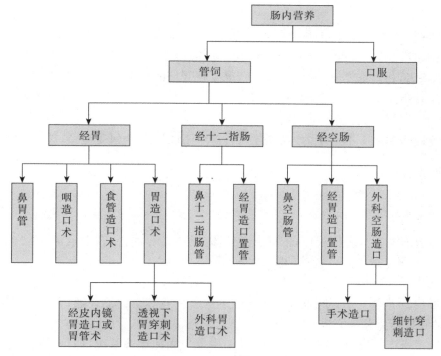

图1-5-2　肠内营养途径

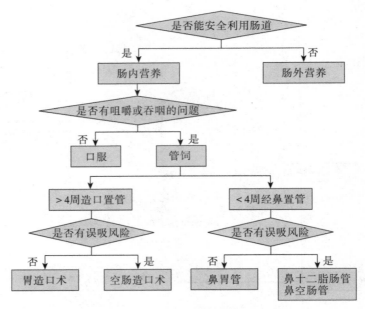

图 1-5-3　肠内营养途径决策

确定营养途径和营养制剂后,需要选择合适的输注方式和输注设备。

二、输注方式

1. 间歇推注法　符合正常进食的生理特点。使用大于 50 ml 的注射器,间隔一定时间将营养液注入胃肠道的方法,通常每次推注量为 200~300 ml。间歇推注法适用于经胃喂养的患者,患者能活动,常见于家庭营养支持管饲的患者。

2. 间歇滴注法　24 h 循环滴注,滴注数小时后休息,循环重复。这种方法能给予不耐受间歇推注的患者更多的活动时间。

3. 连续输注法　不间断的连续输注,通常用于肠内营养耐受性差,无法活动的危重症患者。

4. 夜间输注法　患者晚上输注,白天有更多活动时间。

三、输注设备

1. 喂养管的选择范围很广,依据患者体质、肠内营养途径、营养液量、耐受性等进行选择,以最大限度减少患者置管期间的不适感。

2. 肠内营养专用注射器　适用于间歇推注的患者。

3. 肠内营养泵　用于间歇或持续输注的患者。营养液的输注通过一个带滴数计数器的蠕动泵或容量泵来完成。

4. 输液系统　没有肠内营养泵时,可采用重力滴注输液系统,但该系统滴注速度随患者体位改变而改变,无法精确计算输注速度。

第二节 常见的营养途径

> 临床营养支持为适应医学的进步与患者的需求,在国内应用不断地创新、改革,常见的营养支持途径有口服,经鼻胃管、鼻肠管、胃肠造瘘管输注 EN 制剂,或者经中心静脉与周围静脉给予营养,提供各种必需的营养素以满足患者的代谢需要。

一、口服途径

口服是提供营养支持的首选途径,因为口服能刺激口腔分泌唾液,既利于消化又具有一定的抗菌作用。是否能够采用口服途径取决于患者的吞咽能力和有无食管或胃梗阻。当进食不足造成营养不足或微量元素缺乏时,应考虑口服营养补充剂。

二、管饲途径

1. 鼻胃管

【适应证】
① 短期(<4 周)的肠内营养支持。
② 因神经或精神障碍所致的进食不足及因口咽、食管疾病不能进食的患者。
③ 全肠外营养到肠内营养的过渡。
④ 烧伤、某些消化系统疾病、接收放化疗的患者等。

【禁忌证】
① 存在不能进行肠内营养的疾病。
② 严重的胃排空障碍。

【置管技术】
① 床边插管:评估患者需要置管的深度(一般可测量患者的发际到脐的长度),协助患者半卧位,液体石蜡润滑鼻饲导管头端,自鼻腔缓慢插入,置入 15 cm 左右时嘱患者做吞咽动作,在患者吞咽时顺势将胃管插入直至到达预设深度。检查口腔内有无盘绕,观察患者有无恶心、呕吐现象,用胶布将胃管固定于鼻翼部。
② 确定胃管位置:影像学检查是确认胃管位置的"金标准",可采用 X 线检查或胃管内注射造影剂。其他方法有回抽胃液、听气过水声及检查置管深度,但这些都不能完全确认胃管的位置。

【护理】
① 固定:通常使用低过敏性胶布,采用"工"字形或倒"Y"形固定。
② 输注方式:根据患者病情及生活便利度的考虑,选择连续输注或间歇输注。对于危重患者而言,连续输注很少引起代谢紊乱,且不易引起腹泻。

③ 监测:定时评估胃管的置管深度、通畅度,观察胶布固定处皮肤有无红肿,避免胃管向头部翻折而压迫鼻孔上方的皮肤引起压疮。询问患者的感受,观察有无恶心、呕吐。

④ 维护:管饲前后及管饲期间定时冲洗胃管,防止胃管堵塞。管饲结束后盖紧胃管尾端。

2. 胃造口术

【适应证】

① 预计肠内营养支持时间>4周。

② 上消化道肿瘤、神经性吞咽困难、创伤、长期机械通气、口咽部手术围术期等。

【禁忌证】

① 存在不能进行肠内营养的疾病。

② 严重的凝血功能障碍。

③ 无法进行内镜治疗及不能耐受手术者。

【置管技术】

(1) 经皮内镜胃造口(PEG)置管技术

① 拖出法:是目前最常用的置管方法。内镜置入胃后,镜头照射指示腹壁上最接近胃的位置后,穿刺针经皮肤刺入胃壁前侧,置入一根导丝,内镜活检钳钳住导丝并由口腔退出。喂养管与导丝相连后下拉至胃,然后经由穿刺处拖出。喂养管的固定板位于胃内,皮肤外露端连接阀盘。造口管道通常在1周内愈合,此前需每日更换敷料。

② 其他:使用球囊导管通过穿刺和扩张后经腹置入胃部的推进法;将双向胃固定术和剥离鞘结合在胃内置入球囊导管的方法等。

(2) 透视下胃穿刺造口术置管技术:由于头颈部肿瘤或食管梗阻等原因内镜无法通过时,可通过透视下胃穿刺造口术为患者建立长期营养支持的途径。

① 在透视下向胃内置入细鼻胃管并注入500~1 000 ml空气,观察胃的位置。在X线引导下,沿左肋缘下经腹壁穿刺胃体前壁入胃腔,抽到空气后注入少量照影剂确认进入胃腔。分别置入2个锚钉将胃壁固定于腹壁,锚钉间距2 cm。

② 锚钉间经腹壁穿刺入胃腔,在透视下将可剥离式扩张管置入胃腔,造影证实后去除扩张导管,沿外鞘管置入胃造口管,去除外鞘,造影证实导管位置正确后缝线固定。

(3) 外科胃造口术置管技术:通常采用Stamm或Witzel式胃造口术。外科胃造口术可采用较粗的喂养管,置管成功率为100%,且操作相关死亡率低。但手术患者需要更长时间恢复,费用也更高。

【护理】

① 固定:尽管胃造口导管通常有固定板或气囊可防止导管滑脱,但仍建议使用低过敏性胶布,采用高抬平举法固定。通常内镜下胃造口置管后2周内固定稍紧,以压迫胃壁防止出血和渗漏。

② 输注方式:根据患者病情及生活便利度的考虑,选择连续输注或间歇输注。

③ 监测:观察穿刺置管处皮肤情况,有无出血、红肿、压痛或消化液渗出。评估导管通畅度、有无滑脱。

④ 维护:内镜下胃造口置管术后2周,应预防内垫包埋综合征。每天将外垫松开,清洁管口周围,转动导管360°,将导管推进1~2 cm再拖回原位,减少胃内壁局部受压,防

止导管固定板被包埋入胃壁。管饲前后及管饲期间定时冲洗造口管,防止堵塞。

3. 咽、食管造口术置管技术

(1)经鼻十二指肠导管:鼻胃管置管后,协助患者右侧卧位,以便能借助胃的蠕动将导管的头端通过幽门进入十二指肠。适用于短期(<4周)肠内营养支持患者。

(2)通过胃造口管,在导引钢丝或内镜引导下,将十二指肠导管头端经过幽门,进入十二指肠。

4. 经鼻空肠管

【适应证】

① 短期(<4周)的肠内营养支持。

② 误吸风险高或经胃喂养后表现不耐受。

③ 某些消化系统疾病(如胰腺炎等)无法进行经胃喂养。

【禁忌证】

① 肠梗阻、肠坏死、肠道穿孔等严重的肠道疾病。

② 严重腹胀或腹泻间隙综合征,无法耐受肠内营养。

三、置管技术

经鼻空肠置管可在胃镜或在 X 线辅助下操作,也可借助螺旋导管头端的重力作用和促胃动力药物进行盲插。经胃镜空肠营养管放置术属定点管道置放技术,成功率高,但置管过程患者不适感较强,且费用较高。X 线下鼻空肠管置管患者的耐受性较好,但成功率不及胃镜下置管高。螺旋管置管徒手盲插的成功率较高,置管前后均可使用促胃动力药物,一般置管 24 h 后导管尖端到达幽门后的可有 80% 以上。空肠营养导管尖端应到达 oddi's 韧带以下 30~60 cm 处。

1. 经胃造口置管(PEJ) 在 PEG 不能顺利建立或不适应时,可考虑以 PEJ 代替 PEG 实施肠内营养支持。通常 PEJ 是在 PEG 的基础上,经胃造口管的外口置入一根导丝,再在内镜辅助下将导丝送入空肠内的简易置管方法。PEJ 置管成功率约为 72%~86%,较 PEG 有所降低。

2. 手术空肠造口 在肠道手术时在腹壁上开口,将空肠造口管留置于肠道内,并经导管提供肠内营养支持。

【空肠营养导管护理】

(1)固定:经鼻空肠营养导管通常使用低过敏性胶布,采用"工"字形或倒"Y"形固定。PEJ 或空肠造口导管需保持置管口周围皮肤干燥清洁,观察有无红肿及分泌物,可采用高抬平举法进行导管固定。

(2)输注方式:通常采用连续输注。

(3)监测:定时评估空肠管的置管深度、通畅度,观察胶布固定处皮肤有无红肿。询问患者的感受,观察有无恶心、呕吐。

(4)维护:每次喂养前后冲洗导管,连续输注时每 4~6 h 冲洗导管 1 次。推荐使用营养泵。如需灌注药物,应将药物充分溶解后注入,以免堵塞导管。

四、并发症

肠内营养的并发症可分为胃肠道、机械性和代谢性并发症,其中与营养途径相关的主要有:

(一)胃肠道并发症

常见的胃肠道并发症主要有恶心、呕吐、腹痛、腹泻、腹胀和便秘等。其中,经胃喂养发生恶心、呕吐的情况较多,而经空肠喂养可减少反流的发生。且持续营养泵输注有利于改善腹胀情况。腹泻与便秘与营养剂、患者活动、胃肠道水肿或麻痹等有关。

(二)机械型并发症

1. 导管堵塞   常与导管细、留置时间长、浓度高、冲洗不充分、药物碾磨不细有关。应定时冲洗管腔,如有堵塞,可用 $NaHCO_3$、尿激酶冲管溶解蛋白及纤维凝块。冲洗管腔选用 10 ml 以上针筒,禁止用导丝疏通导管。

2. 鼻、咽、食管等炎症、糜烂、坏死、溃疡   固定导管时应避免管道压迫鼻腔,定期检查固定处皮肤,询问患者鼻、咽、食管处的感觉,如有异常,及时通知医生。选用管径细、质地柔软的管饲导管能够降低鼻窦感染的发生,对于有严重凝血功能障碍的患者,做好日常的鼻腔护理,防止出血的发生。对于需要长期置管的患者,可考虑改为造口途径进行营养支持。

3. 置管错位及导管移位   置管错位最好发于气管插管或行气管切开术的患者,而导管移位则与导管牵拉、剧烈咳嗽、呕吐、固定不牢有关。X 线仍是确定导管位置的金标准。患者如有恶心、呕吐,检查口腔内有无管道盘绕。发现置管错位或导管移位,需要立即通知医生,重新置管或改变营养途径。

(三)代谢性并发症

代谢性并发症主要包括低血糖、高血糖、电解质紊乱、再喂养综合征等。

随着肠内营养支持的理论和技术不断发展,各种营养支持途径在临床上的广泛应用,无论选择何种营养支持方式,目标都是更加安全、有效地给予患者营养支持,以利康复。

第六章　营养制剂的选择

第一节　肠外营养制剂

> 全肠外营养(TPN)，现统称为肠外营养(PN)，是指由胃肠外途径(通常是静脉)供给机体足够的蛋白质(氨基酸)、脂肪、糖类、维生素、微量元素、电解质和水分。即使在不进食的情况下，患者也能获得正常生长。1961 年瑞典 Wretlind 用大豆油、卵磷脂、甘油等首次制成脂肪乳剂，1967 年美国费城医学院附属医院外科 Stanley Dudrick 首先通过中心静脉行营养支持，发明了通过中心静脉给机体提供高浓度葡萄糖、脂肪和氨基酸等的途径。

一、肠外营养的适应证

1. 强适应证
（1）胃肠道梗阻。
（2）胃肠道吸收功能障碍。
（3）大剂量放化疗后或接受骨髓移植患者。
（4）中重急性胰腺炎。
（5）严重营养不良伴胃肠功能障碍(3～5 d 可恢复者无须 PN)。
（6）严重的分解代谢状态(5～7 d 内胃肠道无法利用者)。
2. 中适应证
（1）大手术创伤和复合性外伤(5～7 d 内胃肠道无法利用者于手术后 48 h 内开始)。
（2）中度应激状态。
（3）肠瘘。
（4）肠道炎性疾病。
（5）妊娠剧吐或神经性拒食。
（6）需接受大手术或强烈化疗的中度营养不良(大手术前 7～10 d 开始)。
（7）入院后 7～10 d 不能建立充足的肠内营养。
（8）炎性粘连性肠梗阻。

3. 弱适应证

(1) 营养良好的患者于轻度应激或创伤情况下,消化道功能 10 d 内可恢复。

(2) 肝脏,小肠等脏器移植后功能尚未恢复期间。

二、肠外营养制剂的质量要求和特征

肠外营养制剂既有普通输液制剂的一些共同特点,但又不同于普通输液制剂,比普通输液制剂有更高的质量要求。其具体质量要求和特征如下:

1. pH 值应调整在人体血液缓冲能力范围内,血液的 pH 值约为 7.4。

2. 适当的渗透压,血浆渗透压 280~320 mmol/L。

3. 必须无菌、无热源。

4. 微粒异物不能超过规定,微粒最大直径应不超过 10 mm。

5. 无毒性。某些输液如水解蛋白质,要求不能含有引起过敏反应的异型蛋白质。

6. 相容性良好、稳定性良好。

7. 使用方便、安全。

三、氨基酸制剂

氨基酸构成肠外营养配方中的氮源,用于合成人体的蛋白质。人体蛋白质由 20 种不同的氨基酸组成,其中 8 种人体不能合成(亮氨酸、异亮氨酸、缬氨酸、赖氨酸、苯丙氨酸、蛋氨酸、苏氨酸、色氨酸),必须由外界提供,称必需氨基酸。现有的复方结晶氨基酸溶液品种繁多,都按一定模式配比而成,可归纳为两类:平衡型与非平衡型氨基酸溶液。平衡型氨基酸溶液中所含必需与非必需氨基酸的比例符合人体基本代谢所需,适用于多数营养不良患者;非平衡型氨基酸溶液的配方系针对某一疾病的代谢特点而设计,兼有营养支持和治疗的作用。临床选择须以应用目的、病情、年龄等因素为依据。每天提供的氨基酸量约 1~1.5 g/kg 体重;约占总能量的 15%~20%。

(一) 营养用氨基酸制剂

【特点】 由 8 种必需氨基酸及其他多种非必需氨基酸组成,经静脉给药时,可供机体有效利用,纠正负氮平衡及减少蛋白质的消耗,增强机体抵抗力及促进伤口愈合。

【适应证】

(1) 改善大型手术前的营养状态。

(2) 供给摄入减少、消化吸收障碍、代谢增加的患者的蛋白质营养成分。

(3) 用于创伤、烧伤、骨折、化脓及术后蛋白质严重损失的患者。

(4) 用于低蛋白血症。

【常用制剂】 凡命(Vamin 7%,华瑞);乐凡命(Novamin 8.5% 11.4%,华瑞);氨复命 15HBC(6.9%,天津氨基酸公司);德安能(Vitaplasma 5%,德国贝朗)。

(二) 肝用氨基酸

【特点】 含有大量的支链氨基酸(亮氨酸、异亮氨酸和缬氨酸),部分制剂尚含有鸟氨酸、门冬氨酸、精氨酸、苹果酸等。

【适应证】　肝性脑病、慢性迁延性肝炎、慢性活动性肝炎及亚急性与慢性重型肝炎引起的氨基酸代谢紊乱，是慢性严重肝功能衰竭者的必需营养补充品。

【常用制剂】　安平（Aminoplasmal-Hepa 10％，德国贝朗）；肝脑清 HE-1（3.4％）；肝安注射液（Hepatamine 8％）。

（三）肾用氨基酸

【特点】　含 8 种必需氨基酸和组氨酸。其特点是蛋白摄入量低（20～25 g），但能满足身体对必需氨基酸的需要，减少因必需氨基酸与非必需氨基酸比例不当所致的氮代谢产物增加，增加蛋白合成，使氮质血症减轻及营养状况好转。

【适应证】

（1）慢性非终末期肾衰竭患者，特别是呈负氮平衡而单用饮食疗法不能纠正者及各种透析患者营养不良者。

（2）非高分解状态的急性肾衰竭。

【常用制剂】　复合氨基酸 9R 注射液（肾安，肾必氨 5.53％）。

（四）单一氨基酸制剂

1. 谷氨酰胺（Glutamine,Gln）

【功能】

（1）小肠的主要能量来源，以维持消化道的正常功能。

（2）能帮助肝脏和肾脏清除体内废物。

（3）与白细胞的增殖有关，增强机体的防御机能。

（4）同时还帮助其他的免疫细胞杀灭细菌。

【常用制剂】　力肽（Dipeptiven 20％，华瑞）；多蒙特（20％，四川科伦）。

2. 精氨酸（arginine,Arg）　具有免疫调变作用，有助增强免疫功能。

四、脂肪制剂

【特点】

（1）脂肪含热量高，氧化 1 g 脂肪可提供 9 kcal 的热量。

（2）脂肪乳剂提供人体必需脂肪酸和三酰甘油，可维持人体脂肪组织的恒定，防止单独使用糖进行肠外营养引起的必需脂肪酸缺乏。

（3）脂肪乳剂基本上是等渗液，特别适用于外周静脉营养。

（4）脂肪乳剂可作为脂溶性维生素的载体，有利于人体吸收利用脂溶性维生素。

（5）脂肪乳剂无利尿作用，亦不会自尿和粪中丢失。

【常用制剂】

（1）长链甘油三酯制剂：英脱利匹特（Intralipid 10％ 20％ 30％，华瑞）；力基（Intralipos 10％ 20％，广州绿十字）。

（2）长/中链甘油三酯制剂：力能 MCT（Lipovenros MCT 10％ 20％，华瑞）；力保肪宁（Lipofundin 10％ 20％，德国贝朗）。

五、维生素制剂

维生素可分为水溶性和脂溶性两大类。前者包括维生素 B 族、维生素 C 和生物素等,后者包括维生素 A、维生素 D、维生素 E、维生素 K;水溶性维生素在体内无储备,长期 TPN 时常规提供多种维生素可预防其缺乏。脂溶性维生素在体内有一定的储备,短期禁食者不致缺乏。在应激状态下,人体对部分水溶性维生素,如维生素 C、维生素 B_6 等的需要量增加。

(1) 水溶性维生素制剂:水乐维他(Soluvit N,华瑞)。

(2) 脂溶性维生素制剂:维他利匹特(Vitalipid,华瑞)。

(3) 复合维生素制剂:施尼维他(Cernevit,百特)。

六、微量元素和电解质制剂

1. 微量元素制剂　对临床较具实际意义的微量元素包括锌、铜、铁、硒、铬、锰等。这些元素均参与酶的组成、三大营养物质的代谢、上皮生长、创伤愈合等生理过程。

【常用制剂】　安达美(Addamel N,华瑞);派达益尔(Ped - el,华瑞)。

2. 电解质制剂　TPN 患者,钠的供应量约为(40~120)mEq/d。在有大量引流、额外丧失时需相应增加。钾:氮的基本比例为(5~10)mEq:1g,能量与钾的比例约为 1 000 kcal:50 mEq。合成代谢时,磷进入骨骼肌和肝细胞,可致血磷水平下降;可按 1 000 kcal:(18~20)mEq 磷的比例补充;同时勿忘钙的补充。长期 TPN,尤其胃肠减压致胃肠液大量丢失时可发生镁缺乏。镁的每天补充量约为 25 mEq。

【常用制剂】　各种浓度的氯化钾(10%)、乳酸钠(11.2%)、氯化钠(10%)、葡酸钙(10%)、硫酸镁(25%)、碳酸氢钠、氯化钙等,必要时也用谷氨酸钠和谷氨酸钾。有机磷酸盐制剂——格列福斯(Glycophos,华瑞)。

七、糖类制剂

1. 葡萄糖　葡萄糖是肠外营养时主要的非蛋白质能源之一,成人每天需要量为 4~5 g/kg 体重,每天葡萄糖的供给量不宜超过 300~400 g,约占总能量的 50%~60%。葡萄糖的代谢依赖于胰岛素,对糖尿病和手术创伤所致胰岛素不足状态下的患者必须补充外源性胰岛素。有严重感染应激时,体内存在胰岛素阻抗,即使使用外源性胰岛素,糖的利用仍较差。

2. 果糖　静脉输入后,经肝脏磷酸酯化后进入糖代谢途径而被机体利用,体内利用率与葡萄糖相似,代谢时依赖胰岛素少。对糖尿病和慢性肝炎、肝硬化等肝病患者,与葡萄糖联合输注效果比单用葡萄糖为好。大量输入可产生乳酸血症,血浆尿酸浓度迅速上升,肝内 ATP 明显减少从而致恶心、上腹部疼痛及血管扩张等不良反应。对存在酸中毒、严重肝功能不全以及痛风患者不宜使用,也不宜作为能量代替葡萄糖单独使用。同时要询问患者的不耐受史。

3. 转化糖　由蔗糖经水解而成,为葡萄糖和果糖混合物。输注后出现高血糖和糖尿次数及程度均较单独输注葡萄糖少而轻。故适用于糖尿病、肝病患者。常用浓度为 5%、10%、20%。

4. **麦芽糖**　由 2 分子的葡萄糖组成,进入细胞内后经水解酶水解成葡萄糖,对胰岛素的依赖较小,对正常人和糖尿病患者的胰岛素水平皆无影响,对血糖影响较小,同时还可使游离脂肪酸浓度下降,降低酮体,改善脂肪酸代谢,不影响肝、肾功能,无副作用。麦芽糖相对分子量大,等渗浓度 10%,渗透压 278 mmol/L,输注时对血管刺激轻。但其体内利用率个体差异大,从而限制其广泛使用。常用浓度 10%、25%。

5. **山梨醇**　输入体内时被山梨脱氢酶代谢为果糖,之后代谢途径与果糖相同。山梨脱氢酶在体内活性很强,即使肝功能损害也有活性。山梨醇能降低脂肪动员和生酮作用,比果糖更常用于 PN。但山梨醇较葡萄糖更易从尿中丢失,丢失量与输注速度和量有关。

6. **木糖醇**　五碳糖,在体内部分转变为肝糖原。代谢不依赖胰岛素。利用葡萄糖不佳时可用木糖醇。与葡萄糖合并应用时,可提高后者利用率。

八、生长激素制剂

生长激素是垂体中含量最多和分泌量最大的激素。系由 188 个氨基酸构成的多肽,其生物学功能是促进葡萄糖氧化和脂肪分解,在转录和翻译水平上促进蛋白质的合成。对 PN 的积极作用已得证实,能显著提高 PN 疗效。通常低能量 PN 不能使机体获得正氮平衡,但当同时使用 rhGH 后则可明显改善氮平衡。这对于某些因脏器功能不全而限量使用 PN 的危重患者,给予 rhGH 十分必要。

第二节　肠内营养制剂

> 肠内营养不仅有提供营养的作用,而且能改善肠黏膜的屏障功能,但长期应用肠外营养后会导致肠黏膜萎缩。于是,国际上肠外营养和肠内营养的应用比例从 20 世纪 70 年代肠外营养多于肠内营养变为肠内营养多于肠外营养。肠内营养(EN)是指将一些只需化学性消化或不需消化就能吸收的营养液注入到患者的胃肠道内,提供患者所需要营养素的方法。

一、肠内营养的适应证

凡有营养支持指征、胃肠道功能存在并可利用的患者都可接受肠内营养支持。如:① 吞咽和咀嚼困难;② 意识障碍或昏迷、无进食能力者;③ 消化道疾病稳定期,如消化道瘘、短肠综合征、炎性肠疾病和胰腺炎等;④ 高分解代谢,如严重感染、手术、创伤及大面积灼伤患者;⑤ 慢性消耗性疾病,如结核、肿瘤等。

二、肠内营养制剂的组成

1. **氮源**
形式:L-氨基酸,蛋白质及其完全水解物或部分水解物。

来源:精肉、鸡蛋、牛奶蛋白、大豆和酪蛋白等。

2. 糖类

形式:单糖(葡萄糖、果糖等)、双糖(蔗糖,乳糖等)、葡萄糖低聚糖、糊精或淀粉。

来源:牛奶、水果和(或)蔬菜、大豆和水化的大豆淀粉。

3. 脂肪

类型:长链甘油三酯(LCT)、中链甘油三酯(MCT)和甘油单酯或甘油二酯。

来源:玉米油、大豆油、葵花子油、椰子油、红花油或花生油等。

4. 维生素和微量元素　全面、丰富,高于美国推荐的膳食需要量(recommended dietary allowances,RDA)。

5. 纤维素　膳食纤维(dietary fibre,DF),正常饮食纤维摄取量为 30 g/d。种类有:可溶性纤维(solventable dietary fiber,SDF),如果胶、树胶和植物多糖等;不溶性纤维(insolventable dietary fiber,IDF),如 α-纤维素、木质素和半纤维素。

可溶性纤维生理作用:① 缓解葡萄糖在小肠的吸收;② 降低血清胆固醇;③ 延缓胃排空。

不溶性纤维生理作用:① 吸收水分,增加粪便的重量;② 促进肠蠕动,减少粪便在结肠内的停留时间;③ 刺激胃肠黏膜的增殖,促进肠壁肌层的生长。

三、肠内营养用制剂的性质

1. 渗透压

(1) 渗透压形成:① 除水外,所有营养素均参与渗透压形成;② 电解质是渗透压形成的主要因素;③ 大分子糖类(如多糖,低聚糖)渗透压比小分子糖类(如葡萄糖)低;④ 糖快速降解,对渗透压有显著的影响;⑤ 蛋白质因相对分子质量较大,对渗透压的影响很小;⑥ 氨基酸分子小,对渗透压有较大的影响;⑦ 脂肪对渗透压的影响不显著。

(2) 渗透压对生理的影响有:① 当渗透压超过 320 mOsm/L 时,胃的排空延缓;② 渗透压越高,对胃肠道的抑制作用越明显;③ 高渗(>550 mOsm/L)的肠内营养液可导致胃潴留、恶心、呕吐和严重的腹泻,以及由于上述副作用引起的脱水和电解质不足。

2. 酸碱度(pH 值)　微酸性至中性,pH 范围为 4~7。

3. 溶解度　溶液或混悬液。

四、肠内营养制剂的类型

肠内营养制剂不同于通常意义的食品,前者更被强调易消化吸收或不需消化即能吸收。FDA 使用"医疗食品"(medical foods,MF)定义肠内营养剂。所谓 MF,系指具有特殊饮食目的或为保持健康的食品,需在医疗监护下使用而区别于其他食品。必须至少满足以下标准:① 是一种口服或管饲产品;② 产品必须标明用于健康状态紊乱、疾病等状态;③ 必须标明在医疗监护下应用。

(一) 匀浆制剂

匀浆饮食是根据病情随时修改营养素的糊状浓流体饮食,可经鼻饲、胃或空肠置管滴入,或以灌注的方式给予的经肠营养剂。

1. 特点

(1) 正常人饮食(牛奶、鱼、肉、水果、蔬菜等食品)去刺和骨后,用高速捣碎机搅成糊状,所含营养素与正常饮食相似,但在体外粉碎,故易消化吸收。

(2) 可调配成能量充足和各种营养素齐全的平衡饮食。

(3) 口感良好,渗透压不高,对胃肠无刺激。

(4) 可避免长期以牛奶、鸡蛋、蔗糖等为主饮食导致的动物脂肪和胆固醇偏高,牛奶和蔗糖过量所致的腹胀、腹泻等等反应。

(5) 含有较多粗纤维,可预防便秘。

(6) 在医院或家庭中均可长期使用,且无不良反应。

2. 商品制剂和自制制剂　前者为无菌、即用的均质液体,成分明确,可通过细孔经鼻饲管喂养,使用较为方便。缺点是营养素不易调整,价格较高。后者选择多种食物混合配制而成,含有动植物蛋白、动植物脂肪、双糖和单糖、矿物质和维生素。优点是:① 生热营养素及液体量明确;② 可根据实际情况调整营养素成分;③ 价格较低,制备方便灵活。缺点:① 维生素和矿物质含量不明确或差异较大;② 固体成分易沉降,浓度较高,不易通过细孔径鼻饲管;③ 卫生及配制后的保存。

商品制剂:立适康(匀浆膳)(Lescon,西安力邦)。

3. 能量及营养素　匀浆饮食能量和蛋白质要求可按病情配制多种配方,蛋白质占总能量的 15.2%,脂肪占 25%~30%,糖占 55%~60%。

(二) 大分子聚合物肠内营养配方

以全蛋白质、脂肪和糖等大分子为主要成分的营养制剂,所含的蛋白质系从酪蛋白、乳清蛋白或卵蛋白等水解、分离而来;糖类通常是淀粉及其水解物形式的葡萄糖多聚体;脂肪来源于植物油,如谷物油、红花油、葵花子油等;配方中蛋白质、糖类和脂肪分别占总能量的 12%~18%、40%~60% 和 30%~40%。此外配方中尚含有多种维生素和矿物质,通常不含乳糖。有些还含有膳食纤维,含量(6~14)g/1 000 kcal 不等。大分子聚合物制剂可经口摄入或经喂养管注入,适合于有完整胃或胃肠功能基本正常者。

1. 标准的大分子聚合物肠内营养制剂　以不含乳糖、等渗、残渣少、宜通过小孔径的肠内喂养管,含有完整的蛋白、多聚糖、长链和(或)中链脂肪酸为特点,其营养素组成为:糖占 50%~55%,蛋白质占 10%~15%,脂肪占 25%~30%。该类制剂调配成液体时,标准能量密度为 1 kcal/ml,非蛋白质能量与氮的比例约为 150 kcal:1 g,渗透压 300~450 mOsm/(kg·H$_2$O),适用于多数患者。主要制剂有能全素(Nutrison,纽迪希亚)、安素(Ensure,雅培)、瑞素(Fresubin,华瑞)、立适康(普通型)(LESCON,西安力邦)。

2. 高能量、高氮大分子聚合物肠内营养制剂　高能量配方以较少容量提供较高能量,能量密度为(1.5~2)kcal/ml,适用于需限制液体入量的患者。高氮配方中的热氮比约为 74.8 kcal:1 g,适用于需补充大量蛋白质的患者。主要制剂有瑞高(Fresubin 750 MCT,华瑞)、倍力安力加(Enercal Plus,惠氏)。

3. 含膳食纤维的大分子聚合物肠内营养制剂　其特点是在标准型中加入从肉、水果、蔬菜和谷物中提取出来的纤维素,尤适用于腹泻或便秘患者,使用时应采用口径较大的输注管。主要制剂有能全力(Nutrison Multi Fibre 纽迪希亚)、瑞先(Fresubin Energy

Fibre,华瑞)。

(三) 预消化肠内营养配方

含有 1 种或 1 种以上的部分消化的大分子营养素。其中氮以氨基酸和短肽型形式存在,糖类为部分水解的淀粉(麦芽糖糊精和葡萄糖寡糖),脂肪常为植物来源的 MCT 和 LCT,少数制剂含有短链脂肪酸,不含乳糖和膳食纤维。氨基酸、糖和脂肪分别约占总能量的 12%～20%、80% 和 1%～5%。标准密度为(1～1.27)kcal/ml。这类配方亦含有足够的矿物质、微量元素和维生素。该类配方的渗透压一般为 400～700 mOsm/(kg·H₂O)。适用于胃肠道消化功能不全的患者,如吸收不良综合征、克罗恩病、肠瘘、小肠切除术后、胰腺炎、肠黏膜萎缩等。

1. 以氨基酸为基础的配方　其特点是:① 蛋白质来源于结晶氨基酸;② 糖来源于多聚糖或双糖;③ 脂肪来源于植物油;④ 组成相对分子质量最小,渗透压高。主要制剂有维沃(Vivonex TEN,北京诺华)、爱伦多(Elental,日本味之素)等。

2. 以肽类为基础的配方　其特点是:① 氮源为双肽或三肽;② 脂肪主要来源于植物油;③ 糖主要来源于水解的谷物淀粉或葡萄糖低聚糖。主要制剂有百普素(Pepti-2000,纽迪希亚)、百普力(Peptison,纽迪希亚)、立适康(短肽型)(Lescon,西安力邦)等。

(四) 特殊肠内营养配方

为脏器功能不全或衰竭、代谢障碍、机体对某一营养素的需求增加或机体限制某一营养素的摄入,而设计的肠内营养配方称为疾病特殊肠内营养配方。

1. 肝衰竭用肠内营养配方　特点为支链氨基酸(亮氨酸、异亮氨酸和缬氨酸)的浓度较高,约占总氨基酸量的 35%～40% 以上;而芳香氨基酸(色氨酸、酪氨酸和苯丙氨酸)的浓度较低。支链氨基酸可经肌肉代谢增加其浓度但不增加肝脏负担,且可与芳香族氨基酸竞争性进入血脑屏障,有助于防治肝性脑病和提供营养支持。如 Hepatic-Aid,Travasorb Hepatic 等。

2. 肾衰竭用肠内营养配方　该类配方含有足够的能量、必需氨基酸、组氨酸、少量脂肪和电解质,适用于肾衰竭患者。目的是通过提供适合肾衰竭代谢特点的营养物质,使体内氮质性产物通过再利用,将受损肾脏处理代谢产物的负荷降至最低。如立适康(肾脏疾病专用),Amin-Aid,Travasorb Renal 等。

3. 糖尿病用肠内营养配方　主要涉及碳水化合物来源和脂肪构成。较合适的碳水化合物以低聚糖或多糖如淀粉为宜,再加上足够的膳食纤维,有利于减缓血糖的上升速度和幅度。此外,含相对高比例的单不饱和脂肪酸可延缓营养液在胃内的排空速度。如瑞代(Fresubin diabetes,华瑞)、安素益力佳(Glucerna,雅培)、立适康(纤维型)(Lescon,西安力邦)。

4. 肺疾患用肠内营养配方　特点是脂肪含量较高,糖类含量很低,蛋白质含量应足以维持瘦体组织(lean body mass)并满足合成代谢需要。如安素益菲佳(Pulmocare,雅培),NutriVent,Respalor 等。

5. 高代谢肠内营养配方　适用于大手术、烧伤、多发性创伤及脓毒病等高代谢的患者,以尽快维持正氮平衡。如 Trauma Cal,Traum-Aid,Stresstein 等。

6. 癌症患者营养配方　这种配方添加了 ω-3 多不饱和脂肪酸、RNA、锌和精氨酸，可增强患者免疫防御能力。如瑞能（Supportan，华瑞）。

7. 婴儿肠内营养配方　仿造人乳设计，以确保婴儿正常的生长发育。如 Nutramigen，Pregestimil 等。

（五）单体肠内营养配方

由单一营养素组成的肠内营养配方称为单体肠内营养配方。临床上，常用以增加某一营养素的含量或对肠内营养配方进行个体化设计。

1. 蛋白质配方　氮源为氨基酸混合物、蛋白质水解物或整蛋白，适用于创（烧）伤、大手术等需要增加蛋白质的情况。亦可用于肾衰竭或肝性脑病需限制蛋白质患者。如立适康（乳清蛋白粉）、Casec、Pro-Mix RDP、Pro Mod、Gerval 等。

2. 脂肪配方　原料包括长链甘油三酯（LCT）及中链甘油三酯（MCT）。LCT 的热值为 9 kcal/g，且含较为丰富的必需脂肪酸，如 Microlipid，Lipomol 等。MCT 的热值为 8.4 kcal/g，且不含必需脂肪酸，主要用于脂肪吸收不良患者，不宜用于糖尿病酮症酸中毒患者。

3. 糖类配方　原料可采用单糖、双糖、低聚糖或多糖。如 Moducal（麦芽糊精）、Polycose（葡萄糖多聚体）、Nutrisouse CHO（玉米糖浆固体）、Sumacal（麦芽糊精）、Hycal（葡萄糖）等。

4. 维生素及矿物质配方　如 Ketovite（维生素），Nutrisource（维生素与矿物质）等。

（六）肠内营养制剂的评价与选择标准

1. 肠内营养制剂的评价参数（表 1-6-1）

表 1-6-1　肠内营养制剂评价参数

主要参数	次要参数
（1）热量密度 （2）蛋白质含量 （3）蛋白质来源 （4）投给途径	（1）渗透压 （2）脂肪含量 （3）脂肪来源 （4）膳食纤维含量 （5）糖类含量（特别是乳糖含量） （6）电解质、矿物质及维生素含量 （7）剂型 （8）临床验证 （9）价格

2. 肠内营养制剂的选择标准

（1）患者年龄。

（2）临床诊断及治疗（包括药物与营养素关系、配伍禁忌等）。

（3）患者营养状况（性质和程度）。

（4）患者代谢状况，其热量及营养素需要量。

（5）能影响胃肠道功能的膳食物理性质（如渗透压等）。

（6）患者胃肠道功能。

（7）能引起变应性的蛋白质原料。

（8）有无乳糖不耐受性。

（9）有无脂肪吸收不良。

（10）投给途径（口服或管饲）。

第七章　特殊疾病营养支持与护理

第一节　围术期患者营养支持与护理

围术期患者营养支持是指从患者确定入院手术治疗时起,根据患者的营养状况,贯穿手术前、手术中、手术后直至与这次手术有关的治疗基本结束为止所提供的营养支持。围术期营养支持是维持与改善器官、组织、细胞的功能与代谢,防止多器官功能衰竭发生的重要措施。护理的任务在于以"患者为中心",遵循现代整体护理观,正确及时评价患者出现的问题,采取有效的措施,减少并发症,顺利接受营养治疗,得到最佳治疗效果和最好照顾。围术期营养支持包括肠内营养与肠外营养,护理上应注意密切监测,严格按操作规程护理以避免相关并发症。

围术期患者营养治疗的重要性已经得到广泛关注,国外文献报道,20%～50%的外科住院患者存在营养不良,国内普通外科营养不良的总发生率为11.7%。围术期患者营养不良的原因有:原发疾病(药物及社会、心理因素等)、术前禁食、手术应激和术后代谢增加。很多回顾性和前瞻性研究都证实,营养不良会增加术后并发症发生率和死亡率。营养不良影响免疫功能,导致感染风险增加,伤口愈合延迟;影响肌肉功能,导致术后运动恢复延迟,增加住院时间和费用;影响心肺功能。与营养状态良好的患者相比,营养不良患者的住院时间延长40%～70%,可见围术期营养治疗对于外科手术患者很重要,是整体治疗的一部分。营养支持并不是单纯地提供营养,更重要的是维持细胞、器官与组织的正常生理功能,加速组织修复,促进患者康复。随着临床营养支持的广泛应用和深入研究,近年来围术期营养不断地得到完善和发展,营养支持与护理在外科临床上越来越发挥其重要作用。

一、围术期患者营养支持

有部分患者需要在手术前开始营养支持,其中有些需延续至手术后;也有些是术前无需营养支持,而术后因不能经口进食的时间长而需要营养支持;或因术后发生了并发症,营养的需要量加大,需增加营养的供给量。由此可见,围术期营养支持的患者可分为三类:第一类是术前即需营养支持;第二类是术前需营养支持并延续至术后;第三类是术前营养状况良好,术后发生了并发症、或者是手术创伤大、术后不能经口进食的时间较长,或者摄入的营养量不足而需营养支持。

1. 术前营养支持与护理 手术患者术前的营养状况将影响术后并发症的发生率、住院时间和康复的状况。营养状况的评定主要根据病史、人体测量和某些检测结果等资料来综合评定,其目的在于了解患者的代谢变化,确定营养状况,诊断营养不良的程度和类型,预测术后并发症的发病率和病死率,协助制定营养支持方案及监测营养支持的效果。营养护理评估的方法很多,在临床使用方便的是测定体质指数,护理上应注意病史资料的收集,准确进行人体测量,按要求采集实验室标本,以便综合分析。需行营养支持的患者,手术时间允许,可在术前5~10 d进行营养补充。术前补充营养以口服为主,当经肠内营养不足时,可采用肠外营养,或是肠内营养与肠外营养同时应用。以往,为减少麻醉引起误吸,术前夜即开始禁食、禁水,致患者手术时呈失水、饥饿状态,引起代谢紊乱,现经临床验证,胃肠道无功能障碍的情况下,停止进食时间改为前一天晚餐后,有学者提出,手术前夜给予12.5%糖类饮料800 ml、术前2~3 h给予400 ml饮料,可减轻患者术前口渴和焦虑状态,明显减少术后胰岛素抵抗的发生率,护理上应认真评估,根据患者胃肠道功能,给予正确的术前饮食指导,详细交代术前禁食禁饮时间。

2. 术后营养支持与护理 创伤及手术后体内发生一系列的代谢改变,主要表现在下列几个方面:能量代谢增高;蛋白质分解代谢加速;动员体内的能量贮备,主要是脂肪组织分解;糖代谢紊乱;激素影响下的水盐代谢改变;负氮平衡等。早期给予肠内营养能安全有效地给患者补充营养,纠正水、电解质失衡和负氮平衡,促进肠蠕动,调整肠道微生态,维护肠黏膜屏障,减少术后并发症,加快康复。术后应尽早给予肠内营养,从少量开始,逐渐增加,肠道营养供给不足时,考虑肠内营养与肠外营养并用的方法。

二、营养支持的途径

营养支持的途径有经胃肠道营养(肠内营养,EN)和经胃肠外营养(肠外营养,PN)两种。营养支持途径的选择要根据患者的情况而定,胃肠道有功能者首选肠内营养,必要时经胃肠外补充部分热量、水和电解质,胃肠道无功能者则选择肠外营养。肠内营养和肠外营养各有其优缺点,两者应为互补,往往在一段时间的肠外营养后,根据患者的情况逐步过渡到肠内营养。在实际应用中,一般按下列原则选择营养支持方法:① 在肠外营养和肠内营养两者之间应选择肠内营养;② 在周围静脉营养与中心静脉营养两者之间应优先选择周围静脉营养;③ 肠内营养不足时,可用肠外营养加强;④ 营养需要量较高或期望短期内改善营养状况时可用肠外营养;⑤ 营养支持时间较长时应设法应用肠内营养。

(一) 肠外营养

胃肠外营养是指通过静脉途径给予适量的蛋白质(氨基酸)、脂肪、碳水化合物、电解质、维生素和微量元素,以达到营养治疗目的的一种方法。若所供给的能量、氮量和其他营养素的种类及数量完全达到患者的需要量,以及基本上完全经胃肠外途径供给,则称为全胃肠外营养(total parenteral nutrition,TPN)。肠外营养适用于无法经肠道进行管饲、或肠内营养无法满足所有的营养需求、或禁忌接受肠内营养的患者。

1. 输注途径

（1）外周肠外营养：经外周静脉途径行营养支持，是一种较简便的给予部分营养支持的方式，不存在中心静脉置管的风险，但外周静脉无法耐受高渗溶液，需定期更换注射部位，以防止液体渗漏和静脉炎，营养需求很难满足。

（2）中心静脉肠外营养：经中心静脉行肠外营养支持，是需要行肠外营养患者的最佳输注途径。高渗的肠外营养制剂必须经中心静脉输注。基于患者的情况和预期营养支持治疗的时间长短，有多种中心静脉置管的方式和位置可供选择，中心静脉置管可为短期或长期置管，短期置管主要通过锁骨下静脉或颈内静脉置管完成，长期中心静脉置管需要外科手术置入皮下隧道导管或置入式输液港，也可由 PICC 来完成。

2. 静脉导管的护理

（1）置管前的护理：在静脉置管前，护士应了解患者的病情和营养状况，向其解释肠外营养支持对其治疗的重要性和静脉置管的必要性，告之在置管时如何配合，以便尽可能的消除患者的顾虑和恐惧，以取得良好的配合，减少并发症的发生。静脉置管不宜在晨间护理、患者进餐、伤口换药等时间进行，置管前应避免扫地和闲杂人员走动，以减少环境空气的污染。置管最好在手术室进行，如果在床边进行，可用床帘、屏风将患者与外界隔开。在置管前，局部皮肤清洁，必要时剃毛、理发，用松节油、乙醚等去除污垢，防止导管被污染。

（2）置管时的护理：经锁骨下静脉穿刺置管行肠外营养是临床上最为广泛应用的方法。穿刺时患者正确的体位非常重要，患者应取仰卧头低脚高位，床脚抬高 15°～25°，两肩胛骨之间垫一小枕，使两肩下垂，头转向操作者对侧。颈内静脉置管时，患者取仰卧位，头转向操作者对侧。护士必须熟悉每一操作步骤，做到严格无菌操作，主动密切配合。具体应做到：① 摆好患者体位，暴露穿刺部位；② 消毒置管区的皮肤；③ 备好输液导管，打开器械包，协助操作者穿手术衣、戴消毒手套；④ 协助操作者吸麻药和肝素生理盐水；⑤ 穿刺时观察患者有无病情变化，防止患者乱动；⑥ 置管成功后，穿刺处再次消毒，待干后覆盖消毒薄膜固定；⑦ 接妥输液管，观察输液是否通畅，局部有无肿胀；⑧ 协助患者恢复正常体位，观察有无不良反应，并嘱咐患者活动、翻身时要注意固定导管，防止导管扭曲、牵拉或脱落；⑨ 整理病床周围环境；⑩ 记录置管时间及其过程，置管后输液是否正常，必要时拍摄胸部 X 光片，以确定导管位置及有无气胸等并发症。

（3）置管后护理：① 导管口的换药应隔日 1 次，如患者出汗多，薄膜潮湿，应及时更换；② 根据营养液的总量，计算出每小时的用量，控制好输液速度，最好用装有报警系统的输液泵控制恒速输注；③ 输液导管应每日更换，换输液管时要夹闭中心静脉导管，以防空气栓塞；④ 每日量输注结束后，用生理盐水冲管，用肝素生理盐水封管；⑤ 无论是导管换药，还是更换输液导管，均应严格遵守无菌操作原则，导管接头处应消毒后用消毒纱布包好；⑥ 观察局部皮肤，尤其是穿刺点有无红肿、脓点、溃破和分泌物，若患者出现不能以其他原因解释的发热时，应及时拔除静脉导管，做血培养和导管尖端的细菌培养；⑦ 若静脉导管滑出一点，不可将滑出的导管送回体内；⑧ 用作静脉营养的导管一般不接三通接头，不作抽血、输血、给药和测中心静脉压等他用，以免导管堵塞和污染；⑨ 使用 3 L 营养袋输注，可减少气栓形成和减少污染的机会，注意观察有无导管有关的并发症。

3. 全胃肠外营养液的配制　在行肠外营养时，为了保证机体最大限度的利用各种营养物质,应将各种营养物质混合输注,以使各种营养素同时参与代谢。早期传统的输注方式多利用 Y 型管让葡萄糖、氨基酸和脂肪乳剂等物质在接近静脉入口处混合,这种方式需多次操作输液管道,增加污染机会和增加护理工作量。近年来,提倡用将葡萄糖、脂肪乳剂、氨基酸、电解质、维生素及微量元素等混合置于一个大容器中(如 3 L 袋),配制成全营养混合液(total nutrient admixture,TNA),这种配制技术又称为"全合一"(all in one),是以前将脂肪乳剂、氨基酸和葡萄糖"三合一"(three in one)的发展。TNA 含有肠外营养所需的各种营养素,可按患者的需要量及一定比例配制,既可经中心静脉又可经外周静脉输注,是目前医院内或家庭中进行肠外营养治疗的一种非常成功的方法。

TNA 的配制要求在层流净化工作台上按无菌操作原则,并按特定的混合顺序进行。TNA 的混合一般按下列顺序进行:① 将电解质、水溶性维生素、微量元素、胰岛素等加入氨基酸或葡萄糖溶液中;② 磷酸盐加入另一瓶氨基酸或葡萄糖溶液中;③ 脂溶性维生素加入脂肪乳剂中;④ 将含有各种添加物的氨基酸和葡萄糖溶液以三通路同时加入 3 L 营养袋中;⑤ 最后加入脂肪乳剂,并不断轻轻摇动使之尽快均匀混合。

TNA 的优点:① 各种营养成分同时均匀输入,有利于机体更好的代谢利用;② 便于配制规范化、标准化;③ 无需空气进入 3 L 袋,减少污染和空气栓塞的发生;④ TNA 的总渗透压可降至 600 mmol/L,接近 10% 葡萄糖的渗透压,经外周静脉输注也很少发生血栓性静脉炎;⑤ 减少护理工作量,简化输注设备。

注意事项:TNA 中不要加入其他药物,尤其是不要加入抗菌药物,以免影响抗菌效果。TNA 溶液的总量应大于 1.5 L,葡萄糖的最终浓度在 10%~23%,配制好的 TNA 在室温下(22~25℃)应在 24 h 内使用,配制后暂不使用应置于 4℃ 保存,一般保存不超过 48 h。

4. 输注方式 肠外营养液的输注方法有持续输注和循环输注法。将 1 d 的营养液在 24 h 内持续均匀输入体内称为持续输注法。由于各种营养物质同时按一定比例均匀输入,对机体内环境的影响相对较少,胰岛素的分泌也较为稳定,血糖浓度波动较小,便于纠正和控制。一般在肠外营养的早期,尤其是在探索最佳营养方案的阶段须采用持续输注法。严重创伤、感染等应激患者处于代谢亢进状态,其分解代谢持续进行,需不断地补充营养,营养的需要量也较大,也须采用持续输注法。心血管功能不全和不能在短期内输入大量液体的患者也须采用持续输注法。

循环输注法是在持续输注营养液较稳定的基础上,使输注时间由 24 h 缩短为 12~18 h,使患者有一段不输液体的间期。循环输注法适用于稳定的接受持续肠外营养,病情稳定及需长期进行肠外营养的患者。实施循环输注应监测机体对葡萄糖和液体量的耐受情况。为了避免血糖突然变化可能出现的并发症,输注速度要逐渐增加及逐渐减少,期间严密监测血糖变化。肠外营养无论是持续输注还是循环输注,输注速度的控制都非常重要,可采用重力滴注或输液泵控制输注速度。重力滴注法滴速难以控制,不易恒定,也易发生气体栓塞,有条件时应用输液泵控制输注速度,使营养液持续、恒速地输入。

5. 并发症及护理 肠外营养的并发症,种类很多,轻重不一。轻则影响肠外营养疗程的完成,重则危及患者的生命,这些并发症有些是可以预防的,或经及时处理可减轻其危害性。因此,医护人员必须了解肠外营养的常见并发症,并掌握其预防和处理方法,临床上常将肠外营养的并发症分为三大类：导管并发症；感染并发症；代谢并发症。

（1）导管并发症

① 肺与胸膜损伤：气胸是最常见的并发症之一，置管时患者有剧烈的胸痛、咳嗽、呼吸困难、发绀时，应立即退针，重新选择穿刺点。插管后常规胸部 X 线检查可及时发现有无气胸存在。少量气胸可暂不作特殊处理，但应每日复查胸片了解气胸发展情况。大量气胸或张力性气胸，一旦确诊应及时行粗针胸腔穿刺减压或放置胸腔闭式引流管。

② 空气栓塞：空气栓塞可发生在置管、输液及拔管过程中。空气栓塞的症状随进入血管的空气量而异，少量进入可无症状，大量进入则患者可出现呼吸困难、发绀、神志不清甚至昏迷、心动过速、静脉压增高而血压下降、心前区闻及杂音等，严重者如处理不及时可致死亡。空气栓塞在很大程度上是可以预防的，在置管时应做到：穿刺时置患者于头低脚高位，使上腔静脉充盈，静脉压增高；穿刺静脉时，令患者吸气后憋住；卸下注射器时，随即以手指堵住穿刺针接头部，以免空气进入；改进器材，采用密封的穿刺方法。在护士输液过程中，采取下列措施可预防空气栓塞的发生：液体输完及时换瓶；防止输液管道各连接部脱落，如有脱落应立即夹闭管道，嘱患者不要大声呼叫；采用重力输液时，可将输液管加长（可连接上延长管），使其悬垂于床边，最低点应低于患者的心脏平面10 cm，这样即使输液管道内已进入空气，但仍保留 20 cm 以上的水柱，超过胸腔内的负压，不致空气进入胸腔；3 L 输液袋的应用减少了空气进入的机会；有条件时，应用带有报警装置的输液泵。在拔管过程，嘱患者在拔管时要保持安静、配合，操作者在拔除管道后应紧压入口处窦道3～5 min。如有气体栓塞发生，应立即将患者置左侧卧位，头低脚高，必要时可行右心室穿刺抽吸术或行紧急剖胸术。

③ 导管尖端异位：通常情况下，做腔静脉置管时，导管尖端应在上腔静脉水平。发生异位时，导管可进入：同侧颈内静脉、颈外静脉或腋静脉；对侧锁骨下静脉；右心房、右心室；下腔静脉、肝静脉。导管尖端异位的后果是：输液不畅；静脉炎、静脉血栓形成；血管穿破、心脏穿破；心律不齐、三尖瓣纤维化；肝、肺等脏器的梗死；导管异位部位渗液、肿胀等。为防止导管异位所引起的并发症，在放置导管后，需检查其位置是否正确。可经导管回抽血液，观察导管是否通畅，从而间接了解导管位置是否正确，在导管位置不当时，常回血不畅。目前的静脉导管多由不透 X 线的材料制成，故胸部 X 线检查可了解导管的位置，如位置不当应即行纠正。当患者有循环、呼吸症状时，应考虑有导管异位的可能，并行检查。如临床症状为导管异位所致，则应立即拔除导管，并给予适当的治疗。

④ 静脉炎和静脉血栓形成：肠外营养引起静脉炎和静脉血栓形成的原因是多方面的，主要有高渗液体对血管壁的刺激和导管材料不佳两方面的因素。经周围静脉输注高渗透压（超过 600 mmol/L）的营养液，容易发生闭塞性化学性静脉炎。导管材料质地较硬者易损伤血管壁，如聚乙烯导管发生静脉炎的机会较硅胶多。导管尖端异位也较容易发生静脉炎。近年来，由于全营养混合液的配制使肠外营养液的渗透压降低，以及硅胶导管的应用，静脉炎和静脉血栓形成的发生率已明显降低。静脉炎和静脉血栓形成一旦诊断明确，应即拔除导管，并进行溶栓治疗。导管堵塞后用尿激酶溶栓是一种较为有效的挽救方法。

（2）感染并发症：感染是肠外营养的严重并发症之一。造成感染的因素是多方面的，感染微生物的来源有：① 营养液及营养液配制过程中的污染；② 穿刺点局部污染，病原菌繁殖并沿导管或导管窦道、间隙被带入体内或导管尖端；③ 患者身体其他部位存在感染灶，感染灶将病原菌释放入血；④ 肠道细菌易位。因此，严格的无菌技术和完善的管理系统是预防导管感染发生的最主要措施。其他预防措施包括：① 需长期肠外营养支持者，中心静脉导管经皮下隧道引出；② 尽量避免经中心静脉导管取血、输血、注药和测中心静脉压等操作，以减少污染的机会；③ 导管穿刺部位隔日应消毒和更换敷料；④ 应用终端过滤器，目前推荐应用1.2 cm孔径的过滤器，既能有效地阻挡细菌和真菌，又不影响输液速度；⑤ 应用3 L输液袋，并由专人规范地配制全营养混合液；⑥ 尽早部分或全部过渡到肠内营养；⑦ 标准的肠外营养液中缺乏谷氨酰胺，肠外营养液中添加谷氨酰胺或谷氨酰胺肽，有助于维持肠道黏膜屏障的结构和功能，减少肠道细菌易位；⑧ 积极治疗体内原有的感染病灶。

导管感染（或导管败血症）是指接受完全肠外营养的患者出现临床败血症的表现，而全身各组织器官又未能发现明确的感染源，且这一败血症表现为经拔除中心静脉导管后得以控制或缓解。导管感染的主要临床表现是发热伴有寒战，发热在拔除静脉导管后8～12 h逐渐消退。导管尖端培养及血培养阳性，且病原菌一致可作为确诊依据。导管感染的常见病原菌为金黄色葡萄球菌、表皮葡萄球菌和真菌等。因此，病原菌的培养应常规进行细菌和真菌培养。当接受肠外营养的患者出现不明原因的发烧，怀疑有导管败血症的可能时，应采取下列措施：① 立即停止营养液的输注，改用等渗葡萄糖溶液经外周静脉输注；② 全面检查患者，拍胸片，取血、尿、痰和引流液等标本送有关的培养；③ 拔除静脉导管，拔管后在无菌操作条件下剪取导管尖端送培养，同时从外周静脉采血作培养；④ 如需继续全肠外营养支持，可在24～48 h后再次行中心静脉插管，按以往的方案输注营养液；⑤ 先凭经验应用足量、广谱的抗生素，然后根据培养结果选用有效的抗菌药物。

（3）代谢并发症：全肠外营养的代谢并发症涉及水、电解质和酸碱平衡紊乱，糖代谢、氨基酸代谢、脂肪代谢异常，维生素和微量元素缺乏，以及由于非正常营养途径和某些特定营养物质缺乏等原因所致的肝胆系统异常和肠道结构与功能异常等方面。随着人们对营养底物的需求和不同状态下机体的代谢特点的认识的加深，以及对各种营养制剂的改进、各种营养物质的合理搭配、营养支持方案的合理实施、某些特定营养物质的应用和监测技术的进一步完善，近年来，肠外营养的代谢并发症已明显减少。

（二）肠内营养

肠内营养（EN）是指经胃肠道口服或通过管饲来提供营养基质及其他各种营养素的营养支持方式。肠内营养较肠外营养经历了更漫长的考验和不断地发展，随着临床营养支持治疗研究的发展，人们已逐渐认识到胃肠道仍然是消化吸收营养物质的最好途径，直接经肠道提供营养物质对维持肠道完整有重要的意义，因而肠内营养的重要性重新得到认识和肯定。近年来，由于新型肠内营养制剂的不断开发，以及肠内营养管和置管技术的改进，肠内营养的应用和研究日渐增多。对于胃肠道尚存部分功能的患者，采用肠内营养可获得与肠外营养基本相同的疗效。

1. 输注途径　肠内营养的输入途径有口服、经鼻胃管、鼻十二指肠/空肠管、胃造瘘管、空肠造瘘管、经肠瘘口远端置管等。临床上应用最多的是经鼻胃管和空肠造瘘管两种。近年来,经皮内镜胃造瘘(PEG)管的应用逐渐增多。

(1) 经鼻胃插管或胃造瘘途径:其优点是胃的容量大,对营养液的渗透压不敏感,适用于各种完全营养膳的输注,缺点是有反流与误吸入气管的危险,早期采用的较粗较硬的橡胶管或聚氯乙烯管,长期使用对黏膜有刺激而易引起坏死、食管狭窄或食管炎。目前使用的硅胶肠内营养管质地软,患者感觉较舒适,容易耐受。对于预计需要长时间肠内营养支持的患者,最好选用手术胃造瘘或 PEG 的途径。

(2) 经空肠造瘘或鼻空肠插管途径:空肠造瘘喂养是肠内营养支持最常用的途径,其优点有:① 营养液反流而引起呕吐和误吸的发生率较低;② 肠内营养支持与胃十二指肠减压可以同时进行,这对胃十二指肠外瘘及胰腺疾病患者尤为适宜;③ 喂养管可长期放置适用于需要长期营养支持的患者;④ 患者能同时经口摄食;⑤ 空肠造瘘管的管径往往较小,患者无明显不适,机体和心理负担较小。

2. **输注方式**　肠内营养的输注方法有按时一次性输注、间歇重力滴注和连续输注三种方式。① 按时一次性输注是将配好的营养液用注射器缓慢地注入胃内,每次 200～400 ml,每天 6～8 次。该法易引起腹痛、腹泻、腹胀、恶心、呕吐。② 间歇重力滴注是将配好的营养液置于输液瓶内,经输液管与肠道营养管连接,借重力缓慢滴注,每次 250～500 ml,速率 30 ml/min,每天滴注 4～6 次。该法的优点是患者有较多的活动时间,类似正常饮食,但由于肠道蠕动与逆蠕动的影响,常常会引起输注速度不均,可引起一些胃肠道症状。③ **连续输注**:其装置与间歇性重力滴注的装置基本相同,但一般采用输液泵 12～24 h 持续均匀输注。使用输液泵便于控制输注速度的恒定,目前多主张采用这种方式进行肠内营养支持。

3. **肠内营养的时机**　近年来,许多研究表明肠道在应激反应和危重疾病中起着极为重要的作用。术后积极地进行早期肠道营养,有助于胃肠功能和形态的恢复,防止肠黏膜萎缩,保持肠黏膜结构和屏障功能的完整性,阻止菌群失调,防止肠道细菌易位,预防肠源性感染起着重要的作用。过去,人们通常认为,腹部手术由于创伤和麻醉的影响,术后会有持续 3 d 左右的肠麻痹,因而阻碍了小肠对营养物质的吸收,故要待肠道动力恢复,肛门排气后才开始进食。然而,Rothine 等的研究发现,小肠蠕动和肠鸣音在肠道手术后 2 h 就已恢复。Page 等的研究表明,术后胃肠道麻痹仅局限于胃和结肠,小肠的蠕动和吸收功能在术后早期即已恢复,术后 6～12 h,小肠就能接受营养物质的输入。在近10 年,大量文献报道了术后早期肠内营养的应用和肠内营养与肠外营养的效果比较。虽然文献报道的结果相差较大,但是对于严重创伤的患者,大多数的研究发现早期肠内营养者较肠外营养的并发症发生率较低。其原因尚不太清楚,可能与肠内营养的特殊作用有关,也可能与肠外营养本身或肠外营养的过度喂养(overfeeding)造成感染并发症的发生率较高有关。因此认为,在血流动力学稳定的前提下,对于大手术后患者,理想的早期肠内营养可于术后 24 h 内开始。在肠外肠内营养的围术期营养支持指南中建议:术后应尽早给予肠内营养,并从小量开始,逐渐增加。

4. **肠内营养制剂**　目前肠内营养用膳的种类很多,各学者对其分类尚未取得一致意见。一般根据其组成可分为完全膳食、不完全膳食及特殊应用膳食三大类。完全膳食所含的各种营养素齐全,能够提供足量的蛋白质、碳水化合物、脂肪、维生素及矿物质,以维持机体的营养状态。不完全膳食这种肠道营养膳只提供一种或数种营养素,不足以维持健康成人的正常营养状态,主要用于营养补充,以适合患者的特殊营养需要。特殊用膳主要有肝、肾衰竭患者膳,呼吸功能不全膳,小儿膳,先天性氨基酸代谢缺陷病膳,减肥膳等,用于特殊情况下,以达到治疗和营养支持的双重目的。

5. 并发症的预防护理

(1) 机械性并发症:主要是喂养管并发症,如喂养管堵塞、脱落和喂养管刺激引起消化道糜烂、出血、穿孔等。采用黏度低的膳食,喂养前后,注入药物前后均用 30～50 ml 温水冲洗管道,添加药物要先溶解或研碎,以防管道阻塞。若发生滴注速度减慢或管腔堵塞,可用等渗盐水尝试加压冲管;若仍不能解除堵塞,可在医师指导下用原管内导丝小心通管。妥善固定肠内营养管路,防止喂养管移动变位是管饲护理的一项重要内容,为便于观察,管道应有标记,对于烦躁、不能配合患者应适当约束,加强观察,牢固固定,防止非计划性拔管。固定方法是:取长条形胶布,上端固定于鼻尖,下端剪成两条分叉,缠绕在鼻胃管或鼻肠管上,注意勿压迫鼻腔黏膜,胃造瘘管或空肠造瘘管注意固定缝线有无脱落、管道留置长度,检查造瘘管固定是否过松或过紧,过紧引起疼痛,腹壁胃壁缺血坏死,过松引起营养液外漏,导致皮炎、糜烂。注意周围皮肤有无红肿、出血、糜烂、分泌物,每日或隔日予瘘口换药,用 Y 型纱块外贴,胶布固定,外露导管固定在腹壁上,防止牵拉引起不适或疼痛。

(2) 肺吸入:可发生于昏迷、呕吐、胃张力降低的患者或喂养管移位时。患者床头抬高 30°或更高,吸痰患者,应在管饲前或管饲 1 h 后吸痰,管饲时如果出现咳嗽或喷嚏应暂停,胃造瘘管输注前应检查胃潴留量,大于 100 ml 停止输注。

(3) 胃肠道症状:如腹胀、腹泻、恶心、呕吐、肠痉挛、倾倒综合征、便秘等。在开展肠内营养支持的初期,要使胃肠道有一个适应过程,逐渐增加营养液的浓度、输注速度和投给量,直到满足需要。根据肠内营养途径和患者的具体情况,选择适当的营养制剂。营养液应严格无菌操作配制。营养液要新鲜配制或使用已配制好的营养制剂,输注前要充分摇匀,使用肠内营养专用泵管,匀速泵入鼻饲,滴注时遵从浓度由低到高,液量由少到多,速度由慢到快的原则。起始速度 20～30 ml/h,若无不适,可适当加快,但不宜超过120 ml/h,以免速度过快造成腹胀,输注时要适当加温,可将输注管道置于 39℃的温水瓶中或通过恒温加热器加热,暂未输注的营养液可置 4℃冰箱保存。腹泻、腹痛、腹胀时可加用收敛药或解痉物;便秘时可多进水,添加膳食纤维,并鼓励患者多活动。

(4) 代谢并发症:如水、电解质和酸碱平衡紊乱,肾前性氮质血症,必需脂肪酸缺乏等,护理上注意监测液体出入量、皮肤弹性和体重,防止过快输注引起液体摄入过多、血糖过高,注意监测血糖及电解质情况。

第二节 胰腺炎患者营养支持与护理

> 随着人们生活水平的提高及饮食结构的改变,胰腺炎的发病率呈现升高趋势;胰腺炎的病理改变易导致患者营养物代谢失调、内环境紊乱,造成机体营养不良甚至多脏器功能衰竭。安全、合理、有效的营养支持可以给患者提供充足的营养,提高机体免疫功能,改善疾病预后;专业、规范的营养护理能够推进胰腺炎营养方案的顺利、安全实施。

胰腺是人体的第二大腺体,血供丰富。胰腺炎是指由多种原因导致胰腺内胰酶异常激活而引发的胰腺组织自身消化、水肿甚至坏死等的炎症反应。按照发病急缓分为急性胰腺炎(acute pancreatitis,AP)和慢性胰腺炎(chronic pancreatitis,CP)。胰腺炎的病因复杂,我国胰腺炎患者最常见的病因是胆道疾病,约占胰腺炎发病原因的50%以上。其次为过量饮酒和暴饮暴食、十二指肠液反流、创伤、感染等,主要的临床表现为腹痛、恶心、呕吐、发热等。还可发生如消化道出血,胃瘘、肠瘘或胰瘘等肠管损伤等并发症。因此,营养支持常常贯穿胰腺炎的全病程。如何对胰腺炎患者进行合理的营养支持,利用营养支持维护肠黏膜屏障功能,降低感染并发症,在胰腺炎患者的治疗过程中占十分重要的地位。

一、胰腺炎患者营养支持的意义

研究表明:胰腺炎患者的营养不良程度与并发症有关,并对预后造成不良影响。合理的营养支持虽不能改变胰腺炎的病理过程,但有助于患者较为顺利地度过疾病的急性反应期。应用完全胃肠外营养(TPN)使胰腺炎患者的病死率从22%降至14%;空肠内营养能够维持免疫反应和肠道完整,减少细菌和内毒素移位,改善预后。AP患者的营养支持目标包括:① 减少胰液分泌,防止坏死和炎症的继续发展;② 纠正营养物异常代谢;③ 尽可能将机体组织的分解降到合理水平,预防和减轻营养不良;④ 降低炎症反应,增强肠系膜屏障功能。CP患者的营养支持目标是:改善吸收不良,预防营养不良的发生。适宜的营养支持及护理对于胰腺炎患者的康复尤为重要。

二、胰腺炎营养支持的适应证

1. AP患者的营养支持指征 依据对AP患者的营养状况评价结果、禁食天数和对病情、病程、预后的综合判断确定患者是否已经存在营养不良或具有营养不良的风险,若是,则应提供营养支持。

2. CP患者的营养支持指征 疼痛、胰头肿大或假性囊肿致幽门十二指肠狭窄而不能摄入足够能量;充分进食后体重仍持续下降;并发急性胰腺炎或瘘。

三、胰腺炎营养支持的开始时机

1. 有关 AP 患者何时开始营养支持尚无定论　AP 急性期患者往往原先营养状况良好,营养物摄入不足的矛盾并不十分突出;同时,由于代谢紊乱和炎症介质的作用,机体存在不同程度的脏器功能不全,且对外源营养物耐受不良。因此,AP 急性期的治疗应以抗休克、维护内稳态和器官功能、补充水电解质为主。在生命体征平稳、血流动力学和内稳态稳定的前提下可以进行营养支持。胃肠道功能恢复之前使用肠外营养,重点是处理高血糖、高血脂、低蛋白血症及低钙血症等代谢紊乱。一旦胃肠功能恢复,腹胀减轻,患者应及时建立肠内营养通路,给予肠内营养。

2. CP 患者营养支持时机　80% 的 CP 患者在胰酶辅助下可正常进食,无需营养支持。当患者出现疼痛、胰头肿大或假性囊肿致幽门十二指肠狭窄而不能摄入足够能量;充分进食后体重仍持续下降;并发急性胰腺炎或瘘或术前等情况时建议给予 EN 支持。仅在严重十二指肠狭窄患者术前 EN 难以实施的情况下才考虑给予 PN 支持。

四、胰腺炎营养支持的需要量

在 AP 急性期,患者处于高代谢高分解状态,此阶段营养支持的原则是纠正代谢紊乱,尽可能地将蛋白质的丢失减少到合理水平,既不要因为营养物不足造成机体额外的分解,也不要因为不合理的营养支持,给呼吸循环系统和肝脏增加不适当的负荷。营养途径以 PN 为主,热量为 20 kcal/kg 左右,每天氮量 0.2～0.24 g/kg。胃肠功能一旦恢复可以给予 EN。此阶段由于脏器功能有所恢复,各系统对提高营养所增加的负荷也逐渐耐受,此时所提供的营养物质必须超过机体消耗的营养物质,获得正氮平衡,热量应为25～30 kcal/kg,每天氮量 0.2～0.24 g/kg;并且在 2 个月后营养支持的热量和氮量可进一步增加,每天能量提供 25～30 kcal/kg,氮量 0.25～0.3 g/kg,并且最终过渡到经口进食。CP 患者营养支持尚无明确推荐量,一般认为以能够维持正常营养状态为佳。

五、胰腺炎营养支持的制剂选择

1. PN 制剂的选择　PN 制剂应含有代谢所需的热量、三大营养素、电解质、多种维生素和微量元素。研究表明,含有糖和脂肪的肠外营养制剂更有利于改善胰腺炎患者的负氮平衡。因此,推荐在严密监测血脂的情况下,对无高脂血症的患者可以应用脂肪乳剂。

2. EN 制剂的选择　推荐使用要素饮食或半要素饮食,主要是基于以下考虑:① 相对于普通饮食中的长链脂肪酸、整蛋白和多肽,要素饮食或者半要素饮食中的小分子物质(氨基酸、中链脂肪酸等)可能对胰腺的刺激更小,且后者的渗透压更低。② 由于胰腺外分泌功能的不足,使用要素或半要素饮食是合理的。③ 对于某些特殊的营养物质如谷氨酰胺、ω-3 多不饱和脂肪酸等,虽然有部分临床研究提示其对胰腺炎患者具有较好的临床效果,但这仅为胰腺炎患者的临床营养治疗提供了新思路,尚不能形成循证证据。

六、胰腺炎营养支持的方式

1. PN　输注途径包括周围静脉和中心静脉途径。需要视病情、营养支持时间、营养液组成、输液量及护理条件进行选择。短期(<2 周)、部分补充营养或中心静脉置管和护

理有困难时,可经周围静脉输注。

2. EN　推荐经空肠置管给予营养。研究表明,经肠道给予脂肪、蛋白质或氨基酸等对胰腺外分泌的刺激作用取决于上述营养物进入消化道的位置。经胃、十二指肠投给的混合食物可刺激胰腺并引发大量胰酶分泌,经空肠投给不会增加胰液分泌。可在内镜或X线的引导下,将鼻、空肠管放置到 Treitz 韧带下方,建立合适的肠内营养途径。营养液的浓度应由稀到浓,推荐使用动力泵连续、匀速滴注:输注速度 10～30 ml/h,根据患者耐受情况逐渐增加速度及 EN 容量。

七、胰腺炎营养支持的监测

定时监测患者血糖、血脂值;定期复查电解质、血清白蛋白、血常规及肾功能等指标,以评价机体代谢状况,并及时调整营养支持方案。还应注意患者的生命体征、出入量、尿量,以及观察患者腹痛、肠麻痹、腹部压痛等胰腺炎症状和体征是否加重。

八、胰腺炎营养支持的并发症及护理

营养支持是胰腺炎治疗的重要组成部分,营养支持并发症轻则影响治疗,重则会发生严重后果,甚至危及生命。研究表明,通过合理、规范的护理,可以有效降低营养支持并发症的发生。

1. PN 并发症及护理

(1) 代谢性并发症:营养制剂的配置应根据病情遵循个体化原则,合理配置糖供给量和脂肪供给量。肠外营养使用过程中应加强电解质及血糖监测,适当补充钾、镁、磷等元素,及时调整营养物质输注量和速度,遵医嘱合理使用胰岛素并尽量保持甘油三酯处于正常水平,一旦出现高血糖或电解质紊乱,立即停止输入高渗糖,同时输入等渗或低渗液体,补给胰岛素和氯化钾等。

(2) 感染性并发症:主要来源于导管污染、配制营养液操作过程中的污染和 PN 输液系统的污染。置管时应严格无菌操作,争取穿刺 1 次成功;防止置管口污染,按无菌原则做好导管护理;定期更换输液装置,防止输注污染。避免从输液系统取血、加药等,以免引起肠外营养输液系统的污染。

(3) 导管相关性并发症:每天输液前需用无菌注射器回抽确认有回血后才能接输液管,输完后采用正压封管,防止营养液堵塞造成栓塞。

2. EN 并发症及护理

(1) 胃潴留:营养液宜从少量开始,逐渐增加至全量。应用专业的肠内营养输注泵,输注速度应以 20 ml/h 起,视适应程度逐步加速并维持滴速为 100～120 ml/h。营养液的滴注温度以接近体温为宜,一般控制在 37～40℃。输注开始的第 1 个 48 h 内应每 4 h 监测一次胃潴留量,若>150 ml,应延缓肠内营养输注,必要时加用胃动力药。

(2) 腹泻、腹胀:营养液现用现配,保持调配容器的清洁、无菌;避免使用影响肠道菌群或肠道运动形态的药物。发生腹泻时应关注大便的颜色、形状及次数,进行大便相关检查,分析腹泻原因并对症治疗。

(3) 反流及误吸:根据患者病情选择合适体位,若病情允许,可抬高床头 30°～45°,建议采用空肠置管,以减少对胰腺的刺激。妥善固定喂养管,避免鼻胃管移位而导致误吸;

监测胃潴留量,输注开始的第1个48 h内应每4 h监测一次胃潴留量,若>150 ml,应延缓肠内营养输注,必要时加用胃动力药。

(4) 脱管与堵管:妥善固定喂养管,在翻身拍背时防止应牵拉滑出;每隔4 h用30 ml温水脉冲式冲管一次;药物及管饲输注前后应以10～30 ml温水冲洗管道;经营养管给药时,先将药物碾碎溶解后注入,注意配伍禁忌;定期更换喂养管。一旦发生堵塞,用温开水负压抽吸交替进行反复冲洗。碳酸氢钠、尿激酶溶液冲洗有利于管内蛋白和纤维凝块的溶解。

九、胰腺炎患者营养相关的健康教育

1. 早期肠内营养有助于维护胰腺炎患者的肠道功能。

2. 胰腺炎与暴饮暴食、嗜酒等不良习惯有关。酒精性胰腺炎患者首要的是要戒酒。暴饮暴食者应养成良好的饮食习惯和饮食规律,食物应以无刺激性、少油腻、易消化为原则。高脂血症引起胰腺炎者,应长期服用降脂药,宜低脂、清淡饮食。

3. 因胰腺炎内分泌功能不足而表现为糖尿病的患者应遵医嘱服用降糖药物;如果行胰腺全切者,则需终身注射胰岛素。定时监测血糖和尿糖,严格控制主食摄入量,不吃或少吃含糖量高的水果,多进食蔬菜。注意适度的锻炼。

4. 加强营养状况监测,定期随访。

第三节 肠瘘患者的肠内营养支持护理

> 肠瘘是腹部创伤和手术后常见的严重并发症之一。放射性肠损伤和克罗恩病也会合并自发性的肠外瘘。肠瘘发生后,由于肠道的连续性中断、肠液的外溢与丢失,机体会出现水、电解质紊乱,出血,感染和多脏器功能障碍等并发症。肠瘘患者存在着经口进食的困难,由于治疗的需要,大部分患者需要禁食。患者最终均会合并不同程度的营养不良,在整个病程中均需长时间的营养支持,几乎完全依赖肠内与肠外营养支持。同时因病情的变化,需要不断地转换营养支持方式,有时还需同时使用肠内与肠外营养支持。

针对肠瘘患者营养变化与营养支持的特点,研究总结肠瘘患者营养支持时特别是肠内营养支持的护理规律,有助于肠瘘患者的合理治疗。

一、肠瘘患者肠内营养支持的重要性与方法

传统认为全肠外营养支持是肠外瘘患者的主要营养支持方式,医生或患者也可能过分依赖肠外营养的简便易行。但近30年来的肠外瘘临床实践表明,肠瘘患者长期使用肠外营养支持较易合并感染与肝功能障碍,使肠外瘘的治疗难以继续。因此,除非是治疗的绝对需要,肠瘘患者应尽快恢复全肠内营养至少是部分肠内营养,尽可能减少全肠

外营养长期使用的并发症。由于营养物质经门脉系统吸收,肠内营养可增加门脉血流量,促进肠蠕动及胃肠道的内分泌功能;在同样热量和氮量水平的治疗下,肠内营养时体重的增加和氮平衡均优于肠外营养。

从营养支持角度分析,肠瘘患者特点是肠道连续性中断与消化液分泌减少与丢失。因此只要设法克服这两个不足,就有可能开展肠内营养支持。临床研究表明如能注意选择好肠内营养的使用途径与配方,肠瘘患者开展肠内营养支持完全可行。所以,早在20世纪70年代,黎介寿院士就提出,在肠瘘患者可"边吃边漏"。这句话表明,在肠瘘患者开展肠内营养是切实可行的。

近来的临床实践表明:肠内营养支持已成为肠外瘘患者的主要营养支持方式。表1-7-1显示了2009年我科在肠瘘患者开展营养支持时,肠内与肠外营养支持的比例,可以看出,肠内营养或肠内+肠外营养支持已成为肠瘘患者的主要营养支持方式。

表1-7-1　肠瘘患者营养支持构成

营养支持	比率(%)
肠外营养	22.2
肠内营养	64.4
肠内+肠外营养	13.3

在肠内营养支持手段中,肠瘘患者的肠内营养给予途径分别是鼻肠管、鼻胃管、空肠造口管、胃造口管和口服。表1-7-2所示为我科2009年肠瘘患者肠内营养途径及各占的比率。鼻肠管已代替空肠造口管成为肠瘘患者肠内营养支持的主要给予途径。放置鼻肠管的常用方法有胃镜辅助放置、X线指导下的超滑导丝法放置。前者甚至可在床旁放置。如果使用螺旋胃管,可将肠内营养管的尖端放置在十二指肠甚至高位空肠。在胃瘘、十二指肠瘘和高位空肠瘘的患者,如能成功放置鼻肠管,就可能成功开展肠内营养。通过鼻肠管实施肠内营养还适用于胃瘫、肠系膜上动脉压迫和重症胰腺炎的上消化道运动功能障碍的患者。

表1-7-2　肠瘘患者肠内营养给予途径

给予途径	比率(%)
鼻肠管	50.1
鼻胃管	32.7
空肠管	12.1
口　服	4.3
胃造口	0.8

对于肠瘘患者,还有黎介寿院士发明的片堵法与水压法恢复肠内营养。片堵法是将一个小小的如一元硬币大小的硅胶堵片放置在唇状肠外瘘的内口,就可暂时封堵肠瘘口,恢复肠道的连续性,进而可以恢复肠内营养。

对于唇状瘘的患者,如不能实施满意的片堵,还可通过收集回输法实施肠内营养。

对于管状肠外瘘的患者,还可通过管状瘘管放置一修剪过的红色橡胶导尿管,将导尿管后接 150 cmH$_2$O 的生理盐水,就可对抗肠液的外溢。这样,也可恢复肠内营养,从而避免肠液与营养液的外溢。

二、肠瘘患者肠内营养支持常见并发症与不适

发生肠瘘后,患者可继发腹腔感染、出血和脏器功能障碍,还可能因为这些并发症接受再次或多次手术。患者可能合并肠道的运动功能障碍。因为消化液分泌减少和丢失,患者也会合并消化与吸收功能的障碍。就是注意了途径与配方的选择,患者仍然可能发生各种各样的并发症。各种肠内营养管的放置,也会导致患者的不适。如处理不当,可能导致肠内营养的间断或彻底停止,造成能量与蛋白质供给的不足。

具体并发症的表现及预防处理方法如下:

1. 腹泻　腹泻是肠瘘患者开展肠内营养时的最常见并发症。发生的原因可能为:

(1) 肠液丢失引起的消化吸收功能不足;

(2) 营养液的配方不合理,如高脂、整蛋白;

(3) 营养液的浓度过高,造成肠道内高渗的环境,从而发现高渗性腹泻;

(4) 营养液的温度过低;

(5) 长期禁食所致的肠道黏膜萎缩;

(6) 低蛋白血症;

(7) 肠道菌群失调。

2. 胃潴留与误吸　胃潴留表现为腹胀和呕吐。如有胃管,在停止肠内营养 2 h 后,将其接胃肠减压后胃液与肠内营养混合液超过 200 ml 即为胃潴留。胃潴留发生的原因有:胃动力障碍、上消化道梗阻和肠内营养液输注过快。患者如体质较弱或神志较差,呕吐时还可能发生呕吐物误吸,引起吸入性肺炎。

3. 腹胀　肠瘘患者的腹胀感有心理因素,亦有病理生理因素。如患者诉有腹胀,可通过查体与腹部平片了解有无明确的胃肠胀气所致的腹胀。

4. 发热和(或)黄疸　在因为长期禁食所致的肠道黏膜萎缩、肝脏淤胆,患者在恢复肠内营养的早期会出现短暂的腹泻、发热和黄疸的先重后轻。我们将这一现象归结为肠内营养再开始综合征,在肠瘘患者恢复肠内营养支持时应加以重视。

5. 其他　空肠造口管松动、脱落或放置不当均可将空肠造口变成空肠造口瘘。长期放置鼻肠或鼻胃管还可致筛窦炎或鼻窦炎,也可能导致鼻腔溃疡和食管溃疡。在严重营养不良患者,如给予过高的能量与蛋白质,还可能出现再灌肠食综合征。

三、肠瘘患者肠内营养支持的护理

肠瘘患者的肠内营养支持护理的主要目的就是配合临床医生积极开展肠内营养,预防、监测和处理各种并发症。总结成一句话,肠内营养的护理就是要达到"一标记、二记录、三注意、四预防"。按重要性排序,"三注意"就是注意肠内营养的输注速度、温度与浓度。"四预防"就是:防堵管、防脱管、防误输、防渗漏。

1. 一标记　肠瘘患者腹部往往有很多管道,最多时达几十根,如双套管、胆囊造口管、T 管、胃造口管、空肠造口管、导尿管等等。导管尖端向上的空肠造口管是用于引流

肠液达到肠减压的目的,导管尖端向下的空肠造口管则多用于实施肠内营养。在首次收治肠瘘患者时应通过写有文字的胶布或不同颜色的标识加以标记,并与转诊医生、收治医生乃至患者家属进行核对,确保无误。字迹不清时应及时更换。这是防止将肠内营养液误输入腹腔、胆道甚至是血管内的首要手段。

2. 二记录　一是记录患者的24 h出入量;二是记录肠内营养输注的速度、量和输入后的反应。患者24 h的出量包括:尿量、胃肠减压量、肠液丢失量、大便量。如有出汗并能大致估计出汗量则更好。只记小便次数而不记量令临床医生无法估算,是应予杜绝的坏习惯。入量包括肠内营养给予量、静脉输入量。如有血液滤过,还应考虑机器的超滤量。肠瘘患者多有双套管冲洗瘘口,如果准确记录生理盐水的使用量和负压引流瓶内引流量,则对临床更有参考价值。

3. 三注意

(1)速度:肠瘘患者多采取连续输注的方式,根据患者每日输注总量计算使用肠内营养泵时每小时输注量,或者重力滴注时每分钟的滴注速度。尽量保证肠内营养液24 h内匀速输注,适当控制输注速度,将有助于预防呕吐及腹胀的发生。

(2)温度:肠内营养液温度过高易变质,过低易引起患者腹胀、腹泻等并发症。有研究证明,在营养液进入人体前使之加温至30～40℃较为适宜,最好在距患者40 cm的输注管道处使用加热泵,将温度控制在37℃左右。

(3)浓度:肠内营养液由低浓度逐渐过渡到高浓度,由较易消化吸收的要素膳逐渐过渡到整蛋白制剂。

4. 四防止

(1)防堵管:肠内营养液因配方不同、浓度不同、输注速度不同,患者在输注肠内营养液时,有可能发生堵管。有时还需经肠内营养管给予各种药物,这些药物如研磨程度不够,药物碎屑亦可能堵塞肠内营养管道。有些肠内营养管道较细,如经皮空肠造口管、经皮胃造口管直径仅有几毫米,更易发生堵管。为防止堵管,护理上应做到:① 每次输注前后使用20 ml的温开水或生理盐水冲洗管道,持续滴注时每4 h冲管1次。② 使用输液泵输注肠内营养。③ 所有药物应尽可能研磨成粉状。

(2)防脱管:肠内营养管犹如患者的生命线。有些肠内营养管,如鼻肠管、空肠造口管需要具有专门技术的临床医生才能放置,一旦脱落,小则导致肠内营养暂时停止输注,大则导致肠内营养彻底无法实施。如果空肠造口管在术后放置7天以内脱落,还有可能导致空肠造口瘘的发生。

(3)防误输:主要注意两方面,一是显著标识,防止肠内营养输注静脉内或其他导管;二是"三查七对",根据医嘱落实好不同患者输注不同种类的肠内营养液。

(4)防渗漏:肠内营养液输注时的注意事项,肠瘘患者常需频繁接受检查,检查期间往往肠内营养需要中断,回病房后需及时恢复肠内营养液输注。否则,一是当天肠内营养液无法完成,二是长时间的停止肠内营养液输注可能引起低血糖。

第四节 克罗恩病患者的营养支持与护理

克罗恩病是一种由遗传与环境因素相互作用引起的终生性疾病,具体病因及发病机制迄今未明。本病以欧美国家多见,但我国的患病率呈逐年上升。CD临床表现多样,各国对其认识差异很大,治疗效果迥异,故亟待提高对其认识,加强规范诊断程序,以提高 CD 诊治水平。

一、克罗恩病患者营养支持的原因

克罗恩病(Crohn's disease,CD)是消化系统疾病,且常并发感染,不但有营养物质的消化和吸收障碍,而且常处于高分解代谢状态,所以,CD 患者营养不良的患病率很高,据统计需要外科手术的 CD 住院患者营养不良的发生率高达 86.7%,活动期 CD 住院患者并发体重下降者达 75%,负氮平衡者>50%。

CD 营养不良高发有多方面原因,包括营养摄入减少、丢失(尤其是从肠道)增多,药物(尤其是糖皮质激素)对蛋白质代谢的负面影响,手术和感染造成的高分解代谢等。CD 患者营养不良的严重程度还与疾病活动程度、病程长短、肠道并发症的类型(如肠梗阻、肠瘘或腹泻等)及其严重程度,以及手术次数等诸多因素有关。活动期 CD 主要表现为低体重,而缓解期患者由于糖皮质激素等药物的作用,生活和饮食习惯等原因,可能导致肥胖。所以,体重或 BMI 并不能准确反映 CD 患者的营养状况,瘦肉体的变化往往更能准确地反映患者的营养状态,动态监测患者机体组成的变化具有重要的临床意义。

多数 CD 需手术治疗。围术期营养支持对预防 CD 患者手术并发症,维持术后缓解具有重要的积极意义。

二、围术期营养支持的模式

1. EN 支持应作为 CD 患者的首选 "当胃肠道有功能,且能安全应用时,使用它",这一原则同样适用于 CD 患者。不论是从生理功能或是成本效益的角度考虑,EN 支持均应作为 CD 患者的首选。但多数 CD 患者术前因肠梗阻、肠瘘等原因,均有不同程度的肠功能衰竭。故应首先设法解决 EN 的通路问题,尽可能利用有功能的肠管。如患者有高位空肠结肠内瘘,通过内镜下将鼻肠管或 PEJ 管置入瘘口以下部位后,均能耐受全量 EN,待营养状况改善后,行一期确定性手术成功。EN 支持中脂肪含量对 CD 的病程会有较大影响,故在 CD 营养支持中应尽量选择低脂肪含量的 EN 制剂。EN 提供的热量一般为 500~1 000 kcal/d。

2. 联合营养支持模式 当然,对于术前 EN 无法满足患者能量需求时,联合营养支持模式应是更为合适的选择。联合营养支持方式能使患者在最短时间内营养底物的供给达到全量,有利于改善患者的营养状态,提高对手术应激的耐受。而术后也可采用 PN

→联合营养→EN 的过渡模式,使患者顺利渡过术后恢复期。

3. TPN 支持模式　对无法行 EN 的患者行 TPN 支持,非蛋白热量(NPC):氮量为(120~140):1,脂肪提供了 40%~50% NPC。并补充水溶性维生素、脂溶性维生素和微量元素。所有成分均采用"全合一"方式输注。低蛋白血症者酌情补充 ALB,中度以上贫血者给予适量红细胞悬液输注。患者行 PN 支持途径有:经周围静脉输注,经锁骨上/锁骨下上腔静脉置管输注,经外周血管中心静脉置管者(PICC)输注。在营养支持期间,严密观察患者耐受情况及血液生化指标的变化。

三、克罗恩病患者营养支持的护理

1. 营养状况评估　复杂 CD 患者根据能量和蛋白质平衡的测定,人体组成分析,能量代谢的测定,以及免疫功能、肌肉功能等结合出入量确定营养支持方案,每周测量体重。

2. 肠外营养护理　通过肠道休息和营养状况改善以缓解 CD 的临床症状,但 PN 仅适用于那些有 EN 禁忌证的患者,重度营养不良患者在进行 PN 支持时同样有发生再进食综合征的风险,所以在条件允许的情况下,应尽早的使用 EN。PN 有中心静脉和周围静脉两种途径,中心静脉无论置管和换药,均应严格执行无菌操作。若经头静脉、贵要静脉或正中静脉置管,可在上手臂沿导管方向贴水胶体辅料,以防止机械性静脉炎的发生,穿刺后若皮肤有红、肿、痛的情况,应用热毛巾敷,同时抹擦类肝素等治疗;若经颈外静脉置管,要指导患者和家属保护管道的注意事项,可用别针固定在衣领处,穿脱衣服时动作轻柔,防止管道人为性滑出,置管侧少做剧烈运动,以防引发血栓性静脉炎。保持穿刺部位清洁干燥,若辅料有卷边潮湿或污染情况,应及时更换,对短时间(<2 周)营养支持的患者,应优先考虑周围静脉途径,PN 配方的比例需由有经验的医师确定,并必须在超净环境下配制。提供的营养量应逐渐增加,以防发生再进食综合征,在结束 PN 时应逐渐减量,以免发生低血糖。

3. 肠内营养护理　在治疗 CD 的营养支持方式上,应首选 EN。无论从胃肠道耐受程度还是营养治疗的效果来看,管饲均明显优于口服,有条件应使用营养泵控制输注速度,根据患者胃肠道恢复情况和输注时间选择 EN 的输注途径。应根据患者情况选择适合的 EN 液,从低浓度低容量开始,逐渐增加,适量添加膳食纤维,以改善便秘和腹泻症状,营养液应现配现用,避免污染,使用鼻胃管或鼻肠管输注营养液的过程中,患者床头抬高 30°~45°,以防误吸。秋冬季输注时适当加温,避免低温造成胃肠道不适,加温时,应用毛巾或衣物包裹加热器或热水袋,避免营养液温度过高,给药时应将药物磨成粉剂,充分溶解后给予,每 2 h 用温开水 20 ml 冲洗输注管道,避免堵管,管道妥善固定,每班严格记录营养管长度,避免脱落或移位,鼻胃管和鼻肠管每隔 24 h 换个方向固定,防止压迫鼻黏膜。在输注营养液的同时,应观察患者的耐受情况,倾听患者的主诉,常听患者的肠鸣音,发现症状及时汇报医师,必要时停止 EN,防止因输注 EN 引发或加重肠梗阻。

第五节　小肠移植术后患者肠内营养的护理

> 小肠移植的最终目标是拥有良好功能的移植肠,并最终摆脱 TPN 支持。小肠移植术后,早期给予肠内营养可促进移植肠的功能恢复,维护移植肠黏膜屏障功能,减少细菌移位的发生,尽快摆脱 TPN 支持,并通过移植肠摄取营养物质以维持生存。本文介绍了移植术后肠内营养的护理要点。

经过约 20 年的发展,小肠移植已成为肠衰竭患者最为理想的临床标准治疗方式。目前,全球先进的小肠移植中心移植术后患者的 1 年和 2 年生存率可达 90% 和 80%。这固然与近年来抗排斥治疗方案、移植器官获取技术、外科技术、围术期处理、移植术后防治感染等主要技术的进步有关,但营养支持策略的进步,是其中重要的因素之一。活体小肠移植患者术后供肠功能恢复是一个缓慢的过程。术后进行合理的营养支持,不仅是患者维持基本代谢的需要,而且尽早给予 EN 还有利于肠黏膜屏障的恢复,防止肠道细菌移位而引发的全身感染。小肠移植围术期营养支持的策略和实施方法,对于小肠移植患者和移植肠功能的恢复发挥着重要作用。有经验表明,恰当的围术期营养管理,可促进移植肠功能的恢复,减少或减轻并发症,提高活体小肠移植的成功率。

一、移植术前营养支持方案

小肠移植术前,先进行 TPN 支持,以维持患者的营养状态。根据间接能量代谢仪测定的结果,给予患者 TPN 支持所需的能量,以防止给予过高的热量和氮量导致胆汁淤积,甚至损害肝功能。防止发生水、电解质、酸碱失衡和糖代谢异常。移植术后,患者的生命体征平稳,便开始行 PN 支持。根据间接能量代谢仪测定的结果,给予患者 TPN 支持所需的能量,并于其中添加甘氨酰谷氨酰二肽。

二、小肠移植术后肠道功能的变化

患者在移植术后,移植小肠经历了缺血-再灌注损伤、淋巴回流中断,以及肠蠕动功能、激素分泌功能、免疫功能、营养素和水电解质的吸收功能、黏膜屏障功能等的变化,其功能恢复是一个漫长和渐进的过程。在移植肠功能恢复前,TPN 支持是维持患者营养需求的主要手段。

三、移植术后营养支持策略和促进移植肠功能恢复的措施

待肠蠕动恢复后(通常在术后 3~4 d),经移植肠置管造口,给予 5% 葡萄糖液,若患者无明显不适,则开始给予短肽类 EN 制剂,从低浓度和低输注速度(5~10 ml/h)开始,逐渐增加浓度和速度。随着移植肠功能的恢复,在患者肠道能耐受(无严重腹胀、腹泻)、营养状态维持良好的前提下,逐渐增加 EN 液的量,相应减少 PN 液的量,并由短肽类预

消化的 EN 制剂转换成含膳食纤维的完整蛋白 EN 制剂。经临床观察或口服造影剂证实,无消化道吻合口漏和肠道蠕动障碍时,便可开始经口进食,在患者能耐受的前提下,逐渐增加低脂饮食的量,相应减少 EN 与 PN 的量,并最终摆脱 PN。在营养状态维持良好的前提下,逐渐增加口服饮食量,减少 EN 量。因此,这是一个 TPN→PN＋EN→EN＋口服饮食→正常饮食过渡的过程。术后早期给予前列腺素 E,以改善移植物的微循环。

肠道内给予 Gln、PN 液中添加甘氨酰谷氨酰二肽,以促进移植肠功能的恢复。在移植术后早期可给予生长激素,促进移植肠黏膜绒毛的增生和功能恢复。移植术后早期,由于移植肠去神经、蠕动较快,再加上吸收功能尚未完全恢复,移植肠的肠液量较多,液体丢失量大,可口服膳食纤维和盐酸地芬诺酯和洛哌丁胺,以减少经移植肠丢失的液体量,并增加肠液的稠度。

四、肠内营养途径的选择

将 EN 喂养造口管建立在移植肠近段上,只要移植术后移植肠蠕动恢复,就可使用该喂养管,为术后尽早开展 EN 支持建立通道。

五、肠内营养期间的护理

肠内营养可促进小肠绒毛增生,促进吸收上皮再生,改善自主神经活动和激素产生功能,因此,营养支持对移植肠功能的恢复起至关重要的作用。小肠移植后早期吸收功能低下,移植后 1 周左右肠管吸收功能基本上得到恢复。为了促进肠功能恢复,宜尽早给予肠内营养。

1. 心理护理　多数患者对留置肠内营养管有一定的畏惧和困惑。置管前应对患者进行健康宣教,详细向患者说明肠内营养的可行性和必要性,置管方法、灌注营养液的方法及可能出现的并发症,提高患者对肠内营养的认识,使患者消除顾虑,积极配合。置管后主动关心患者,给予鼓励,避免因置管不适而自行拔管。加强生活护理,做好心理疏导,增强治疗信心,顺利完成肠内营养。

2. 严格无菌操作　术后由于患者处于免疫抑制状态,机体抵抗力低下,肠内营养液的配制及输注过程更应严格无菌操作,防止污染。营养液当日配制,悬挂时间不超过 8 h,有特殊情况需暂停输注时,将百普力放置于 4℃冰箱内暂时保存,取出使用前需复温在 24 h 内使用完。

3. 遵循原则　控制输入速度,遵循由少至多、由稀至浓的原则。早期先用生理盐水或葡萄糖生理盐水输入,后期从短肽类营养制剂开始,随着移植肠消化、吸收功能的恢复,再转变为整蛋白类营养制剂。如从百普力过渡至能全力。输入速度由小到大,输入总量也逐渐增加。输注过程中严密观察有无腹胀、腹泻、腹痛等症状,严重时停止输入肠内营养液。

4. 营养管护理　妥善固定,防止营养管扭曲、滑脱、受压等。已放置好的营养管应在穿出皮肤处予红色记号笔做好标记,每班记录并交接营养管的刻度,以观察管道是否脱出或移位。喂养管给药时,应在用药前后冲洗管道,药物应充分碾碎溶解,以防药液堵塞管道或营养液与药物相互作用形成凝块堵塞管道。每日输注完毕后用温生理盐水冲洗管道。持续输注时,每隔 4 h 用 50 ml 注射器冲洗一次管道。使用过程中如因各种原因暂停输注,需用生理盐水冲洗导管,防止营养液长时间存留于导管内变质、凝固而堵塞管道。输注过程中,输注泵报警时,首先将营养管与泵分离,冲洗营养管,保持其通畅,再查找原因。

5. 加温并用输注泵控制速度　临床实践表明,连续性经输液泵输注时,营养素吸收较间歇性输注效果明显,胃肠道不良反应少。使用前先用生理盐水或葡萄糖冲管,如无明显反应,再采用输液泵或微量泵输注营养液,同时用电热加温器在输液管距口腔近端侧加温,使营养液温度保持在 37～40℃。

6. 体位　输注过程中采用半卧位,以防误吸。误吸是肠内营养最严重的并发症。原因在于胃排空不良、营养液反流所致。可采取坐位、半坐位或床头抬高 30° 的仰卧位以防反流,输注结束后应维持此体位 30 min。如发生误吸,应立即停止输注,取右侧卧位,头部放低,鼓励患者咳嗽,吸出气道内吸入物并抽吸胃内容物,防止进一步反流,同时静脉输入抗生素,防治肺部感染。

7. 观察移植肠功能、营养状态和耐受性　术后早期经移植肠腹壁造口,在内镜引导下行移植肠黏膜活检病理学检查,每周 2 次。除监测移植肠排斥反应外,还可观察移植肠形态学的变化。每天观察并记录患者移植肠造口肠液性状和流出量,观察在应用 EN 期间有无呕吐、呕吐物的性状和量、有无发生严重的腹胀和腹泻,以观察 EN 的耐受性。还可通过监测木糖醇吸收试验、氮平衡、粪脂、FK506 血药浓度等,了解移植肠形态和功能的恢复。以体质量、血浆内脏蛋白和肌体组成成分测定,监测营养状况的维持情况。

第六节　肿瘤患者营养支持与护理

近年来,营养支持已成为肿瘤治疗中的重要内容。科学、合理、全面的营养支持对肿瘤患者而言不仅可以有效预防及减少营养不良的发生,提高患者的生活质量,并且可以提高肿瘤治疗的有效性,减轻放疗、化疗的毒副作用,甚至延长肿瘤患者的生存时间。因此,针对肿瘤患者进行积极有效的营养支持与护理具有重要的现实意义。

恶性肿瘤的发病率正逐年上升,目前已成为人类第二位的死亡原因,而有关肿瘤的综合治疗以及如何提高生活质量、延长生存期仍有待改善和提高。随着研究发现,膳食营养在肿瘤的预防、发病、治疗,以及改善肿瘤患者的预后及生活质量等方面均具有积极作用。临床营养支持的兴起始于 20 世纪 70 年代以后,营养支持的进步被认为是 20 世纪现代外科的五大进展之一。肿瘤营养学(nutritional oncology)即利用营养学的方法和理论进行肿瘤的预防和治疗,这门新的学科也应运而生。然而,目前我国的肿瘤临床治疗中,对营养支持仍存在不少盲区和误区,恶性肿瘤患者营养不良的发生率高达 40%～80%,严重影响了肿瘤的治疗以及患者生活质量。2001 年 5 月南京军区总医院建立了国内首家肿瘤患者的临床营养支持病区,取得较好的临床治疗效果。肿瘤患者作为营养不良的高发人群,虽然其有着复杂的原因和机制,但科学、合理、全面的营养支持以及及时有效地护理可使大多数营养不良的肿瘤患者从中获益,提高生活质量、改善预后。

一、肿瘤患者的代谢和营养特点

肿瘤患者的基本代谢变化包括能量代谢增高、糖代谢紊乱、蛋白质分解加速、脂肪代谢紊乱和胃肠道功能改变。其反应程度与肿瘤种类、发生部位、分期及个人体质等多因素相关。① 能量高代谢:肿瘤组织的代谢率较普通组织高,带瘤患者的基础代谢率远高于正常人群。② 糖代谢紊乱:肿瘤组织的葡萄糖消耗量为正常组织的 7 倍,且主要为无氧代谢,无氧代谢产生的乳酸增加通过肝脏糖异生合成新的葡萄糖,即 Cori 循环。肿瘤患者每天通过 Cori 循环所产生的无效能量消耗 250~300 kcal。③ 蛋白质分解加速:体内的蛋白质分解增加,合成功能下降,且蛋白不足时,肿瘤患者肌蛋白及白蛋白分解率均加速,释放蛋白分解产物为肿瘤细胞分裂、增殖提供原料,导致血浆总蛋白、白蛋白降低,体内出现持续的负氮代谢。骨骼肌蛋白质的消耗增加是导致恶性肿瘤患者恶病质的主要原因。④ 脂肪代谢紊乱:机体巨噬细胞产生的肿瘤坏死因子可以增强内源性脂肪分解,抑制脂蛋白脂酸活性,使游离脂肪酸不能充分氧化,导致临床表现为高脂血症。⑤ 胃肠道功能改变,某些胃肠道恶性肿瘤可直接造成患者肠道功能的改变,患者手术、放化疗或心理应激等因素均可对胃肠消化吸收功能产生影响。

肿瘤患者是发生营养不良及许多并发症的高危人群,大量研究证明,肿瘤患者中营养不良的发生率高达 40%~80%,约有 20% 以上的肿瘤患者直接死亡原因是营养不良。肿瘤患者中营养不良发生的原因和机制比较复杂:首先肿瘤自身分泌多种厌食因子以及肿瘤患者精神因素,可抑制食欲,减少营养的摄入引起患者营养不良的发生;其次厌食、食欲丧失是肿瘤患者常见的临床表现,受到多因素影响,如放、化疗过程的副作用引起厌食,胃肠道或颅内肿瘤等导致的器官功能障碍引起消化不良等;再次营养物质代谢障碍,肿瘤患者机体糖类、脂肪、蛋白质三大代谢均有不同程度的代谢异常,导致营养不良的发生;细胞因子,机体某些被激活细胞所产生的多肽物质如 TNF、IL-1、IL-6 等,引起旁路糖异生、蛋白质脂肪分解增加及机体食欲下降等一系列效应导致营养不良;最后肿瘤治疗与局部因素的影响,肿瘤的放化疗、手术等治疗手段均可直接损伤机体正常细胞、组织,影响到机体的营养状况,而肿瘤局部因素引起的颅内压增高、肝功能障碍、腹水等多途径影响肿瘤患者的营养代谢。

二、肿瘤伴营养不良的危害

肿瘤患者发生营养不良,尤其严重者,如不予处理后果严重。伴营养不良的肿瘤患者,血浆蛋白水平降低,机体对化疗药物的吸收、分布、代谢及排泄产生障碍,显著地影响化疗药物的血药动力学,降低了肿瘤治疗的有效性,并增加化疗的毒副作用。同时,营养不良使放疗患者的耐受性降低,显著影响放疗效果。营养不良的存在表明机体脏器的功能与代谢发生变化,意味着营养物质及特殊营养素的缺乏,患者免疫功能下降,导致感染的发生率增加,影响手术切口的愈合,术后恢复期延长,术后并发症发生率增高,最终增加了患者的住院时间与费用负担。另外,长期营养不良导致肿瘤患者体弱、消瘦甚至恶病质，严重影响了患者体力及参加社交活动的能力，生活质量下降甚至缩短患者的生存时间。有研究显示，肿瘤伴营养不良的患者在躯体功能、疲乏、疼痛、恶心、呕吐、呼吸困难、食欲丧失和整体健康状况及生活质量方面明显差于营养良好者。营养不良显著影响肿瘤患者的预后及生活质量，因此，对于肿瘤患者提供科学、合理、全面的营养支持及护理是非常重要与必要的。

三、肿瘤患者营养支持的目的

肿瘤的进展是一动态发展的过程，根据肿瘤患者的不同发展阶段，营养支持的目的有所不同。在积极的抗肿瘤治疗阶段，营养支持的目的是增加抗肿瘤治疗的效果，维持器官功能，减少并发症和毒副作用的发生。在晚期姑息治疗阶段，营养支持的目的是维持日常家居生活，改善生活质量。营养支持的目的不是治愈肿瘤，而是治疗营养不良，通过改善营养状态来改善器官功能、提高免疫功能，减少抗肿瘤治疗过程中的毒副作用，从而改善患者预后，提高生活质量。营养支持疗效的检测指标侧重于营养状态、免疫功能、器官功能和生活质量的变化，以及对住院日、并发症、毒副作用等短期指标的改进方面，而不适于采用对生存率、死亡率等远期指标的观察。

四、营养支持的指征

营养支持的指征：围术期，肿瘤患者术前3个月内体重下降10%以上或血清蛋白<35 g/L者，需进行营养支持以提高患者对手术的耐受性，改善止血和免疫功能，降低术后并发症，促进术后康复；手术后存在胃肠道并发症如消化道瘘、胃肠排空障碍等；头颈部恶性肿瘤、食管癌、胃肠道肿瘤等导致吞咽障碍及胃肠道梗阻的患者；化疗、放疗等抗肿瘤治疗过程中出现严重胃肠道反应、放射性肠炎的患者；需手术、放疗、化疗而伴有严重营养不良的患者；恶性肿瘤晚期等。

营养支持的原则强调如果口服进食量少于正常需要量60%超过5～7 d以上时，就应该尽早启用肠内或肠外营养支持。目前临床上许多肿瘤患者的营养支持通常较晚，大多已是恶病质或是终末期或者在抗肿瘤治疗结束或不能继续时，才考虑使用营养支持，而此时营养支持的效果往往会大打折扣。因此营养支持应早期启用，才能发挥其最大的效果。虽然营养支持仍不需作为抗肿瘤治疗手术、化疗、放疗的常规辅助方法，但如患者存在严重营养不良、胃肠道毒副作用明显且处在不能进食状态时，均是必须使用营养支持的适应证。目前的问题是许多应该进行营养支持的肿瘤患者，由于其营养状况未被重视，不能及时地进行营养支持而影响疗效。对肿瘤患者应更多的进行前瞻性、预防性营养支持治疗。

五、营养支持方式的选择

肿瘤患者的营养支持应遵循营养支持的一般原则：当胃肠道有功能且可以安全使用时，首选肠内营养支持途径。肠内营养支持的优点是符合生理、保护胃肠道屏障功能、价格便宜、使用方便，并且适合家庭内营养支持的开展。在患者尚有胃肠功能时首选肠内营养，不仅单纯给予营养支持，而且可以维护肠道功能，改善肠黏膜屏障功能，调整肠道微生态，加强肠道免疫功能。肠内营养可通过口服、鼻饲、胃/空肠造口等多种方式进行。

肠外营养支持适合于出现胃肠功能障碍如肠短综合征、放射性肠炎、肠梗阻等时应用。当肿瘤患者胃肠功能障碍,不能使用肠内营养时,如患者需禁食超过1周或肠内营养达不到目标量的50%,可通过静脉途径进行肠外营养支持。临床中应根据不同种类、不同时期的疾病状态,选择合理的营养支持途径。近年来,为降低治疗费用,进一步提高肿瘤患者的生活质量,家庭内营养支持的实施也得到新的重视与发展。

（一）肠内营养支持

营养支持,特别是肠内营养(EN)是肿瘤治疗中的重要内容。肠内营养并不单纯的提供机体所需的营养物质,更重要的是使细胞获得所需的营养物质进行正常或近似正常的代谢,以维持其基本功能,从而保持或改善组织、器官的结构或功能,改善包括免疫功能在内的各项生理功能。肠内营养的方式主要有口服、鼻饲、胃/空肠造口等,其选择取决于患者疾病状态、手术方式、胃肠道功能及营养支持时间长短等。肿瘤患者推荐使用肠内营养的标准处方。脂质应作为肿瘤患者的首选营养物质,因其糖耐量受损,而脂质氧化一般正常或增加。蛋白质推荐范围最低供应 $1\ g/(kg \cdot d)$,目标值为 $(1.2\sim 2)g/(kg \cdot d)$。若患者无法耐受推荐处方量的肠内营养,则应使用高能量及高蛋白处方。同时,肠内营养物质还须包含有维生素、电解质以及微量元素。目前,国内常用的肠内营养制剂可分为整蛋白型(各类匀浆膳、安素、能全力、瑞能等)和预消化型(百普力、百普素)两种类型。另外,免疫增强型肠内营养也是近年研究的热点,通过使用一些特定的免疫营养物质如谷氨酰胺、精氨酸、$\omega-3$ 脂肪酸(或鱼油)和核苷酸等以弥补传统肠内营养制剂配方的不足,改善肿瘤患者的营养状况,发挥调节机体免疫机制以及控制炎症反应等作用,并减少术后并发症的发生。但目前的研究在其疗效方面尚存在争议。

1. 肠内营养的护理

(1)管道的护理:① 鼻饲时首先选择管径较细、质软、刺激性小、患者耐受性好的小口径导管。② 确保导管位置安全有效,规范固定各种肠内营养管道,每日观察并记录导管置管刻度。输注营养液前,应确定导管的位置,经胃内营养者,通过直接抽吸胃液或注气后听气过水声确定,小肠营养者,则通过抽取内容物测定 pH 值法检查导管的位置。回抽内容物时应注意观察有无胃潴留、消化道出血等异常情况。③ 保持管道通畅防止堵塞,输注营养液前后,用温水 30 ml 脉冲式冲洗管道,避免堵管及导管内残存营养液变质。输注过程中应评估肠内营养制剂的种类与管道的通畅情况,根据具体情况予以定时冲洗。如一旦发生堵管可用温开水或碳酸氢钠疏通管道。④ 营养管道拔出的护理,先用温开水冲洗管道轻巧平稳撤出管道,避免在拔出过程中残余液体进入气道造成误吸。胃肠造口置管的患者,至少 10 d 窦道形成方可拔管。

(2)腹壁造口周围皮肤的护理:胃、肠造口置管的患者,应每天检查造口部位皮肤有无红肿、渗出。造口局部可涂造口粉或氯霉素氧化锌软膏保护周围皮肤,当有消化液渗出时应及时换药。

(3)肠内营养输注过程的护理:肠内营养输注时应遵循速度由慢到快、浓度由低到高、输注量由少到多的原则,采用肠内营养专用泵持续匀速泵入,从 $20\sim25$ ml/h 开始,一般输注速度不超过 150 ml/h,每日最大剂量为 2 000 ml。使用电输液加温器,将其固定在管路距鼻翼 30 cm 处,维持营养液温度在 38℃左右。

(4) 预防误吸的护理:长期卧床患者应取半坐卧位或床头抬高 30°,鼓励患者床上活动,避免营养液反流误吸,预防吸入性肺炎。

(5) 加强口腔护理:不能经口进饮食的患者,应根据口腔情况选择口腔护理液每 4 h 或每 6 h 行口腔护理,减少口腔细菌定植,预防感染。

(6) 健康教育:对于清醒患者应做好心理护理,消除患者的恐惧心理,告知患者肠内营养的重要性,了解患者需求,改善负性情绪,指导患者。

2. 肠内营养常见并发症及护理

(1) 恶心、呕吐及胃胀气:肠内营养患者约有 10%～20% 出现恶心呕吐的症状,主要原因有营养液输注速度过快,脂肪含量过多,乳糖不耐受等,应针对病因采取相应护理措施,如减慢滴速、更改膳食品种。

(2) 腹泻:常见原因有营养液输注速度过快或温度过低;营养液过期或被污染;患者长期营养不良,小肠吸收能力下降;使用高渗性营养液;患者脂肪或乳糖吸收障碍;腹泻也常见于应用广谱抗生素的患者。一旦发生腹泻应先查明原因,去除病因后腹泻症状多有改善。主要措施有减慢输注速度、稀释营养液、换用不同种类的营养液,必要时应用肠道益生菌或止泻剂。以少量(20～30 ml/h)、低浓度膳食开始肠内营养也可减轻腹泻。

(3) 高血糖症或低血糖症:高血糖症常见于糖尿病、使用皮质激素、高代谢的患者,主要护理措施为定时如每 6 h 或 12 h 监测末梢血糖,一旦出现高血糖,及时减慢营养液滴速或应用胰岛素。低血糖症多发生于长期使用肠内营养而突然停止的患者,停用肠内营养时应逐渐减量,必要时适当补充葡萄糖。

(4) 血清电解质紊乱、酸碱失衡:因腹泻、营养液量不足或过多等原因,可导致高钠或低钠血症、高钾或低钾血症等电解质紊乱。主要预防措施有准确记录 24 h 液体出入量,定期查电解质,对症处理,及时补充。

(二) 肠外营养支持

对于不适合口服营养或肠内营养的患者,全胃肠外营养(TPN)仍是重要选择。肠外营养对无法进食或胃肠功能障碍的患者通过静脉途径输入人体所需的能量和营养物质,从而避免营养不良的发生,促进和维护人体正常的生理活动。肠外营养的输入途径有外周静脉、中心静脉和经外周中心静脉(PICC)。因 TPN 营养液渗透压高,对静脉壁刺激性大,若患者需肠外营养支持超过 1 周,则应选择中心静脉或 PICC 置管。肠外营养的输注形式为"全合一"(all in one),即将葡萄糖、氨基酸、脂肪、维生素和微量元素等预混合后给予患者输注,各营养素同时进入体内,较为接近生理条件,避免了单一营养液输入的一些副作用,如避免脂肪乳剂输入过快的副作用,高浓度葡糖糖被稀释可以在周围静脉输注。肠外营养液配制时必须考虑其稳定性,1 000 ml 营养液中可添加的阳性一价离子的总和应小于 150 mmol/L、葡萄糖酸钙 5～10 ml 和硫酸镁 4～8 ml,肠外营养液不应添加其他药物。肠外营养的患者应重点监测输注营养液时的血糖、出入量、电解质以及导管通路。

1. 肠内营养的护理

(1) 营养液的配制:配制营养液及静脉穿刺过程中严格执行无菌操作。配制好的营养液储存于 4℃冰箱内备用,若存放超过 24 h,则不宜使用。输液导管及输液袋每 24 h

更换一次,静脉穿刺处的敷料应72 h更换一次,或穿刺周围出现渗血渗液应立即更换。更换时应严格无菌操作,注意观察局部皮肤有无红肿等异常现象。

(2)输液护理:加强输液过程的检测和巡视,注意输液是否通畅,开始时缓慢,逐渐增加滴速,保持输液速度均匀,合理控制输液速度,输液速度及浓度可根据患者年龄及耐受情况加以调节。输液过程中应防止液体中断或导管脱出,防止发生空气栓塞。静脉营养导管严禁输入其他液体、药物和血液,也不可在此处采集血标本或检测中心静脉压。

(3)加强实验室检测:TPN营养液使用前及使用过程中要对患者进行严密的实验室检测,每日记录出入量,观察血常规、电解质、血糖、氧分压、血浆蛋白、尿糖、酮体及尿生化等情况,根据患者体内代谢的动态变化及时调整营养液配方。停用胃肠外时应提前2~3 d内逐渐减量。

2. 外营养常见的并发症及护理

(1)机械性并发症的预防和护理:中心静脉穿刺时,可因患者体位不当或穿刺角度不正确等引起气胸、血胸、空气栓塞等。置管人员应熟悉穿刺部位的组织解剖结构,熟练掌握穿刺技术,注意输液护理及巡视,及时发现,及时处理。

(2)感染性并发症的预防和护理:若置管时无菌操作不严格、营养液污染以及导管长期留置可引起穿刺部位感染,导管相关感染等并发症。长期肠外营养也可发生肠源性感染。穿刺置管及营养液的配制应严格无菌操作,配制好的营养液使用不应超过24 h,输液导管及输液袋每24 h更换一次,注意静脉穿刺处定期换药。

(3)代谢性并发症:营养液输注速度、浓度不当可引起糖代谢紊乱、肝功能损害等。长期肠外营养也可引起肠黏膜萎缩、胆汁淤积等并发症。

(4)静脉炎的护理:静脉营养液浓度高、刺激性强,容易导致静脉炎的发生。输液中应加强巡视,一旦发现症状立即停止输液,抬高患肢并制动,局部涂赛肤润或50%硫酸镁湿敷。

六、小结

在抗肿瘤治疗的过程中,科学合理的营养支持的重要性也愈加为人们所重视。临床上医护人员不仅要关心患者吃了没有,而且还要评估患者吃了多少、吃的怎样以及吃的质量如何。如患者饮食的质和量不能达到标准,则需要临床给予营养支持。随着医学进步,免疫营养素如锌、茶多酚、谷氨酰胺等的发现与使用为营养支持提供了新的内容与方向。肿瘤的进展是一动态发展的过程,如何根据不同肿瘤患者的不同发展阶段,提供个体化、动态变化的营养支持及护理方案,这些还需要我们进一步的研究与临床积累。

第七节 胃肠疾病患者营养支持与护理

> 现代临床营养的发展历程已 40 余年,营养支持治疗日趋完善,已经成为胃肠疾病患者救治中不可缺少的重要措施。20 世纪 30 年代 Studley 等已经注意到营养不良对消化性溃疡患者预后的影响。营养不良不仅影响各个器官的生理功能,增加感染、多器官功能障碍的发生率,并且还会延长器官功能恢复、切口愈合及住院时间。营养支持的优点是肯定与明确的,但是不恰当的应用也会给患者带来危害。因此,要掌握营养支持的适应证、营养物质供给的方法等,发挥其应有的作用,减少不足之处,更利于患者的康复。

胃肠道疾病患者由于疾病消耗及术前应激等因素影响,常常伴随轻至中度营养不良,特别是术前即存在营养风险者,麻醉及手术后禁饮食常常造成机体的内环境紊乱,加重营养不良状况,患者常常出现恶心、呕吐及胃肠道功能恢复缓慢等现象。据统计,进行性的营养消耗使大约 50% 以上的恶性肿瘤患者存在不同程度的营养不良,营养不良会使心、肺、肾、胃肠道等器官功能受损,并可降低机体免疫力和肌肉收缩的功能,大大增加了切口感染、裂开、吻合口瘘等并发症的发生率,部分患者甚至会出现多脏器功能不全、住院时间延长、医疗费用增加并影响后续治疗。许多循证医学证据表明,营养不良会影响外科患者的临床结局,并成为重症及大手术死亡的重要因素,给予患者适时的营养支持成为临床医师的共识,营养支持方式也逐渐分为肠外营养和肠内营养两大类。

一、营养支持的作用

营养支持的作用主要包括:

1. 维护性营养支持 疾病危重,且分解代谢高于合成代谢或者由于疾病、手术等原因不能经口进食 5 h 以上者,营养支持的目的在于基础需要量的维持。

2. 补充性营养支持 对原有营养不良患者或因疾病原因丢失营养过多者进行补充或纠正。

3. 治疗性营养支持 临床主要应用某些特殊营养物质,如鱼油、精氨酸、谷氨酰胺等有药理性作用的营养液,在疾病的康复过程中,有明确的治疗作用,成为危重患者治疗中不可或缺的一部分。

二、营养状况的评定

对患者进行客观全方位的营养评价,决定是否对其进行营养支持。临床工作中,根据患者的体质指数、体重、血红蛋白和血清白蛋白水平等作为营养状态测评的主要指标。现阶段,在国际上比较受到认可的营养评价工具有全面营养评价法(subjective global assessment,SGA),由 Detsky 等于 1987 年首先提出,该评价的 B 级与 C 级患者需要进行营养支持治疗,同时,该评价工具是美国肠内肠外营养学会所推荐的。还有营养风险筛查 2002(NRS 2002),由 Kondrup 等于 2002 年提出,总分 7 分,评分≥3 分为有营养风险,该评价工具获得欧洲肠内肠外营养学会的认可及推荐,同时受到中华医学会肠外肠内营养学分会的推荐。外科医师在为患者实施营养支持治疗前,应当根据患者的水电解质平衡状况、有无营养风险存在并结合临床研究做出选择。

三、肠外营养的应用

TPN 即全静脉营养制剂是指将机体所需要的营养素按照一定的比例、一定的速度以静脉滴注的方式输入患者体内的注射剂,能够提供患者足够的能量,增强自身免疫力,同时能够促进伤口的愈合。自 1967 年 Dudrick 和 Willmore 通过行锁骨下静脉置管术进行肠外营养治疗,被视为现代临床营养发展的开端,40 余年来,肠外营养广泛应用于临床,对于胃肠道疾病患者,如高位肠瘘、短肠综合征等的治疗发挥了至关重要的作用。

1. **肠外营养支持的适应证** 肠外营养支持分为三大类:① 术前进行营养支持,主要适用于不能经口进食或不能经肠内喂养途径且严重营养不足者;② 术前已开始营养支持,并一直延续至术后者;③ 术前营养状况良好,未行营养支持治疗,但手术创伤大,术后发生并发症,或者是术后长时间不能经口进食或术后摄入的营养不足而需要营养支持者。

2. **肠外营养输注途径**

(1)周围静脉:主要应用于进行短期营养支持、中心静脉插管有困难者,选用外周静脉营养。外周静脉营养的实施避免选用下肢静脉,尽量选择上肢静脉,可防止因活动减少下肢静脉形成血栓,同时应避免选择跨越关节的静脉,防止导管弯曲移位等。

(2)中心静脉:适用于长期胃肠外营养支持治疗,通过穿刺或切开上、下腔静脉的大血管,向近心端插入导管,放置时导管头端应在上腔静脉起始处,如颈外静脉、颈内静脉、锁骨下静脉、股静脉、头静脉、大隐静脉等,上腔静脉内每分钟有 2~5 L 的血液通过,即使快速滴注营养液,也可以被充分稀释,有效减少了静脉炎的发生。

3. **肠外营养液及输注方式** 肠外营养液的成分是按照患者自身需要配制而成的,24 h 的营养液混合在一起,装入 3 L 袋中混匀,按照每天每千克体重需糖类 3~4 g、脂肪 0.7~1.0 g、热量 30~35 kcal、氮 0.2~0.3 g,同时给予平衡型复方氨基酸液。肠外营养液多采用 24 h 持续滴注的方式,也可进行间歇性、周期性输注,多采用重力输注的方式,也可采用输液泵动力输注。已配制的营养液需在 24 h 内输完,每次输液结束后注入 5 ml(1 mg 肝素,1 ml 生理盐水)肝素液封管,封管后可自由活动。

4. **肠外营养支持的并发症及护理**

(1)电解质紊乱:准确记录患者 24 h 的液体出入量,定时测量动脉血气分析、血电解质,及时给予药物纠正,对症处理。

(2)血糖异常:当血糖波动较大时,应定时监测血糖变化,根据血糖适当调节输液滴速,患者出现不适症状时立即测血糖,并给予对症处理。

(3)感染:在配液及输液过程中,严格无菌操作,密切观察穿刺点皮肤有无红肿、渗出等感染迹象。选用透气性好的敷料,保持敷料干燥,避免污染敷料,如有潮湿、卷边等随时更换。

（4）静脉炎：外周静脉输注肠外营养液时 24 h 更换一次输液部位，出现静脉炎时，立即停止输入，采用局部热敷，如果出现静脉外渗可用透明质酸局部封闭。

四、肠内营养的应用

1. **肠内营养支持的适应证**　凡不能经口进食、进食不足，术前或术后营养补充，或有禁忌、多种胃肠道疾病等，胃肠道功能存在或部分存在并且可以利用的患者，都可接受肠内营养支持治疗。主要有：

（1）咀嚼、吞咽困难者。

（2）营养状况差，无力进食者。

（3）消化系统疾病稳定期。

（4）高分解代谢性疾病，如创伤、手术、严重感染等。

（5）慢性消耗性疾病，如肿瘤等。

（6）纠正或补充胃肠道疾病患者手术前后的营养不良状况。

（7）术前肠道准备，要素膳可替代流质饮食作为胃肠道手术前的准备。

2. **肠内营养制剂**

（1）要素制剂：有低聚体和单聚体制剂，成分主要包括被酶解成不同程度的大分子营养素，少量消化即可吸收。残渣少，不含谷胶及乳糖。主要有维沃、百普力等。

（2）聚合物制剂：即整蛋白制剂，是标准化的肠内营养制剂，大多由完整的营养素制成，营养完全，主要适用于尚有功能的消化系统。糖类主要来源于低聚糖、淀粉或麦芽糖糊精，氮源为整蛋白，脂类主要来源于植物油、维生素、无机盐及微量元素。主要有瑞素、安素、纽纯素、能全力及佳维体。

（3）家庭营养制剂：适用于经鼻胃管途径或者胃造口置管者，家庭营养制剂营养素来源不同，热量低，同时为满足患者需要，一般输注量较大，或者添加商品肠内营养制剂。

（4）特殊疾病制剂：根据不同的疾病而分类设计，如增强型制剂，富含核苷酸、精氨酸等，适用于准备手术的患者及免疫力低下者。

3. **肠内营养途径**　肠内营养治疗的实施如能口服则首选口服，不能口服患者可采用鼻胃管、鼻肠管或者胃肠造瘘管等进行。

（1）鼻胃管途径：主要用于胃肠功能正常、短时间鼻饲的患者，简单、易行，但易发生反流、误吸、上呼吸道感染等。

（2）鼻空肠营养管：导管通过幽门进入十二指肠或空肠，降低了反流与误吸的发生率，患者的耐受性增加。

（3）胃造口：PEG，在纤维胃镜引导下经皮胃造口，将营养管置入胃内。减少了鼻咽部及上呼吸道的感染，可长期留置营养管，适用于长时间不能进食，但胃排空良好的患者。

（4）空肠造口：特殊疾病患者行腹部大手术时可行空肠造瘘术，可长期留置营养管，适用于长时间不能进食者。

4. **肠内营养输注方法**

（1）一次性输注：即推注法。将营养液在一定的时间内使用注射器缓慢推注。

（2）分次输注：即间断滴注法，24 h 循环滴注，中间可以休息。

（3）持续输注法：不间断持续输注肠内营养液，最长可持续达 24 h，可采用重力滴注法，也可使用喂养泵输注。

5. 肠内营养支持的并发症及护理

（1）机械性并发症：与喂养管放置操作有关，如气胸、鼻咽及食管损伤、误插气管、喂养管扭曲、堵塞等。肠内营养操作应规范，动作轻柔，遇见阻力不可硬插，放置喂养管后采用抽吸、听诊或 X 线等确定导管尖端在消化道内。喂养时患者取半卧位，并定时检查残留量，如残留量大于 200 ml，应停止输注，以减少误吸的发生。每次输注前后及喂养 4～6 h 后用 20～50 ml 生理盐水冲洗，如有堵塞可用 4% 碳酸氢钠液冲洗。

（2）感染性并发症：常见吸入性肺炎，由于喂养管损伤食管下括约肌、移位或卧位不当等引起。喂养时采用半卧位，同时严格控制滴速，一旦发生误吸应立即停止输注肠内营养，鼓励患者咳嗽以清除气管内液体，必要时行气管内吸引。

（3）胃肠道并发症：常见恶心、呕吐、腹胀、腹泻等，主要因为患者长期未进食、灌注速度过快、初次鼻饲、浓度过高、吸收不良或者乳糖不耐症等引起。初次灌注应从低浓度、低速度开始，逐渐增加浓度及速度，注意渗透压，防止腹泻。根据胃肠功能，选择合适的肠内营养制剂。

（4）代谢性并发症：高血糖或低血糖，应定时监测血糖变化，根据血糖适当调节肠内营养液滴速，患者出现不适症状时立即测血糖，并给予对症处理。

第八节　肝胆疾病患者营养支持及护理

　　肝脏是人体最大的消化器官，在维持人体新陈代谢及内环境稳定中起到重要的作用。肝胆疾病包括了炎症、肿瘤等各种疾病，大多数患者会存在肝功能受损，尤其是慢性进行性肝病患者或接受外科大手术的患者，常有不同程度的营养状态受损，因此肝胆疾病的营养支持主要针对了各种疾病导致的肝功能不全、大手术的围术期等。不论是肠内营养还是肠外营养都在一定程度上改变了患者的生活方式，并带来相应的心理压力，护士在实施营养支持治疗的同时，除了遵守无菌原则、密切监测生命体征及营养相关并发症外，还要做好健康教育及社会心理护理。

一、肝胆系统正常及疾病代谢特点

　　肝脏是人体内最大的实质性腺体，是具有重要而复杂代谢功能的器官。其主要功能是：进行糖的分解、贮存糖原；参与蛋白质、脂肪、维生素、激素的代谢，解毒；分泌胆汁；吞噬、防御功能；制造凝血因子；调节血容量及水、电解质平衡；产生热量等。在胚胎时期，肝脏还有造血功能。各种营养素在肠内被吸收后，由血液运送到肝脏发生生化反应，为机体活动提供所需要的营养成分。故肝脏发生病变时,机体的营养代谢会受到直接影响。胆道系统是肝脏系统的附属结构,发挥着运输胆汁、储存和浓缩胆汁的作用,是体内胆汁排泌的唯一通道,因此,胆道系统的梗阻直接导致胆汁排泌障碍,引起肝功能损害及梗阻性黄疸的发生。肝胆系统疾病的主要不良转归均为引起肝脏功能的损害,其营养支持的重点也因此集中在如何在不同肝脏功能状态下满足不同的营养需求。首先我们从肝脏的代谢生理和病理生理角度来理解肝脏的代谢作用。

1. **血糖代谢**　肝脏是调节血糖浓度的主要器官。当饭后血糖浓度升高时,肝脏利用血糖合成糖原(肝糖原约占肝重的 5%)。过多的糖则可在肝脏转变为脂肪以及加速磷酸戊糖循环等,从而降低血糖,维持血糖浓度的恒定。相反,当血糖浓度降低时,肝糖原分解及糖异生作用加强,生成葡萄糖送入血中,调节血糖浓度,使之不至于过低。因此,严重肝病时,易出现空腹血糖降低,主要是因为合成肝糖原的能力降低,肝糖原贮存减少,进食后虽然可出现一过性的高血糖,但由于不能合成肝糖原,患者饥饿或进食减少时,血糖浓度便下降,此时患者感到饥饿,并出现四肢无力、心慌、多汗等症状。同时,肝功能损害导致机体产生的乳酸不能及时转变为肝糖原或葡萄糖,结果堆积在体内,这样容易产生酸中毒症状,患者出现肢体酸痛,特别在活动以后,或肝功能出现波动时,症状明显加重,严重时可发生酸中毒。临床上,可通过耐量试验(主要是半乳糖耐量试验)及测定血中乳酸含量来观察肝脏糖原生成及糖异生是否正常。

2. **脂肪代谢**　肝脏在脂类的消化、吸收、分解、合成及运输等代谢过程中均起重要作用。肝脏能分泌胆汁,其中的胆汁酸盐是胆固醇在肝脏的转化产物,能乳化脂类,可促进脂类的消化和吸收。肝脏是脂肪酸氧化分解和合成的主要场所,也是人体内生成酮体的主要场所。还是人体中合成胆固醇最旺盛的器官。肝脏合成的胆固醇占全身合成胆固醇总量的 80% 以上,是血浆胆固醇的主要来源。此外,肝脏还合成并分泌卵磷脂胆固醇酰基转移酶(LCAT),促使胆固醇酯化。当肝脏严重损伤时,不仅胆固醇合成减少,血浆胆固醇酯的降低往往出现得更早和更明显。肝脏还是合成磷脂的重要器官。磷脂合成障碍将会导致甘油三酯在肝内堆积,形成脂肪肝(fatty liver)。患肝脏疾病时,肝内分泌胆汁的功能受到影响,没有足够的胆汁流入肠腔,使肠内对脂肪的消化、吸收发生困难,随之出现对脂溶性维生素 A、维生素 D、维生素 E 等吸收减少,机体则因缺乏这些维生素而患某些疾病。

3. **蛋白质代谢**　肝脏是合成蛋白质的唯一场所,每天能合成白蛋白 12~18 g。食物中的蛋白质,在胃肠内经各种蛋白酶的作用分解成氨基酸,大部分氨基酸从门静脉输送到肝脏,有 80% 能在肝中合成蛋白质,如血浆蛋白、球蛋白、某些补体成分等,还能合成内生性肝蛋白,即肝铁蛋白。当肝衰竭时,消化发生障碍,氨基酸吸收受抑制,结果蛋白质合成减少。严重肝脏疾病时使血清蛋白总量和白蛋白降低,而球蛋白含量增加,即出现白/球倒置的现象,这就可能发生低蛋白性水肿、腹腔积液等现象。由于肝脏合成蛋白质的功能发生障碍,蛋白质构成的酶如凝血酶原等减少,可出现出血症状。肝氨基酸代谢很旺盛,代谢过程中可产生对人体有害的氨,在肝脏合成尿素可使氨分解。当肝衰竭时,尿素合成减少,血氨含量升高,可引起肝性脑病。肝脏在血胆红素代谢中起重要作用,将血液运来的间接胆红素改造成直接胆红素,以胆汁的形式排入肠内。当肝脏发生病变时,改造、排泄胆红素的能力降低,血中胆红素浓度增加,形成黄疸。

4. 维生素代谢 肝脏不但能贮存多种维生素,而且直接参与其代谢过程,如:分泌胆盐,促进脂溶性维生素的吸收;肝脏含有胡萝卜素酶,使胡萝卜素转变为维生素 A,人体约有 95% 的维生素 A 贮存于肝内;许多 B 族维生素在肝内形成辅酶,参与各种物质代谢,如维生素 B_1 构成脱羧酶的辅酶,参与碳水化合物代谢;维生素 C 可以促进肝糖原形成,缺乏时可引起肝脂肪变性;增加体内维生素 C 的浓度,可保护肝内酶系统,增加肝细胞抵抗力及促进肝细胞再生。

5. 其他方面 许多激素在发挥其调节作用后,主要在肝脏内被分解转化,从而降低或失去活性。肝病时由于对激素的"灭活"功能降低,使体内雌激素、醛固酮、抗利尿激素等水平升高,则可出现男性乳房发育、肝掌、蜘蛛痣及水钠潴留等现象。

另外,肝脏是人体主要的解毒器官和代谢产物的排泄器官,因此肝功能的损害会明显增加机体毒物的存留,影响到多种生理功能。

二、肝胆系统疾病患者的营养支持

肝胆系统疾病患者的营养支持的目的是维持肝细胞功能,增强各种营养物质的代谢和吸收。国外报道 65%～90% 的进展期肝病患者和几乎 100% 的肝移植术后患者存在蛋白质-能量营养不良,然而,此类患者的营养支持明显有别于那些因康复须行营养支持者。在这些患者中,行营养支持可能会因蛋白质的不当应用而加重已有的肝性脑病,或因应用过量葡萄糖或脂肪乳剂引起淤胆、肝脏脂肪样变性和肝衰竭。因此,对合并肝功能不全的外科患者,在营养支持期间,通过密切监护及调整营养处方,以控制肝性脑病、淤胆及肝衰竭的发生并促进尽快康复十分必要。由于腹腔积液限制水、钠,以及因肝性脑病而限制蛋白质摄入促进了营养不良的发生。淤胆性肝病的胆盐缺乏常导致脂肪泻和脂溶性维生素缺乏。酒精性肝病与不良的饮食习惯有关,蛋白质-能量营养不良的风险增加,伴随各种维生素如叶酸、维生素 B_1 和镁等微量营养素的缺乏。硬化性胆管炎时,由于对脂肪、脂溶性维生素及维生素 B_{12} 吸收不良,以及因腹泻丢失锌而导致营养不良的发生。

1. 能量 约有 15%～20% 的肝硬化患者表现为代谢率增高,25%～30% 的患者表现为代谢率下降,其能量消耗实测值个体差异大,与 Harris-Benedict(HB)公式预测值相关性差。如无条件实测能量消耗量,建议此类患者总能量摄入一般为 20～25 kcal/(kg·d),合并营养不良时可酌情增加,合并肝性脑病时应降低能量供给。

2. 碳水化合物 急性肝功能不全患者需要持续的葡萄糖输注以避免低血糖的发生,低血糖是发生急性肝功能不全的前兆。当肌肉和肝糖原储备被耗竭后,不能从骨骼肌合成葡萄糖,提示肝功能不全已经发展到严重的肝衰竭的程度,肝功能不全患者改变了血糖的稳定性,因此,应严密监测血糖水平以避免发生高血糖并发症。足够碳水化合物可减少蛋白质分解供能,并有抑制糖原异生的作用。提供热量的比例建议:60%～70% 的热量由碳水化合物提供,30%～40% 的热量由脂肪提供。

3. 脂肪 肝胆系统疾病合并肝功能不全和肝硬化患者丧失了部分单核-吞噬细胞系统功能,经肠外输注大剂量脂肪乳将导致该系统功能障碍。脂肪乳的应用不要超过 1 g/(kg·d),总量不超过供应热量的 40%,尽可能 24 h 持续缓慢输注。宜选用中/长链脂肪乳剂。过多的碳水化合物或脂肪将加重肝脏负担,导致或加重黄疸及转氨酶、血糖增高，引起血脂廓清障碍以及免疫功能下降。肝功能不全患者脂肪廓清能力未受损，但游离脂肪酸和甘油有堆积的倾向，与肝病的严重程度成正比。此外对高脂血症的患者应用脂肪乳剂期间要定期监测血脂，根据血脂水平调整用量。

4. **蛋白质**　合理确定饮食蛋白质供给量极为重要，供给量过低，反而加剧自身蛋白质的分解，不利于肝病的恢复，供给量过多可能会导致或加重肝性脑病，因而需根据病情而定。各种氨基酸产生氨的能力不同，蛋氨酸、甘氨酸、丝氨酸、苏氨酸、组氨酸、赖氨酸及谷氨酰胺、门冬酰胺等在体内产氨较多，其次是蛋类，奶类产氨最少，故在选择蛋白质时应加以注意。一般蛋白质摄入应为 0.8～1.2 g/(kg·d)。大多数肝硬化患者可以耐受正常甚至更高的蛋白摄入而不发生肝性脑病。对于有肝性脑病的患者不应该将营养支持的重点放在限制蛋白质的摄入上，而应该着眼于运用更多有利用价值的丰富的氨基酸，以及寻求扭转过度分解代谢的方法。富含支链氨基酸(BCAA)的氨基酸液能纠正肝衰竭患者血浆支链氨基酸/芳香族氨基酸比例的失衡，有证据表明补充 BCAA 能改善肝脏蛋白合成，减少分解代谢，减轻肝性脑病。

5. **维生素和微量元素**　对已知与肝脏功能有关的维生素(B_1、B_2、B_6、B_{12}、C、A、E、K、叶酸、泛酸、生物素、烟酸等)必须全面补充，尤其应注意补充脂溶性维生素、维生素 C 及微量元素。肝病患者维生素的缺乏与摄食减少、肠道吸收不良、肝储存减少、代谢缺陷和需要量增加有关。给予大量叶酸可加速脱氧核糖核酸的合成，增强组织修复能力，有利于肝细胞的再生。维生素 C 可促进糖原合成和叶酸、铁等的利用，对氨基酸和脂质代谢都有特殊意义。对有出血倾向和凝血缺陷者应补充维生素 K。肝硬化患者常常合并锌的缺乏，国外有报道证实，每天给予锌 600 mg 并持续补充 3 个月，对于肝性脑病有改善作用。

三、肝移植术后的营养支持

肝移植作为肝胆外科的大手术，其对机体代谢产生巨大的影响，其营养支持有着特殊性，因此在这里给予单独列出。肝移植术后营养支持原则：积极的营养支持有助于改善肝移植术后氮平衡，减少 ICU 停留时间，减少医院费用，减少移植后感染的发生。

肝移植术后代谢率增高，实测静息能量消耗(BEE)约是 HB 公式估算的 1.2～1.3倍，因移植术后应激状态及正处恢复期的肝功能，热量提供可从 20～25 kcal/(kg·d)开始，糖脂比为 6:4 或 5:5。由于常伴高糖血症及可能出现脂肪廓清障碍，需密切监测血糖及血脂代谢情况。且因移植术后补液容量的限制，宜适当提高补充的营养底物密度。

肝移植成功后，血浆支链氨基酸/芳香族氨基酸比例趋于正常，此时如无明显应激、氮质血症或肝性脑病，补充平衡氨基酸液或强化支链氨基酸的复方氨基酸液，对病情无明显影响，蛋白质供给量为 1.0～1.5 g/(kg·d)。此外，必须严密监测血清电解质的浓度，并根据检验结果及时纠正肝移植术后的电解质紊乱。

EN 是肝移植术后的最佳营养途径，很多研究已表明术后早期 EN 较 PN 使患者获益更大，并有助于降低感染的发生率、减轻对应激的代谢反应、减少营养支持相关并发症发生、增加内脏蛋白合成并有利于节省费用。因此，对合并营养不良的肝移植患者，推荐术中置入空肠营养管，术后数小时内即可低速泵入等渗的 EN 制剂。能口服摄食时，EN逐渐减量，至术后 5～7 d 过渡到正常经口摄食。不能接受 EN 的患者，术后立即给予 PN

较未给予营养支持的患者 ICU 停留时间缩短,氮平衡改善。但比较此类患者,应用高支链氨基酸与平衡氨基酸对预后的改善方面并未显示出优势。不伴有营养不良且术后几天内能很快进食者可以不给 PN,术后 3～4 d 开始流质饮食,逐渐过渡至普通饮食。

四、肝胆疾病患者营养支持的护理

与其他疾病的营养支持相比,肝胆疾病的营养支持具有共性,也具有特殊性。在共性方面,肝胆疾病的营养支持护理从饮食、肠内营养支持到肠外营养支持,从口服、鼻导管、造瘘管到静脉途径,遵循了营养支持的常规护理策略,需要严格按照护理标准和操作规程规范化执行,在总论各章节中有详细介绍,不再赘述。这里仅就肝胆疾病营养支持护理的特殊性方面进行详细的论述。

1. 营养筛查　对于住院患者需要进行营养筛查,判断患者发生营养风险的可能。根据文献显示肝胆外科的具有营养风险的患者比例在 20.6%～36.9%。我们推荐应用中华医学会《临床诊疗指南和临床技术操作规范:肠外肠内营养学分册》推荐的营养风险筛查工具 NRS 2002 进行入院及住院后的营养状态的动态评估。而在这项工具中,对肝胆疾病的疾病严重程度评分往往都在 1 分以上,包括了肝硬化、肿瘤等疾病。需要注意的是,在对营养状态进行评分时,应当明确 BMI 的意义,区分体重变化的价值,因为对于肝功能不全的患者,如果合并有腹水,甚至腹水进行性增加,则体重的变化是没有参考价值的,则需要应用饮食量或白蛋白水平进行营养状态的评分。经过正规培训和考核的护理人员,可以发挥其较长时间接触患者、容易与患者及其家属沟通、全程了解患者营养状况和病情变化的优势,在负责医生的指导下,开展此项工作,为临床医生制订营养支持计划提供病情资料。

2. 营养支持的监测　对于肝胆疾病患者,由于肝脏功能的变化,许多营养物质的代谢受到影响,在实施营养支持方案时,应当更加密切地监测机体各项代谢相关指标和肝功能指标的变化。如监测糖代谢的血糖水平、血乳酸水平并及时发现低血糖的临床表现;监测脂肪代谢血脂水平,脂肪廓清试验等;还包括对肝性脑病的观察(包括临床症状体征、血氨水平等),以便及时发现问题,针对性处理及改变营养支持方案。

3. 膳食及肠内营养支持的护理　对于肝胆疾病患者,也遵循国内外专家的共识"当肠道有功能且能安全使用时就应用它",把膳食、口服营养补充及肠内营养支持作为首选。在实施过程中,对于消化内科的肝脏疾病患者,往往消化道功能尚可,可以进行正常膳食,其配方的选择如前所述,特别要注意蛋白质的种类,如果正常膳食无法满足患者的日需求量,可以应用两餐之间的口服营养补充(ONS),以保证足够的热量和氮量供给,维持机体正常的生理功能。对于合并有食管、胃底静脉曲张的患者应当注意选择低纤维素、软的食物,以防止食物与曲张静脉摩擦导致出血。对于有肝性脑病的患者,在进食的同时适当给予乳果糖口服,有助于降低血氨,同时保证代谢废物自粪便排出。

对于多数接受肝脏手术的患者,术前的肠内营养可作为进食不足的补充,在尽量不影响正常进食的前提下,指导患者餐间口服肠内营养制剂,合并糖尿病患者可给予含有缓释淀粉的制剂,每日总量在 500～1 000 ml,分 3～4 次口服,术前维持 3～7 d。不需管饲的患者,可在术后肠功能恢复后,继续给予相应的肠内营养制剂作为进食的一部分,直至饮食恢复正常。对于合并严重营养不良患者,建议医生在术前置入鼻空肠管,或术中将导管置入空肠,按照 20~25 kcal/(kg·d)的供给量,每日持续泵入肠内营养液 14~16 h。

4. 肠外营养的护理　对于入院时判断有营养风险的患者,由于各种原因患者不能接受肠内营养等情况,可给予肠外营养。肠外营养开始的先决条件是患者生命体征稳定和无合并活动性消化道出血或严重的术后肝创面出血。由于合并较重肝脏功能损害,能量供给不宜过高;尚需严密监测肝功能、肾功能、血脂和血糖等变化。对于合并肝硬化的患者,术后白蛋白水平低于 3.0 g/d 时适量补充白蛋白是有益的,这时白蛋白的作用不是作为营养底物进行营养支持,而是维持其生理功能,例如维持渗透压、物质的转运等。肠外营养中建议给予中长链脂肪乳和高支链氨基酸,并以"全合一"溶液的形式输注,营养液应在中心超净配液室由专人配制,不建议病房加药以减少感染机会。建议留置中心静脉导管,在接受肠外营养时,应严格无菌操作,每日肝素盐水冲洗导管和输液结束时的正压封管均为常规操作规范。肠外营养每日的输注时间应在 16~20 h,以利于营养素的代谢并降低血脂、血糖水平,建议用输液泵控制速度,可减少导管堵塞机会。患者可耐受肠内营养或恢复正常进食后,即停止肠外营养。

5. 加强心理护理　需要接受营养支持的肝胆疾病往往是病变复杂,病情较重,包括肝硬化、肝胆系统肿瘤及大手术后。特别是接受手术患者,由于手术出血多、痛苦重、住院时间长、医疗费用高等因素,直接影响患者的心理状态。患者容易接受肠外营养,但不宜长时间应用,肠内营养有优势,但实施过程困难多,且容易出现腹胀、腹泻、腹痛等症状,加重患者心理负担。心理护理要科学,术前由责任护士向其讲解肠内营养的益处和必要性,以及可能出现的不适症状,取得患者的信任和理解。术后肠内营养治疗中出现不适症状,除及时采取一定缓解措施外,要和家属一起动员患者坚持治疗,减轻他们对肠内营养的心理负担,度过不适期。

同时,医护之间良好的沟通和配合也是成功的关键。主动了解病情、出现不适症状及时通知医生、严格遵守"三查七对"制度等,都是杜绝医疗事故,促进患者康复的手段。

第九节　儿童营养支持与护理

> 合理的营养是促进儿童健康成长的重要条件,也是预防疾病和恢复健康必不可少的因素之一。如果患儿胃肠道功能存在,肠内营养是临床营养支持的首选方式,当患儿无法经肠道摄取营养或摄入不足时,应考虑通过完全或部分肠外营养供给热量、液体、营养素。

儿童营养支持的目的是维持和重建正常的营养状态和生长,同时避免营养相关并发症。英国营养学专家 Lucas 提出了"营养程序化"的概念,即在发育的关键期或敏感期的营养状况将对机体或各器官功能产生长期乃至终生的影响。越来越多的流行病学资料显示早期营养和生长发育与成年后的疾病显著相关,尤其是早产儿群体,早期的营养可以影响神经系统发育。规范合理的营养治疗可以改善患儿营养状态,减少感染等并发症,缩短住院时间,最终改善患儿临床结局,提高儿童生存质量。

一、儿童的生长发育规律

生长发育,不论在总的速度上或各器官、系统的发育顺序,都遵循一定的规律。认识总的规律性有助于儿科医务人员对儿童生长发育状况的正确评价与指导。

1. 生长发育是连续的、有阶段性的过程　生长发育在整个儿童时期不断进行,但各年龄阶段生长发育有一定的特点,不同年龄阶段生长速度不同。例如,体重和身长在生后第 1 年,尤其前 3 个月增加很快,第 1 年为生后的第一个生长高峰;第 2 年以后生长速度逐渐减慢,至青春期生长速度又加快,出现第二个生长高峰。

2. 各系统器官生长发育不平衡　人体各器官系统的发育顺序遵循一定规律。如神经系统发育较早,脑在生后 2 年发育较快;淋巴系统在儿童期迅速生长,于青春期前达高峰,以后逐渐下降;生殖系统发育较晚。其他系统如心、肝、肾、肌肉的发育基本与体格生长相平行。这种各系统发育速度的不同与其在不同年龄的生理功能有关。

3. 生长发育的个体差异　儿童生长发育虽按一定总规律发展,但在一定范围内受遗传、环境的影响,存在着相当大的个体差异,每个人生长的“轨道”不会完全相同。因此,儿童的生长发育水平有一定的正常范围,所谓的正常值不是绝对的,评价时必须考虑个体的不同的影响因素,才能作出正确的判断。

4. 生长发育的一般规律　生长发育遵循由上到下、由近到远、由粗到细、由低级到高级、由简单到复杂的规律。如出生后运动发育的规律是:先抬头、后抬胸,再会坐、立、行(从上到下);从臂到手,从腿到脚的活动(从近到远);从全掌抓握到手指拾取(从粗到细);先画直线后画圈、图形(从简单到复杂);先会看、听、感觉事物,认识事物,发展到有记忆、思维、分析、判断(从低级到高级)。

人的生长发育是指从受精卵到成人的成熟过程。生长和发育是儿童不同于成人的重要特点。生长是指儿童身体各器官、系统的长大,可有相应的测量值来表示其量的变化;发育是指细胞、组织、器官的分化与功能成熟。生长和发育两者紧密相关,生长是发育的物质基础,生长的量的变化可在一定程度上反映身体器官、系统的成熟状况。

二、影响儿童生长发育的因素

(一) 遗传因素

细胞染色体所载基因是决定遗传的物质基础。父母双方的遗传因素决定小儿生长发育的“轨道”,或特征、潜力、趋向。种族、家族的遗传信息影响深远,如皮肤、头发的颜色、面型特征、身材高矮、性成熟的迟早、对营养素的需要量、对传染病的易感性等。在异常情况下,严重影响生长的遗传代谢缺陷病、内分泌障碍、染色体畸形等,更与遗传直接有关。

(二) 环境因素

1. 营养　儿童的生长发育,包括宫内胎儿生长发育,需充足的营养素供给。当营养素供给比例恰当,加之适宜的生活环境,可使生长潜力得到最好的发挥。宫内营养不良的胎儿不仅体格生长落后,严重时还影响脑的发育;生后营养不良,特别是第 1~2 年的严重营养不良,可影响体重、身高及智能的发育。

2. 疾病　疾病对生长发育的阻扰作用十分明显。急性感染常使体重减轻;长期慢性疾病则影响体重和身高的发育;内分泌疾病常引起骨骼生长和神经系统发育迟缓;先天性疾病,如先天性心脏病可造成生长迟缓。

3. 母亲情况　胎儿在宫内的发育受孕母生活环境、营养、情绪、疾病等各种因素的影响。母亲妊娠早期的病毒性感染可导致胎儿先天畸形;妊娠期严重营养不良可引起流产、早产和胎儿体格生长以及脑的发育迟缓;妊娠早期受到某些药物、X 线照射、环境中毒物和精神创伤的影响,均可影响胎儿的发育。

4. 家庭和社会环境　家庭环境对儿童健康的重要作用易被家长和儿科医生忽视。良好的居住环境,如阳光充足、空气新鲜、水源清洁、无噪声、无光污染、居住条件舒适,配合良好的生活习惯、科学护理、良好教养、体育锻炼、完善的医疗保健服务等都是促进儿童生长发育达到最佳状态的重要因素。近年来,社会环境对儿童健康的影响引起高度关注。两伊战争以来,伊拉克儿童健康状况急剧下降是社会环境影响儿童健康的最好例证。

综上所述,遗传决定了生长发育的潜力,这种潜力从受精卵开始就受到环境因素的作用与调节,表现出个人的生长发育模式。因此,生长发育水平是遗传与环境的共同作用的结果。

三、儿童体格生长

(一) 体格生长常用指标

体格生长应选择易于测量、有较大人群代表性的指标来指示。一般常用的形态指标有体重、身高(长)、坐高(顶臀长)、头围、胸围、上臂围、皮下脂肪等。

(二) 出生至青春前期的体格生长规律

1. 体重的增长　体重为各器官、系统、体液的总重量。其中骨骼、肌肉、内脏、体脂、体液为主要成分。因体脂与体液变化较大,体重在体格生长指标中最易波动。体重易于准确测量,是最易获得的反映儿童生长与营养状况的指标。儿科临床中用体重计算药量、静脉输液量。新生儿出生体重与胎次、胎龄、性别以及宫内营养状况有关。我国 2005 年 9 市城区调查结果显示平均男婴出生体重为(3.33 ± 0.39)kg,女婴为(3.24 ± 0.39)kg,与世界卫生组织(WHO)的参考值(男 3.3 kg,女 3.2 kg)相近。出生后体重增长应为胎儿宫内体重生长的延续。生后一周内因奶量摄入不足,加之水分丢失、胎粪排出,可出现暂时性体重下降或称生理性体重下降,约在生后 3~4 日达到最低点,下降范围为 3%~9%,以后逐渐回升,至出生后第 7~10 日应恢复到出生时的体重。如果体重下降超过 10%或至第 10 天还未恢复到出生时的体重,则为病理状态,应分析其原因。如生后及时合理喂哺,可减轻或避免生理性体重下降的发生。出生时体重受宫内因素的影响大,生后的体重与营养、疾病等因素密切相关。

随年龄的增加儿童体重的增长逐渐减慢。我国 1975 年、1985 年、1995 年及 2005 年调查资料显示,正常足月婴儿生后第 1 个月体重增加可达 1～1.7 kg,生后 3～4 个月体重约等于出生时体重的 2 倍;第 1 年内婴儿前 3 个月体重的增加值约等于后 9 个月内体重的增加值,即(122+8)月龄时婴儿体重约为出生时的 3 倍(10 kg),是生后体重增长最快的时期,系第一个生长高峰;生后第 2 年体重增加 2.5～3.5 kg;2 岁至青春前期体重增长减慢,年增长值约 2 kg。儿童体重的增长为非等速的增加,进行评价时应以个体儿童自己体重增长的变化为依据,不可用"公式"计算来评价,也不宜以人群均数(所谓"正常值")当做"标准"看待。

2. 身材的增长

(1) 身高(长):身高指头部、脊柱与下肢长度的总和。多数 3 岁以下儿童立位测量不易准确,应仰卧位测量,称为身长。立位时测量称为身高。立位的测量值比仰卧位少 1～2 cm。身高(长)的增长规律与体重相似。年龄越小增长越快,也出现婴儿期和青春期两个生长高峰。出生时身长平均为 50 cm,生后第 1 年身长增长最快,约为 25 cm;前 3 个月身长增长 11～12 cm,约等于后 9 个月的增长值,1 岁时身长约 75 cm;第 2 年身长增长速度减慢,10～12 cm,即 2 岁时身长约 87 cm;2 岁以后身高每年增长 6～7 cm。2 岁以后每年身高增长低于 5 cm,为生长速度下降。身高(长)的生长受遗传、内分泌、宫内生长水平的影响较明显,短期的疾病与营养波动不易影响身高(长)的生长。

(2)进制坐高(顶臀长):是头顶到坐骨结节的长度。3 岁以下儿童仰卧位测量为顶臀长。坐高增长代表头颅与脊柱的生长。

(3) 指距:是两上肢水平伸展时两中指尖距离,代表上肢长骨生长。

3. 头围的增长　头围的增长与脑和颅骨的生长有关。胎儿期脑生长居全身各系统的领先地位,故出生时头围相对大,平均 32～34 cm;与体重、身长增长相似,第 1 年前 3 个月头围的增长(6 cm)约等于后 9 个月头围的增长值(6 cm),即 1 岁时头围约为 46 cm;生后第 2 年头围增长减慢,约为 2 cm;2 岁时头围约 48 cm;2～15 岁头围仅增加 6～7 cm。头围的测量在 2 岁以内最有价值。婴幼儿期连续追踪测量头围比一次测量更重要。头围大小与双亲的头围有关;头围<X-2SD 常提示有脑发育不良的可能,<X-3SD 以上常提示脑发育不良;头围增长过速往往提示脑积水。

4. 胸围的增长　胸围代表肺与胸廓的生长。出生时胸围 32 cm,略小于头围 1～2 cm。1 岁左右胸围约等于头围。1 岁至青春前期胸围应大于头围(约为头围+年龄-1 cm)。1 岁左右头围与胸围的增长在生长曲线上形成头、胸围的交叉,此交叉时间与儿童营养、胸廓的生长发育有关,生长较差者头、胸围交叉时间延后。我国 2005 年 9 市城区体格生长的衡量数字显示男童头、胸围交叉时间为 15 个月龄,提示我国儿童胸廓生长较落后,除营养因素外,可能与不重视爬的训练和胸廓锻炼有关。

5. 上臂围的增长　上臂围代表肌肉、骨骼、皮下脂肪和皮肤的生长。1 岁以内上臂围增长迅速,1～5 岁增长缓慢,1～2 cm。因此,有人认为在无条件测体重和身高的地方,可用左上臂围测量筛查 5 岁以下儿童营养状况:>13.5 cm 为营养良好;12.5～13.5 cm 为营养中等;<12.5 cm 为营养不良。

6. 皮下脂肪　通过测量皮脂厚度反映皮下脂肪。常用的测量部位有:① 腹壁皮下脂肪;② 背部皮下脂肪。要用皮下脂肪测量工具(测皮褶卡钳)测量才能得出正确的数据。

7. 身体比例与匀称性　在生长过程中,身体的比例与匀称性生长有一定规律。

（1）头与身长比例：在宫内与婴幼儿期头领先生长，而躯干、下肢生长则较晚，生长时间也较长。这样，头、躯干、下肢长度的比例在生长进程中发生变化。头长占身长（高）的比例在婴幼儿为 1/4，到成人后为 1/8。

（2）体型匀称：表示体型（形态）生长的比例关系，如身高体重比（Weight-for height，W/H），胸围/身高（身高胸围指数），体重（kg）/身高（cm）×1 000（Quetelet 指数），体重（kg）/身高^2（cm^2）×10^4（Kaup 指数，幼儿用），年龄的体块指数（BMI/age）等。

（3）身材匀称：以坐高（顶臀长）与身高（长）的比例表示，反映下肢的生长情况。坐高（顶臀长）占身高（长）的比例由出生时的 0.67 下降到 14 岁时的 0.53。任何影响下肢生长的疾病，可使坐高（顶臀长）与身高（长）的比例停留在幼年状态，如甲状腺功能低下与软骨营养不良。

（4）指距与身高：正常时，指距略小于身高（长）。如指距大于身高 1～2 cm，对诊断长骨的异常生长有参考价值，如蜘蛛样指（趾）（马方综合征）。

（三）青春期的体格生长规律

青春期是儿童到成人的过渡期，受性激素等因素的影响，体格生长出现生后的第 2 个高峰（peak height velocity，PHV），有明显的性别差异。男孩的身高增长高峰约晚于女孩 2 年，且每年身高的增长值大于女孩，因此一般来说最终的身高男孩比女孩高。男孩骨龄 15 岁，女孩骨龄 13 岁时，身高长度达最终身高的 95%。不论男女，在青春期前的 1～2 年中生长速度略有减慢。女孩在乳房发育后（9～11 岁），男孩在睾丸增大后（11～13 岁）身高开始加速生长，1～2 年生长达 PHV，此时女孩身高平均年增加 8～9 cm，男孩 9～10 cm。在第二生长高峰期，身高增加值约为最终身高的 15%。PHV 提前者，身高的停止增长较早。青春期体重的增长与身高平行，同时内脏器官增长。女性耻骨与髂骨下部生长与脂肪堆积，臀围加大。男性则有肩部增宽，下肢较长，肌肉增强的不同体形特点。

（四）体格生长评价

儿童处于快速生长发育阶段，身体形态及各部分比例变化较大。充分了解儿童各阶段生长发育的规律、特点，正确评价儿童生长发育状况，尽早发现问题，给予适当的指导与干预，对促进儿童的健康生长十分重要。

正确评价儿童体格生长状况，必须注意采用准确的测量用具及统一的测量方法，定期纵向观察。同时有可用的参考人群值，参照人群值的选择决定评价的结果。WHO 推荐美国国家卫生统计中心（NCHS）汇集的测量资料作为国际参照人群值。我国采用 2005 年中国九大城市儿童的体格生长数据为中国儿童参照人群值。

儿童体格生长评价包括发育水平、生长速度以及匀称程度三个方面。

1. 发育水平　将某一年龄时点所获得的某一项体格生长指标测量值（横断面测量）与参考人群值比较，得到该儿童在同质人群中所处的位置，即为此儿童该项体格生长指标在此年龄的生长水平，通常以等级表示其结果。生长水平包括所有单项体格生长指标，如体重、身高（长）、头围、胸围、上臂围等，可用于个体或群体儿童的评价。

早产儿体格生长有允许的"落后"年龄范围，即此年龄后应"追上"正常足月儿的生长。进行生长水平评价时应矫正胎龄至 40 周胎龄（足月）后再评价，身长至 40 月龄、头围至 18 月龄、体重至 24 月龄后不再矫正。

有些单项测量，如骨龄代表发育成熟度，也反映发育水平。同样，体格测量值也可以生长的年龄来代表发育水平或成熟度。如一个 2 岁男孩身高 76 cm，身高生长水平为下等，其身高的生长年龄相当 1 岁。

发育水平评价的优点是简单、易于掌握与应用。对群体儿童体格发育水平评价可了解该群体儿童的体格状况；对个体儿童评价仅表示该儿童已达到的水平，不能说明过去存在的问题，也不能预示该儿童的生长趋势。

2. 生长速度　是对某一单项体格生长指标定期连续测量（纵向观察），将获得的该项指标在某一年龄阶段的增长值与参照人群值比较，得到该儿童该项体格生长指标的生长速度。以生长曲线表示生长速度最简单、直观，定期体检是生长速度评价的关键。儿童年龄小，生长较快，定期检查间隔时间不宜太长。这种动态纵向观察个体儿童的生长规律方法，可发现每个儿童有自己稳定的生长轨道，体现个体差异。因此，生长速度的评价较发育水平更能真实了解儿童生长状况。生长速度正常的儿童生长基本正常。

3. 匀称程度　是对体格生长指标之间关系的评价。

（1）体型匀称度：表示体型（形态）生长的比例关系。实际工作中常选用身高的体重表示一定身高的相应体重增长范围，间接反映身体的密度与充实度。将实际测量与参照人群值比较，结果常以等级表示。

（2）身材匀称：以坐高（顶臀高）/身高（长）的比值反映下肢生长状况。按实际测量计算结果与参照人群值计算结果比较。结果以匀称、不匀称表示。

四、儿童营养基础

（一）营养素与膳食营养素参考摄入量

营养（nutrition）是指人体获得和利用食物维持生命活动的整个过程。食物中经过消化、吸收和代谢能够维持生命活动的物质称为营养素（nutrients）。膳食营养素参考摄入量（dietary reference intakes，DRIs）包括 4 项内容：① 平均需要量（estimated average requirement，EAR）是某一特定性别、年龄及生理状况群体中对某营养素需要量的平均值，摄入量达到 EAR 水平时可以满足群体中 50%个体对该营养素的需要；对个体可以满足自身 50%需要，缺乏的可能性为 50%。② 推荐摄入量（recommended nutrient intake，RNI）可以满足某一特定性别、年龄及生理状况群体中绝大多数（97%～98%）人体的需要。③ 适宜摄入量（adequate intake，AI）是通过观察或实验获得的健康人群某种营养素的摄入量，可能高于 RNI，不如 RNI 精确。④ 可耐受最高摄入量（tolerable upper intake level，UL）是平均每日可以摄入该营养素的最高量。当摄入量超过 UL 时，发生毒副作用的危险性增加。

营养素分为：能量，宏量营养素（蛋白质、脂类、碳水化合物），微量营养素（矿物质、常量元素、微量元素、维生素），其他膳食成分（膳食纤维、水）。

儿童由于生长发育快对营养需求高，而自身消化吸收功能尚不完善，正确的膳食行为有待建立，处理好这些矛盾对儿童健康成长十分重要。

1. 儿童能量代谢　人体能量代谢的最佳状态是达到能量消耗与能量摄入的平衡，

能量缺乏和过剩都对身体健康不利。儿童总能量消耗量包括基础代谢率、食物的热力作用、生长、活动和排泄 5 个方面。

(1) 基础代谢率(BMR)：小儿基础代谢的能量需要量较成人高，随年龄增长逐渐减少。如婴儿的 BMR 约为 55 kcal/(kg·d)，7 岁时 BMR 为 44 kcal/(kg·d)，12 岁时每日约需 30 kcal/(kg·d)，成人时为 25～30 kcal/(kg·d)。

(2) 食物热力作用(thermic effect of food, TEF)：是指由于进餐后几小时内发生的超过 BMR 的能量消耗，主要用于体内营养素的代谢。与食物成分有关：糖类食物的食物热力作用为本身产生能量的 6%，脂肪为 4%，蛋白质为 30%。婴儿食物含蛋白质多，食物热力作用占总能量的 7%～8%，年长儿的膳食为混合食物，其食物热力作用为 5%。

(3) 活动消耗(physical activity)：儿童活动所需能量与身体大小、活动强度、活动持续时间、活动类型有关。故活动所需能量个体波动较大，并随年龄增加而增加。当能量摄入不足时，儿童首先表现活动减少。

(4) 排泄消耗(excreta)：正常情况下未经消化吸收的食物的损失约占总能量的 10%，腹泻时增加。

(5) 生长所需(growth)：组织生长合成消耗能量为儿童特有，生长所需能量与儿童生长的速度成正比，即随年龄增长逐渐减少。

一般认为基础代谢占能量的 50%，排泄消耗占能量的 10%，生长和运动所需能量占 32%～35%，食物的 TEF 占 7%～8%。婴儿能量 RNI 为 95 kcal/(kg·d)，1 岁后以每岁计算。

2. 宏量营养素

(1) 糖类：为供能的主要来源。常用可提供能量的百分比来表示糖类的适宜摄入量。2 岁以上儿童膳食中，糖类所产的能量应占总能量的 55%～65%。保证充分糖类摄入，提供合适比例的能量来源是重要的，如糖类产能>80% 或<40% 都不利于健康。糖类主要来源于粮谷类和薯类食物。

(2) 脂类：为脂肪(甘油三酯)和类脂，是机体的第二供能营养素。人体不能合成、必须由食物供给的脂肪酸称为必需脂肪酸，如亚油酸(C18:2)、亚麻酸(C18:3)。亚油酸是 n-6 系的脂肪酸，可衍生多种 n-6 不饱和脂肪酸，如花生四烯酸。亚油酸在体内可转变成亚麻酸和花生四烯酸，故亚油酸是最重要的必需脂肪酸。α-亚麻酸(n-3)也属必需脂肪酸，可衍生多种 n-3 不饱和脂肪酸，包括二十碳五烯酸(EPA,C20:5)和二十二碳六烯酸(DHA,C22:6)。这些必需脂肪酸对细胞膜功能、基因表达、防治心脑血管疾病和生长发育都有重要作用。n-3 多不饱和脂肪酸对脑、视网膜、皮肤和肾功能的健全十分重要。

必需脂肪酸主要来源于植物，亚油酸主要存在于植物油、坚果类(核桃、花生)；亚麻酸主要存在于绿叶蔬菜、鱼类脂肪及坚果类；母乳中含有丰富的必需脂肪酸。

脂肪供能占总能量的百分比(AI)：6 个月以下占婴儿总能量的 45%～50%，6 个月～2 岁为 35%～40%，2～7 岁为 30%～35%，7 岁以上为 25%～30%。膳食亚油酸占膳食能量的 3%～5%，亚麻酸占膳食能量的 0.5%～1%。EPA、DHA 占总能量的 0.5%。

(3) 蛋白质：除需要有与成人相同的 8 种必需氨基酸外，组氨酸是婴儿所需的必需氨基酸；胱氨酸、酪氨酸、精氨酸、牛磺酸对早产儿可能也必需。蛋白质氨基酸的模式与人体蛋白质氨基酸模式接近的食物，生物利用率就高，称为优质蛋白质。优质蛋白质主要来源于动物和大豆蛋白质。

蛋白质主要功能是构成机体组织和器官的重要成分,次要功能是供能,占总能量的8%～15%。1岁内婴儿蛋白质的RNI为1.5～3 g/(kg·d)。婴幼儿生长旺盛,保证优质蛋白质供给非常重要,优质蛋白质应占50%以上。食物的合理氨基酸及加工可达到蛋白质互补,提高食物的生物价值。例如小麦、米、玉米等赖氨酸含量低,蛋氨酸含量高,而豆类则相反,如两者搭配可互相弥补不足。如豆制品的制作可使蛋白质与纤维素分开,利于消化。

为满足儿童生长发育的需要,应首先保证能量供给,其次是蛋白质。宏量营养素应供给平衡,比例适当,否则易发生代谢紊乱。如儿童能量摄入不足,机体会动用自身的能量储备甚至消耗组织以满足生命活动能量的需要。相反,如能量摄入过剩,则能量在体内的储备增加,造成异常的脂肪堆积,与成年期慢性疾病和代谢综合征有关,是当前要特别重视的问题。

3. 微量营养素

(1)矿物质

① 常量元素:在矿物质中,人体含量大于体重的0.01%的各种元素称为常量元素,如钙、钠、磷、钾等。常量元素中钙的问题最多,婴儿期钙的沉积高于生命的任何时期,2岁以下每日钙在骨骼增加约200 mg,非常重要。乳类是钙的最好来源,大豆是钙的较好来源。钙的AI:母乳喂养婴儿为300 mg,牛乳喂养婴儿为500 mg,幼儿为600 mg,4岁及以上为800 mg,钙摄入过量可能造成一定危害,需特别注意钙的补充控制在UL(2 g/d)以下。

② 微量元素:在体内含量很低,含量绝大多数小于人体重的0.01%,需通过食物摄入,具有十分重要的生理功能,如碘、锌、硒、铜、钼、铬、钴、铁、镁等,其中铁、碘、锌缺乏症是全球最主要的微量营养素缺乏病。必需微量元素是酶、维生素必需的活性因子,构成或参与激素的作用,参与核酸代谢。

(2)维生素:维生素是维持人体正常生理功能所必需的一类有机物质,在体内含量极微,但在机体的代谢、生长发育等过程中起重要作用。一般不能在体内合成(维生素D、部分B属维生素及维生素K例外)或合成量太少,必须由食物供给。分为脂溶性和水溶性两大类。对儿童来说维生素A、维生素D、维生素C、维生素B_1是容易缺乏的维生素。

4. 其他膳食成分

(1)膳食纤维:膳食纤维主要来自植物的细胞壁,为不被小肠酶消化的非淀粉多糖。有吸收大肠水分,软化大便,增加大便体积,促进肠蠕动等功能。膳食纤维在大肠被细菌分解,产生短链脂肪酸,降解胆固醇,改善肝代谢,防止肠萎缩。婴幼儿可从谷类、新鲜蔬菜、水果中获得一定量的膳食纤维。

(2)水:儿童水的需要量与能量摄入、食物种类、肾功能成熟度、年龄等因素有关。婴儿新陈代谢旺盛,水的需要量相对较多,为150 ml/(kg·d),以后每3岁减少约25 ml/(kg·d)。

(二)小儿消化系统功能发育与营养关系

儿科医护人员掌握与了解小儿消化系统解剖发育知识非常重要,如吸吮、吞咽的机理、食管运动、肠道运动发育、消化酶的发育水平等,可正确指导家长喂养婴儿,包括喂养的方法、食物的量以及比例等。

1. 消化酶的成熟与宏量营养素的消化、吸收

(1) 蛋白质:出生时新生儿消化蛋白质能力较好。胃蛋白酶可凝结乳类,出生时活性低,3 个月后活性增加,18 个月时达成人水平。生后 1 周胰蛋白酶活性增加,1 个月时已达成人水平。生后几个月小肠上皮细胞渗透性高,有利于母乳中的免疫球蛋白吸收,但也会增加异体蛋白(如牛奶蛋白、卵清蛋白)、毒素、微生物以及未完全分解的代谢产物的吸收机会,产生过敏或肠道感染。因此,对婴儿,特别是新生儿,食物的蛋白质应有一定限制。

(2) 脂肪:新生儿胃脂肪酶发育较好,而胰脂酶几乎无法测定,2～3 岁后达成人水平。母乳的脂肪酶可补偿胰脂酶的不足。故婴儿吸收脂肪和能力随年龄增加而提高,28～34 周的早产儿脂肪的吸收率为 65%～75%,足月儿脂肪的吸收率为 90%,生后 6 个月婴儿脂肪的吸收率达 95% 以上。

(3) 糖类:0～6 个月婴儿食物中的糖类主要是乳糖,其次为蔗糖和少量淀粉。肠双糖酶发育好,消化乳糖好。胰淀粉酶发育较差,3 个月后活性逐渐增高,2 岁达成人水平,故婴儿生后几个月消化淀粉能力较差,不宜过早添加淀粉类食物。

2. 与进食技能有关的消化道发育

(1) 食物接受的模式发展:婴儿除受先天的甜、酸、苦等基本味觉反射约束外,通过后天学习形成味觉感知。味觉感知是食物营养价值的提示,对食物接受的模式发展具有重要作用。婴儿对能量密度较高的食物和感官好的食物易接受,一旦对能量味觉的指示被开启后再调节摄入是很困难的,这可能是肥胖发生的原因之一。儿童对食物接受的模式源于对多种食物刺激的经验和后天食物经历对基础味觉反应的修饰,这说明学习和经历对儿童饮食行为建立具有重要意义。

(2) 挤压反射:新生儿至 3～4 个月婴儿对固体食物出现舌体抬高、舌向前吐出的挤压反射。婴儿最初的这种对固体食物的抵抗可被认为是一种保护性反射,其生理意义是防止吞入固体食物到气管发生窒息,在转乳期用勺添加新的泥状食物时注意尝试 8～10 次才能成功。

(3) 咀嚼:咀嚼和吞咽是先天就会的生理功能,咀嚼功能发育需要适时的生理刺激,需要后天学习训练。换奶期及时添加泥状食物是促进咀嚼功能发育的适宜刺激,咀嚼发育完善对语言的发育也有直接影响。后天咀嚼行为的学习敏感期在 4～6 个月。训练 7 个月左右婴儿咬嚼指状食物、从杯中咽水,9 个月开始学用勺自喂,1 岁学用杯喝奶,均有利于儿童口腔发育成熟。

五、患儿营养评估方法

评估住院患者营养状况是国际医疗卫生机构认证联合委员会对医疗机构进行认证的基本要求。对住院患者进行营养评估并干预的临床重要性,在成人内外科均早已有文献报道,但在儿科尚未普遍开展。儿科患者的病情变化和疾病转归与患儿的营养状况以及是否进行了合理的营养支持高度相关,儿科患者有不同于成人的生理和病理特点,现有研究已证明患儿的营养状态是影响疾病的治疗过程和预后的重要因素,其

对疾病的影响更甚于成人。而对于某些疾病营养治疗本身就是疾病治疗方案的一部分(如炎症性肠病),欧洲儿科胃肠病学与营养学会在 20 世纪初就把营养疗法写入小儿炎症性肠病的循证医学诊疗指南。但目前的情况是无论儿科各亚专科或普儿科医师均未充分认识此项工作的重要性和必要性,即在诊断原发病的同时必须评估患儿的营养状态。

(一)患儿营养评分方法

目前儿科患者营养(不良)评分方法有主观全面营养评价方法(SGNA)、儿科 Yorkhill 营养不良评分(PYMS)以及营养风险及发育不良筛查工具(STRONGKIDS)等多种方法,但存在主观、繁琐、费时或缺乏统一标准等缺点。

2008 年,英国学者 McCarthy 等提出一项新的儿科营养不良风险筛查工具,即 STAMP 法。这项由护理部进行实际评估的工具主要针对 2~17 岁住院患儿,内容涉及临床疾病诊断、营养摄入情况以及人体测量 3 个部分。每个部分均有评分标准,如果患儿总体评分≥4,则认为有营养风险存在。该方法的优势在于由护理人员在患儿入院时即可获得相关信息并进行最初的筛查评估,不需要对护理人员进行过多额外的培训,相对于 SGNA 法简单易行。同时,McCaahy 等请注册营养师对同一批由护理人员进行评估的患儿再做一次全面的营养评估,发现用 STAMP 方法有 72% 的敏感性和 90% 的特异性,与全面营养评估之间有较好的一致性。但 STAMP 工具中并不包含对临床结局的评估。2010 年欧洲儿科胃肠病学与营养学会推荐使用 STAMP 方法对住院儿童进行营养风险筛查。

(二)STAMP 评分临床应用方法

1. 营养状况评估 根据 STAMP 评分的原始定义,采用 Z 评分曲线表使评估操作更为方便,因而采用了 Weight-for-age 图表,参照 2006 年 WHO 0~5 岁儿童生长标准,<5 岁患儿的 Weight-for-age Z-score(WAZ)<-1 为营养不良(不足),WAZ>+2 为超重(overweight),<-2 为消瘦(wasting)。由于 5 岁以上的 BMI for age 图表与 weight-for-age 图表类似,评估者临床运用更为简单,故参照 2007 年 WHO 5~19 岁儿童青少年生长标准,≥5 岁患儿 BMI-for-age Z-score(BAZ)>+1 为超重,<-2 分为消瘦,Length-for-age Z-score(LAZ)<-2 为生长迟缓(stunting)。不能获得 BMI 但血清 ALB<30 g/L 直接称为血清白蛋白低下。营养状况评估以 WAZ<-1 或 BAZ<-1 为营养不良(不足),以 WAZ<-2 或 BAZ<-2 为消瘦,以 LAZ<-2 为生长迟缓,以 WAZ>+2 或 BAZ>+1 为超重。

2. STAMP 评分 患儿入院次日晨完成 STAMP 评分。STAMP 评分包括疾病因素、营养摄入情况和生长情况三部分。营养摄入部分进行膳食摄入调查后确定。生长发育评估部分,为方便评分和统一性,采用 2 个年龄段的固定标准。即<5 岁患儿的生长发育评分参照 2007 年 WHO 0~5 岁儿童生长标准 WAZ 分值确定,-2<WAZ<+2 时营养风险评分为 0 分,-3<WAZ≤-2 或 +2≤WAZ<+3 时营养风险评分为 1 分,WAZ≤-3 或 WAZ≥+3 时营养风险评分为 3 分。≥5 岁的患儿参照 2007 年 WHO 5~19 岁儿童青少年生长标准 BAZ 分值确定,-2<BAZ<+2 时营养风险评分为 0 分,

−3<BAZ≤−2 或+2≤BAZ<+3 时营养风险评分为 1 分,BAZ≤−3 或 BAZ≥+3 时营养风险评分为 3 分。体质量的测量采用经过校正儿科专用磅秤(kg)测量并精确到 0.01 kg;2 岁以内用 WB−IIA 卧式身长测量仪测量,2 岁以上使用 EFX−1 型专业儿童身高体质量测量仪测量并精确到 0.1 cm,脱鞋后测定,并由经过培训的医(技)师操作和记录并填表、复核及签名。三部分评分之和为 STAMP 总评分,以 STAMP 总分 0、1 分为无或低发生营养不良风险,2、3 分为有中度发生营养不良风险,≥4 分为提示有发生营养不良的高风险(表 1−7−3,表 1−7−4)。

表 1−7−3 疾病相关因素营养风险评分表

分 组	分值	疾病风险因素
不存在营养不良	0 分	营养咨询;营养调查;门诊小手术
可能存在营养不良指征	1 分	明显饮食行为问题;心脏病/糖尿病;脑瘫/精神病;唇裂和腭裂;腹腔疾病;住院小手术;胃、食管反流;神经肌肉病;呼吸道合胞病毒感染;单一食物的过敏/不耐受
肯定存在营养不良指征	3 分	肠衰竭/顽固性腹泻;烧伤及严重创伤;克罗恩病;囊性纤维化;吞咽困难;肝脏疾病;大手术;多种食物过敏/不耐受;积极治疗中的肿瘤;肾病/肾衰竭

表 1−7−4 儿科患者营养异常风险 STAMP 评分表

评估项目	分值	营养风险评估内容
营养风险	0 分	不存在
疾病原因评分	2 分	可能存在
	3 分	肯定存在
营养摄入	0 分	营养摄入良好
风险评分	2 分	近 3 d 摄入量减少一半以上
	3 分	近 3 d 无摄入
生长情况评分	0 分	符合相似的百分位数
	1 分	>2 个主百分位线
	3 分	>3 个主百分位线
总分	0~9 分	≥4 分提示可能发生营养不良高风险

(三) 营养异常高风险管理措施

所有高营养风险的患儿都要进行营养异常风险的管理记录。主要措施包括告知床位医师 STAMP 评分,进行营养与饮食指导,根据营养医嘱给予肠外或肠内营养,鼓励家长接受专业营养干预治疗,进一步营养指标检测以及使用 STAMP 表进行复查评估等。所有接受营养治疗的高营养风险患儿在住院 2 周后或出院时由营养医(技)师进行营养风险再评分。对患儿进行营养评价和筛查后,进行营养风险的干预和管理,出院时营养风险总的发生率较入院时有显著降低。

与其他儿科患者营养风险筛查方法相比，儿科 STAMP 评分兼顾 NRS 2002 和 WHO 儿童生长标准，同时把疾病因素对发生营养不良风险的影响作为主要影响因素，因为疾病因素会通过影响疾病状态下的营养需要量和减少营养摄入量两个方面导致营养风险增加。儿科 STAMP 评分法有简单、快捷、方便、能够相对客观地发现住院儿科患者营养风险的优点，可为儿科患者进行合理营养支持提供依据。

六、患儿营养支持的应用及护理

合理的营养是促进儿童健康成长的重要条件，也是预防疾病和恢复健康必不可少的因素之一。儿科患者病情变化和疾病转归与患儿营养状况以及是否进行合理的营养支持高度相关。儿科患者在接受肠内、外营养支持治疗的过程中，可出现各种问题或并发症。因此在实施过程中，应加强观察和护理，以达到预期效果。

（一）肠内营养支持

肠内营养（EN）是临床营养支持的首选方式，如果患儿胃肠道功能存在，但不能或不愿进食以满足其营养需求，就应考虑通过各种方法给予肠内营养，当无法通过口服补充时，应选择管饲喂养。

1. 适应证与禁忌证　通常经口摄入不足持续 3～7 d 可作为肠内营养支持的指征，但对于能量储备明显不足的患儿（如体重显著下降者等）或者分解代谢旺盛者，尽早进行营养干预更为合适。

（1）适应证：① 经口摄食能力降低：神经系统疾病，如昏迷、严重智力迟缓、脑瘫并影响口腔面部运动；解剖异常，如头面部肿瘤，严重畸形如食管气管瘘。② 经口摄入不足：能量需要增加，如严重烧伤、多发性创伤和败血症等；食欲减退，如肿瘤、内分泌疾病、胃食管反流和神经性厌食等。③ 吸收障碍或代谢异常：吸收障碍，如慢性腹泻、短肠综合征、炎症性肠病等；代谢性疾病，如苯丙酮尿症和糖原累积病等；其他疾病，如食物过敏、胰腺炎和乳糜症等。

（2）禁忌证：① 完全性肠梗阻，如肠闭锁等先天性消化道畸形；② 坏死性小肠结肠炎；③ 由于衰竭、严重感染、创伤及手术后消化道麻痹所致的肠功能障碍；④ 高流量小肠瘘。此外，如上颚-面部手术等有可能增加机会性感染的情况则为管饲的相对禁忌证。

2. 应用途径与方法　选择肠内营养途径时，应根据患儿的年龄、胃肠道解剖和功能、预计肠内营养时间和发生吸入的可能性综合判断。胃排空延迟的婴儿可以采用空肠喂养。如果预计 EN 时间较短（<6 周），可选择鼻饲喂养，操作简单且费用较低，是临床上最常用的方式。如预计患儿无法经口喂养超过 2 个月，应考虑胃造口或空肠造口置管。因神经系统疾病无法经口喂养或在胃部以上存在解剖畸形，也是胃造瘘的适应证，但术前应首先尝试患儿能否耐受鼻胃管。

管饲喂养常用的方法有间歇推注、间歇输注和连续输注三种。连续输注的适应证包括：胃食管反流、胃排空延迟、胃肠动力不足、吸收障碍或间歇喂养不耐受。如果出现呕吐、腹胀、腹泻等症状，或胃潴留量大于每小时滴注量的两倍时，应当减缓喂养速度或喂养的增加速度。开始喂养时，通常先增加配方的浓度，后再增加液体量。但空肠喂养则应先增加液体量,后再增加配方的浓度。管饲开始速度要慢,然后逐渐加快。喂养的速度根据患儿的胃肠道耐受度来决定,如出现呕吐、腹胀、明显胃潴留、吸入、腹泻等情况,应考虑减少喂养量或减慢喂养速度。

3. 肠内营养制剂　肠内营养制剂应根据患儿的年龄、营养素需求、肠道功能、目前的进食情况以及是否有食物过敏等因素综合选择。在绝大多数情况下,母乳是婴儿的最佳食品。此外,市场上多种婴儿配方奶粉供特殊情况下的婴儿选用。对于较大患儿(1 岁以上)来说,可以根据病情选择匀浆膳或商品化的肠内营养制剂。商品化制剂可分为:① 多聚配方(营养全面并由完整的营养素组成);② 低聚和单体配方(由不同程度水解的宏量营养素组成);③ 专病配方(提供各种疾病或器官功能受损患者的能量需要);④ 组件配方(由单一或混合宏量营养素组成)。

4. 并发症及监测　肠内营养有技术性、胃肠道以及代谢性并发症。鼻胃管可能发生移位、压迫鼻腔黏膜造成鼻黏膜充血或糜烂。胃造口置管常见的并发症如管道移位和阻塞。导管移位导致的肠穿孔是空肠喂养的最严重并发症。在连续喂养一段时间后,或者在应用较浓稠制剂后及时进行管饲冲洗。冲洗时要考虑患儿的情况以及所使用导管的种类。呕吐、腹泻、腹部不适是最常见的管饲并发症。右侧卧位或斜靠可以增强某些患儿的胃排空能力。此外,也可发生液体和电解质异常等。

5. 肠内营养支持护理

(1) 护理评估

① 健康史及相关因素:了解患儿的喂养史、饮食习惯以及生长发育情况;有无消化系统解剖或功能上的异常;有无急慢性疾病史;是否为双胎、早产。近期有无较大的手术、创伤史、严重感染和消耗性疾病。

a. 疾病和相关因素:评估患者近期的饮食情况,饮食种类和进食量;是否因检查或治疗而需禁食及禁食的天数。有无额外丢失;是否存在消化道梗阻、出血、严重腹泻或因腹部手术等而不能经胃肠道摄食的病症或因素。

b. 既往史:患儿近期或既往有无消化系统手术史、较大的创伤、灼伤、严重感染等。

② 身体状况

a. 局部:有无腹部胀痛、恶心呕吐、腹泻、压痛、反跳痛和肌紧张等腹膜炎体征。

b. 全身:患儿的精神状况,测量体重、身高、皮下脂肪厚度;检查有无肌张力下降和水肿。生命体征是否平稳,有无腹部胀痛、休克、脱水征象。

c. 辅助检查:了解患儿的体重、血浆清蛋白、细胞免疫功能等检查结果,以评估患儿营养状况及其对营养支持的耐受程度。

③ 心理和社会支持状况:了解父母对喂养知识掌握程度及对疾病的认识程度。家长对营养支持重要性和必要性的认知程度,对营养支持的接受程度和对营养支持费用的承受能力。

④ 患儿入院次日晨完成 STAMP 评分。STAMP 评分包括疾病因素、营养摄入情况和生长情况三部分。如果患儿总体评分≥4,则认为有营养风险存在。

(2) 常见护理诊断/问题

① 有误吸的危险:与患儿的意识、体位、喂养管移位及胃排空障碍有关。

② 有黏膜、皮肤受损的可能:与长期留置喂养管有关。

③ 腹胀、腹泻：与肠内营养液的浓度、温度、输注速度、喂养管放置位置和患儿对肠内营养液的耐受性等有关。

④ 潜在并发症：感染。

（3）护理目标

① 患儿未发生误吸或发生误吸的危险性降低。

② 患儿未发生黏膜、皮肤的损伤。

③ 患儿接受肠内营养期间能维持正常的排便形态，未出现腹胀或腹泻。

④ 患儿未发生与肠内营养支持相关的感染。

（4）护理措施

① 预防误吸

a. 妥善固定喂养管：若经鼻胃管喂养时，应将喂养管妥善固定于面颊部，以避免鼻胃管移位至食管而导致误吸。

b. 取合适的体位：根据喂养管位置及病情，置患儿于合适的体位。伴有意识障碍、胃排空迟缓、经鼻胃管或胃造瘘管输注营养液的患儿应取半卧位，以防营养液反流和误吸。经鼻饲管或空肠造瘘管滴注者可取随意卧位。

c. 及时估计胃内残留量：在每次输注肠内营养液前及期间（每间隔 4 h）抽吸并估计胃内残留量，若残留量每次大于 2/3 应延迟或暂停输注，必要时加用胃动力药力，以防胃潴留引起反流而致误吸。

d. 加强观察：若患者突然出现呛咳、呼吸急促或咳出类似营养液的痰液，应疑有喂养管移位并致误吸的可能，应鼓励和刺激患儿咳嗽，以排出吸入物和分泌物，必要时经鼻导管或气管镜清除误吸物。

② 避免黏膜和皮肤的损伤：长期留置鼻胃管或鼻肠管者，可因鼻咽部黏膜长时间受压而产生溃疡，应每天用油膏涂拭鼻腔黏膜，起润滑作用。对胃、空肠造瘘者，应保持造瘘口周围皮肤干燥、清洁。

③ 维持患儿正常的排便形态：约 5%～30% 的肠内营养治疗患儿可发生腹泻。导致腹泻的相关原因：

a. 肠内营养剂的类型：其中乳糖、脂肪、膳食纤维的种类和含量都可能影响肠道对营养液的耐受性。

b. 营养液的渗透压：当患儿伴有营养不良或吸收不良时，高渗透压更易引起类似倾倒综合征的症状和腹泻。

c. 营养液的输注速度过快和温度过低。

d. 伴同用药：如抗生素可改变肠道正常菌群的制衡作用而导致某些菌群过度生长，H_2 受体阻滞剂可通过改变胃液的 pH 而易致细菌繁殖，某些药物、电解质和含镁的抗酸剂等未经完全稀释即经导管注入，可致肠痉挛和渗透性腹泻。

e. 营养液污染。

f. 低蛋白血症：因血浆胶体渗透压降低，组织黏膜水肿，影响营养底物通过肠黏膜上皮细胞，同时大量液体因渗透压差进入肠腔而引起腹泻。

避免患儿腹泻有以下几点：

• 控制营养液的浓度：从低浓度开始滴注营养液，再根据患儿胃肠道适应程度逐步递增,以避免营养液浓度和渗透压过高引起的胃肠道不适、肠痉挛、腹胀和腹泻。

· 控制输注量和速度:营养液宜从少量开始,在5~7 d内逐渐达到全量。交错递增量和浓度将更有利于患儿对肠内营养的耐受。输注速度以20 ml/h起,视适应程度逐步加速并维持滴速为(100~120)ml/h。以输液泵控制滴速为佳。

· 保持营养液的适宜滴注温度:营养液的滴注温度以接近正常体温为宜,过烫可能灼伤胃肠道黏膜,过冷则刺激胃肠道,引起肠痉挛、腹痛或腹泻。

· 用药护理:某些药物,如含镁的抗酸剂、电解质等可致肠痉挛和渗透性腹泻,须经稀释后再经喂养管注入。对严重低蛋白血症者,遵医嘱先输注入体清蛋白或血浆,以提高血浆胶体渗透压。

· 避免营养液污染、变质:营养液应现配现用;保持调配容器的清洁、无菌;悬挂的营养液在较凉快的室温下放置时间小于6~8 h;每天更换输液皮条、袋或瓶。

④ 观察和预防感染性并发症:与肠内营养相关的感染性并发症主要是误吸导致的吸入性肺炎和因空肠造瘘管滑入游离腹腔及营养液流入而导致的急性腹膜炎,其次为肠道感染。

a. 吸入性肺炎:误吸导致的吸入性肺炎多见于经鼻胃管喂养者。

原因有:胃排空迟缓;喂养管移位;体位不当,营养液反流;咳嗽和呕吐反射受损;精神障碍;应用镇静剂及神经肌肉阻滞剂。

预防吸入性肺炎:保持喂养管在位,妥善固定喂养管。作胃或空肠造瘘时,应用缝线将之固定于腹壁,在喂养管进入鼻腔或腹壁处做好标记,每4 h检查1次,以识别喂养管有无移位。告知患儿及家长卧床、翻身时应避免折叠、压迫或拉脱喂养管。预防误吸。

b. 急性腹膜炎:多见于经空肠造瘘输注营养液者。

加强观察:注意观察患儿有无腹部症状。若患儿突然出现腹痛、胃或空肠造瘘管周围有类似营养液渗出、或腹腔引流管引流出类似营养液的液体,应怀疑喂养管移位、营养液进入游离腹腔。应立即停输营养液并报告医师,尽可能协助清除或引流出渗漏的营养液。按医嘱应用抗生素以避免继发性感染或腹腔脓肿。

c. 肠道感染:避免营养液污染、变质。

在配置营养液时,注意无菌操作。配置的营养液暂时不用时应放冰箱保存,以免变质而引起肠道感染。

喂养管阻塞的常见原因:营养液未调匀;药丸未经研碎即注入喂养管;添加药物与营养液不相容,形成凝结块;营养液较黏稠、流速缓慢,黏附于管壁;管径太细。为避免喂养管阻塞,于输注营养液前后及连续管饲过程中每间隔4 h及特殊用药前后,都应用温开水或生理盐水冲喂养管。药丸经研碎、溶解后直接注入喂养管,避免因加入营养液后与之不相容而凝结成块黏附于管壁或堵塞管腔。

(二) 肠外营养支持

当患儿无法经肠道摄取营养或摄入不足时,应考虑通过完全或部分肠外营养供给热量、液体、营养素。

1. 适应证与禁忌证

（1）适应证：如因营养状况、疾病以及手术或药物等治疗，经肠内未能获得所需足够营养 5 d 以上的患儿，则应考虑肠外营养支持。

（2）禁忌证：休克，严重水电解质紊乱和酸碱平衡失调者，未纠治时禁用以营养支持为目的的补液。严重感染，严重出血倾向，出凝血指标异常者慎用脂肪乳剂。停止输注含有脂肪乳剂的肠外营养液 4～6 h 后测定血清甘油三酯浓度，若＞2.5 mmol/L（227 mg/dl），应暂停使用脂肪乳剂。严重肝肾功能不全者慎用脂肪乳剂。

2. 输注途径与方法　中心静脉导管已普遍应用于临床，但在置管和应用时也可能出现相关并发症。因此，只有接受过相关培训的专业人员才能进行置管并对其进行维护。进行肠外营养治疗时，根据营养液输注天数与营养液配方渗透压浓度，选择合适的静脉置管途径。

《中国儿科肠外肠内营养支持临床应用指南》推荐意见：

（1）周围静脉能耐受缓慢均匀输注常规能量与蛋白质密度的"全合一"肠外营养配方溶液，但不建议连续输注时间超过 10～14 d。

（2）当营养液配方的渗透压超过 900 mOsm/L（1 mOsm/L＝1 mmol/L）时，建议采用中心静脉置管途径。

（3）中心静脉导管应在严格无菌条件下放置，由经验丰富团队在麻醉下实施效果更好。

（4）中心静脉置管后（包括 PICC）应常规行影像学检查，确定导管尖端部位，并排除气胸。超声导引穿刺例外。

（5）婴儿经颈内或锁骨下静脉放置的中心静脉导管尖端，胸片上显示应在心脏轮廓外 0.5 cm；幼儿与儿童至少应在轮廓外 1 cm。经腹股沟穿刺的导管尖端应位于肾静脉上。

（6）不建议使用 Y 形输注管同时输注 PN 营养液和其他药物。推荐使用"全合一"方法配制、输注肠外营养液，建议在层流室超净台内严格按无菌操作技术配制。

（7）肠外营养液中不推荐添加肝素，但采用小剂量肝素进行冲洗可有效预防导管堵塞。

（8）中心静脉导管应每 2 天更换纱布敷料，至少 7 d 更换透明敷料。

（9）不推荐穿刺部位使用抗生素药膏，这样做反而增加耐药的发生和真菌感染，并可能破坏亚聚氨酯敷料。

3. 并发症及监测　肠外营养并发症包括三种：与中心静脉导管相关的，以及代谢性和其他组织系统（包括肠外营养液稳定性及其与加入药物的相互作用）的并发症。中心静脉导管相关的并发症包括感染、阻塞、中心静脉血栓、肺栓塞和意外损伤。代谢性并发症包括电解质、无机盐、葡萄糖、必需脂肪酸、维生素和微量元素失调。肠外营养液和（或）潜在疾病可能损伤其他组织，导致肝胆疾病，代谢性骨病和生长障碍。

4. 肠外营养支持的护理

（1）护理评估

① 健康史及相关因素：评估患儿的喂养史、饮食习惯以及生长发育情况；有无消化系统解剖或功能上的异常；有无急慢性疾病史；是否为双胎、早产。有无手术创伤、严重感染和消耗性疾病；既往病史。

a. 疾病和相关因素：评估患者近期的饮食情况，如有无明显厌食种类和进食量；因检查或治疗所需禁食的天数。患者的胃肠道有无功能、能否利用可利用的部位或程度。有无额外丢失和急慢性消耗性疾病；有无肝胆系统或其他代谢性疾病；有无水、电解质代谢紊乱等内环境失衡现象。

b. 既往史：既往有无较大的手术、创伤或其他慢性疾病史。

② 身体状况

a. 局部：患儿周围静脉显露是否良好，颈部和锁骨上区皮肤有无破损，有无气管切开或其他影响静脉穿刺（置管）的因素。

b. 全身：患儿的生命体征是否平稳，有无脱水或休克等征象。

c. 辅助检查：根据患者的体重、血电解质、血生化和细胞免疫功能等检查结果，评估患者的营养状况及其对肠外营养支持的耐受程度。

③ 心理和社会支持状况：患儿及家长对肠外营养支持重要性和必要性的认知程度及对相关知识的了解程度，对肠外营养支持费用的承受能力。

（2）常见护理诊断/问题

① 潜在并发症，如气胸、血管或胸导管损伤、空气栓塞、导管移位、感染、糖或脂肪代谢紊乱、血栓性浅静脉炎。

② 不舒适，与长时间输注肠外营养液有关。

③ 有体液失衡的危险。

（3）护理目标

① 患儿未发生与静脉穿刺置管和肠外营养支持相关的并发症。

② 患儿舒适感改善，无发热，能耐受长时间输注肠外营养液。

③ 患儿的体液得以维持平衡。

（4）护理措施

① 观察和预防并发症

a. 静脉穿刺置管时的并发症

气胸：当患者于静脉穿刺时或置管后出现胸闷、胸痛、呼吸困难、同侧呼吸音减弱时，应疑及气胸的发生，应立即通知医师并协助处理。包括作胸部 X 线检查，视气胸的严重程度予以观察，胸腔抽气减压或胸腔闭式引流及护理。对依靠机械通气的患者，须加强观察，因此类患者即使胸膜损伤很小，也可能引起张力性气胸。

血管损伤：在同一部位反复穿刺易损伤血管，表现为局部出血或血肿形成等，应立即退针并压迫局部。

胸导管损伤：多发生于左侧锁骨下静脉穿刺时。穿刺时若见清亮的淋巴液渗出，应立即退针或拔除导管；偶可发生乳糜瘘，多数患儿可自愈，少数需作引流或手术处理。

空气栓塞：可发生于静脉穿刺置管过程中或因导管塞脱落或连接处脱离所致。大量空气进入可立即致死。故锁骨下静脉穿刺时，应置患儿于平卧位、屏气；置管成功后及时连接输液管道；牢固连接；输液结束应旋紧导管塞。一旦疑及空气进入，立即置患儿于左侧卧位以防空气栓塞。

b. 静脉置管后输液期间的并发症

导管移位：锁骨下或其他深静脉穿刺置管后可因导管固定不妥而移位。临床表现为输液不畅或患儿感觉颈、胸部酸胀不适,X线透视可明确导管位置。导管移位所致液体渗漏可使局部组织肿胀;若位于颈部,可压迫气管,导致呼吸困难,甚至并发感染等。因此,静脉穿刺置管成功后必须妥善固定导管。一旦发生导管移位,应立即停止输液、拔管和作局部处理。

感染:长期深静脉置管和禁食、TPN,易引起导管性和肠源性感染,须加强观察和预防。导管护理,每天清洁、消毒静脉穿刺部位、更换敷料,加强局部护理。若用3M透明胶布贴封导管穿刺处者,胶布表面应标明更换日期并按时予以更换。观察穿刺部位有无红、肿、痛、热等感染征象。若患儿发生不明原因的发热、寒战、反应淡漠或烦躁不安,应疑为导管性感染。一旦发生上述现象,应及时通知医师,协助拔除导管并作微生物培养和药物敏感试验。避免经导管抽血或输血;输液结束时,可用肝素稀释液封管,以防导管内血栓形成和保持导管通畅。营养液的配置和管理,营养液应在层流环境、按无菌操作技术配置;保证配置的营养液在24 h内输完;TNA液输注系统和输注过程应保持连续性,期间不宜中断,以防污染;避免因营养液长时间暴露于阳光和高温下而导致变质。尽早经口饮食或肠内营养,TPN患儿可因长期禁食,胃肠道黏膜缺乏食物刺激和代谢的能量而致肠黏膜结构和屏障功能受损、通透性增加,导致肠内细菌和内毒素易位,并发肠源性的全身性感染。故当患儿胃肠功能恢复或允许进食的情况下,鼓励患儿经口饮食。

代谢紊乱:包括糖代谢紊乱和脂肪代谢紊乱。糖代谢紊乱,当单位时间内输入的葡萄糖量超过人体代谢能力和胰岛素相对不足时,患儿可出现高血糖,甚至非酮性高渗性高血糖性昏迷;但亦可因突然停输高渗葡萄糖溶液而出现反应性低血糖。前者主要表现为血糖异常升高,严重者可出现渗透性利尿、脱水、电解质紊乱、神志改变,甚至昏迷。对此,护士应立即报告医师并协助处理:停输葡萄糖溶液或含有大量糖的营养液;输入低渗或等渗氯化钠溶液,内加胰岛素,使血糖逐渐下降;但应注意避免因血浆渗透压下降过快所致的急性脑水肿。后者则主要表现为脉搏加速、面色苍白、四肢湿冷和低血糖性休克,应立即协助医师积极处理,推注或输注葡萄糖溶液。故肠外营养支持时,应加强临床观察和输液护理,葡萄糖的输入速度应小于5 mg/(kg·min),当发现患儿出现糖代谢紊乱征象时,先抽血送检血糖值再根据结果予以相应处理。脂肪代谢紊乱,脂肪乳剂输入速度过快或总量过多并超过人体代谢能力时,患儿可发生高脂血症或脂肪超载综合征;后者表现为发热、急性消化道溃疡、血小板减少、溶血、肝脾肿大、骨骼肌肉疼痛等。一旦发现类似症状,应立即停输脂肪乳剂。对长期应用脂肪乳剂的患者,应定期作脂肪廓清试验以了解患者对脂肪的代谢、利用能力。

血栓性浅静脉炎:多发生于经外周静脉输注营养液时。主要原因:输液的静脉管径细小,高渗营养液不能得到有效稀释,血管内皮受到化学性损伤。置有导管的静脉跨越关节时导管与静脉壁的碰触致静脉受到机械性损伤。可见输注部位的静脉呈条索状变硬、红肿、触痛,少有发热现象。一般经局部湿热敷、更换输液部位或外涂可经皮吸收的具抗凝、消炎作用的软膏后可逐步消退。

② 促进患儿舒适感:肠外营养液输注速度过快并超过机体代谢营养物质的速度时,患者可因发热和恶心等而不耐受,但若慢速输注时,患儿又可因长时间卧床而感不适。须采取有效措施促进其舒适感。

a. 体位:在妥善固定静脉穿刺针或深静脉导管的前提下,协助患儿选择舒适体位。

b. 控制输液速度：根据提供的葡萄糖、脂肪和氨基酸量，合理控制输液速度，以免快速输注时导致患者因脸部潮红、出汗、高热和心率加快等而感觉不舒适。

c. 高热患儿的护理：营养液输注过程中出现的发热，多因输液过快引起；在输液结束后数小时、不经特殊处理可自行消退。对部分高热患者可根据医嘱予以物理降温或服用退热药。

d. 注意 TNA 液的输注温度和保存时间：TNA 液配制后若暂时不输注，应以 4℃ 保存于冰箱内；但为避免输注液体过冷而致患者不舒适，须在输注前 0.5～1 h 取出、置室温下复温后再输。由于 TNA 液中所含成分达几十种，在常温下、长时间搁置后可使其内某些成分降解、失稳定或产生颗粒沉淀，输入体内后可致患者不舒适。因此，TNA 液应在配置后 24 h 输完。

③ 合理输液，维持患儿体液平衡

a. 合理安排输液种类和顺序：为适应人体代谢能力和使所输入的营养物质被充分利用，应慢速输注。但对已有缺水者，为避免慢速输注营养液导致的体液不足，应先补充部分平衡盐溶液后再输注 TNA 液；已有电解质紊乱者，先予以纠正，再输注 TNA 液。

b. 加强观察和记录：观察患者有无发生水肿或皮肤弹性消失，尿量是否过多或过少，并予以记录。根据患者的出入水量，合理补液和控制输液速度。

（5）护理评价

① 与静脉穿刺置管及肠外营养支持相关的并发症是否得到有效预防或及时发现和处理。

② 患儿有无发热，舒适感有无改善，能否耐受长时间输注营养液。

③ 患儿体液是否得以维持平衡。

七、新生儿营养支持目的

营养支持的目的是维持和重建正常的营养状态和生长，同时避免营养相关并发症。不同出生体重新生儿对营养的需求（肠内和肠外）不同，就营养支持而言，最大的挑战来自于那些最为不成熟的，特别是出生体重低于 1.5 kg 的新生儿。理论上说早产儿生长发育的"金标准"是达到宫内的营养储备和生长速度，但经研究一般很难达到，许多早产儿在出院时的校正胎龄体重远低于同胎龄的足月儿。越来越多的流行病学资料显示早期营养和生长发育与成年后的疾病显著相关，尤其是早产儿群体，早期的营养可以影响神经系统发育。例如，早产儿使用普通配方奶可能导致神经系统发育落后，建议使用早产儿配方乳。但是，积极营养支持是否有利于远期发展，仍未得到证实。此外，尽管从某些方面来看，母乳喂养存在营养不足（如低蛋白、低能量、低矿物质和低钠），但却有利于婴儿脑发育，而且对减少成年期心血管疾病可能有保护效应。

1. 早期营养管理　尽管 PN 支持有导管相关感染、葡萄糖和脂肪不耐受、液体过量以及胆汁淤积等风险，但也要意识到早产儿肠内营养可能会引起胃潴留、呼吸道疾病和 NEC。对低出生体重儿，在生后几天可结合 PN 给予微量肠内营养（低能量管饲），0.5 ml/h（<1 kg 出生体重），或 1 ml/h（>1kg 出生体重）。如果患儿在生后 1 周可以耐受喂养，那么可以不超过 25 ml/(kg·d) 的速度缓慢增加喂养量。只要条件允许，很多医疗机构均首选母乳喂养（来自母亲或捐赠者），直至完全耐受肠内喂养。

临床上习惯至早产儿病情稳定后才开始 PN 支持,经 1 周或更长时间内开始营养的供给。这一现象反映了以往过度关注代谢并发症(如重度酸中毒、高血氨和昏迷)风险的观念,事实上这些症状已经非常罕见了。分别在早产儿出生后 24 h 或 72 h 输注氨基酸,比较两组的 24 h 平衡试验结果显示,早期补充氨基酸组在生后 1 d 即达到正氮平衡,而延迟输注氨基酸组直至生后 4 d 才建立正氮平衡。另一项研究对生后 2 d 和生后 4 d 开始应用氨基酸进行了比较,结果发现早期应用氨基酸可以增加蛋白质合成,有利于氮平衡。早产儿出生后即开始补充氨基酸看来是安全的,并且可以防止蛋白质丢失。还有研究比较了生后 48 h 静脉营养的配方,分别是葡萄糖、葡萄糖/氨基酸、葡萄糖/氨基酸脂肪乳 3 种。仅在未给氨基酸组的早产儿发现血氨基酸浓度迅速降低,各组血甘油三酯、胆固醇以及胆红素水平相似,脂肪乳剂组低血糖发生率最低。这些研究显示在生后 24 h 应用 PN 是安全可行的,但当患儿存在败血症、明显酸中毒、极度不成熟和严重呼吸道疾病时,PN 应用应慎重。

对于那些胎龄小于 34 周宫内发育迟缓的新生儿,由于其具有较高发生 NEC 的风险,微量喂养应至少持续一周,然后再增加奶量。但这样的肠内营养策略是否可以减少 NEC 发生至今未获证实,仍需要开展前瞻性研究。母乳在肠内营养时优先或至少在开始时优先选择。母乳具有免疫方面的优势,能提供某些保护因子防止 NEC 的发生。后续喂养时,尽管母乳和强化剂喂养是不错的选择,但早产儿配方奶使用也很普遍。

近年来随着医学科学的进步和新生儿重症监护技术的发展,早产儿的抢救成功率逐年提高,越来越多的极超低出生体重儿得以存活,而目前早产儿宫外生长迟缓(extrauterine growth restriction,EUGR)的状况已引起国内外学者的高度重视,探索有益于早产儿健康的营养管理策略,改善早产儿的生命质量成为人们关注的热点。

2. 早产儿的喂养原则 早期积极的肠内营养是为早产儿营造良好的人生开端,对维持早产儿消化道结构和功能的完整性是必需的,兼有直接的营养作用和间接的促进胃肠功能的作用。保证早产儿成功喂养的技巧包括尽早开奶、提倡母乳喂养、微量喂养、适量加奶、非营养性吸吮、不轻易禁食和保持大便通畅,这些已被国内外多年的临床实践证明是行之有效的。

母乳喂养对早产儿很重要,早产儿母乳中的成分与足月母乳不同,其营养价值和生物学功能更适合早产儿的需求。目前有证据表明,母乳喂养时间越长,将来发生代谢综合征(肥胖、高血压、2 型糖尿病、心脑血管病)的几率越低。以上这些方面的益处均可正面影响早产儿的健康和远期预后。但由于极低出生体重儿的特点,纯母乳喂养不能满足其蛋白质及多种营养素的需求,生长速度较慢;母乳内钙磷含量较低,这些矿物质的不足会刺激骨的重吸收以保证血清钙浓度的正常,造成早产儿骨发育不良和代谢性骨病的危险。目前推荐母乳喂养的低出生体重早产儿使用含蛋白质、矿物质和维生素的母乳强化剂(HMF)以确保满足预期的营养需求。而国内缺乏 HMF,是早产儿母乳喂养的障碍之一。

早产儿配方奶分为液体和粉状两种。前者是按冲调比例配制好的即食瓶装奶液,后者是配方粉。在液体配方奶的生产过程中,液体经过足够时间的高温处理,可以使终产品达到商业无菌的要求,而早产儿配方粉则难以制成无菌产品,在调配过程中需予以注意。

早产儿出院后配方奶是针对低出生体重早产儿出院后的营养需求,自20世纪90年代开始研制的,各种营养素和能量介于早产儿配方奶和标准婴儿配方奶之间的一种早产儿过渡配方,以帮助早产儿实现追赶性生长,适用于人工喂养的早产/低出生体重儿或作为母乳的补充。

3. 早产儿营养管理的目标 早产儿以出生体重分类,包括低出生体重儿(<2 500 g)、极低出生体重儿(<1 500 g)和超低出生体重儿(<1 000 g)。由于出生体重不同,他们在宫内营养储备的差别很大,出生后对营养素和能量的需求不同。在不同的年龄阶段,随着早产儿的逐渐成熟,其生长和代谢所发生的变化,对营养素的需求是不同的,喂养方式和乳类选择也有所不同。

早产/低出生体重儿作为发育不成熟的、脆弱的特殊群体,其营养需求不仅要考虑所有必需和条件必需营养素缺乏引起的健康问题,还要考虑这些营养素过多所带来的可能的风险。不仅要关注营养对早产儿体格发育的影响和血生化的改变,还要关注营养对促进早产儿成熟和人体功能的作用。如体重或线性生长速率、体质结构、组织代谢状况、胃肠功能、体液和细胞免疫、神经心理发育、近远期疾病的易感性等,都是在掌握营养平衡方面应当重视的问题。因此对早产儿的营养管理是一个系统工程,我们的着眼点不仅在生后早期住院期间,而且应当持续至出院后、婴幼儿阶段乃至青春期。

我国《早产/低出生体重儿喂养建议》中指出:早产/低出生体重儿营养管理的目标应满足以下目的:① 满足生长发育的需求;② 促进各组织器官的成熟;③ 防止营养缺乏和过剩;④ 保证神经系统的发育;⑤ 有利于远期健康。

八、新生儿肠内营养支持

随着围产医学技术的迅速发展,越来越多的早产儿的生命得到挽救。他们生后所面临的主要问题之一是营养。其中肠内营养(EN)支持在早产儿存活和正常的生长发育中起着重要作用,肠内营养的管理对于安全有效的完成肠内营养支持至关重要。如何护理也是儿科护士不断探索的问题。

(一) 推荐摄入量

1. 能量 经肠道喂养达到105～130 kcal/(kg·d),大部分新生儿体重增长良好。部分早产儿需提高能量供应量约150 kcal/(kg·d)才能达到正常/标准体重增长速度。

2. 蛋白质 足月儿2～3 g/(kg·d),早产儿3～4 g/(kg·d),蛋白质:热量:足月儿1 g:(35～43)kcal;早产儿1 g:(110～120)kcal。

3. 脂肪 5～7 g/(kg·d),占总能量的40%～50%。

4. 碳水化合物 10～14 g/(kg·d),占总能量的40%～50%。

(二) 喂养方式

1. 母乳喂养 尽可能早地进行母乳喂养,尤其是早产儿,但有下述情况者属于禁忌证:① 母亲患有活动性传染病如结核病、肝炎,如果母亲为乙肝病毒(HBV)携带者,并非哺乳禁忌证,但这类婴儿应在出生后24 h内给予特异性高效乙肝免疫球蛋白,继之接受乙肝疫苗免疫;② 母亲为HIV病毒、CMV病毒、梅毒螺旋体感染者或携带者;③ 乳房单纯性疱疹病毒感染(另一侧无感染乳房可继续喂养);④ 母亲正在接受同位素诊疗,或曾暴露于放射性物质下(乳汁内含放射活性物质);⑤ 母亲正在接受抗代谢药物及其他化疗药物治疗、或对婴儿有影响的药物治疗(直至完全清除之前);⑥ 母亲正在吸毒、酗酒;⑦ 怀疑或明确诊断为遗传代谢性疾病,如半乳糖血症、苯丙酮尿症等。

2. 人工喂养

(1) 奶瓶喂养:适用于胎龄 34 周以上具有完善吸吮和吞咽能力,又无条件接受母乳喂养的新生儿。

(2) 管饲喂养适应证:① 胎龄<32 周早产儿;② 吸吮和吞咽功能不全、不能经奶瓶喂养者;③ 因疾病本身或治疗的因素不能经奶瓶喂养者;④ 作为奶瓶喂养不足的补充。

(3) 管饲方式:鼻胃管喂养是管饲营养的首选方法,喂养管应选用内径小而柔软的硅胶或聚亚胺酯导管。推注法适合于较成熟、胃肠道耐受性好的新生儿,但不宜用于胃食管反流和胃排空延迟者。间歇输注法采用输液泵输注,每次输注时间可以持续 0.5~2 h,根据患儿肠道耐受情况间隔 1~4 h 输注,适用于胃食管反流、胃排空延迟和有肺吸入等高危因素的患儿。持续输注法,连续 20~24 h 用输液泵输注喂养法。此方法仅建议用于上述两种管饲方法不能耐受的新生儿。鼻肠管喂养新生儿不推荐本喂养途径。

3. 肠道喂养禁忌证　先天性消化道畸形等原因所致消化道梗阻,怀疑或明确诊断为坏死性小肠结肠炎(NEC)者为绝对禁忌证;此外,任何原因所致的肠道组织缺血缺氧性变化,在纠正之前暂缓喂养。

4. 微量肠道喂养(MEF)

(1) 适应证:适用于无肠道喂养禁忌证,但存在胃肠功能不良的新生儿,其目的是促进胃肠道功能成熟,改善喂养耐受性,而非营养性喂养。

(2) 应用方法:生后第一天即可开始。以输液泵持续或间歇输注法经鼻胃管输注稀释/标准配方乳或母乳 0.5~1.0 ml(kg·h)[5~20ml/(kg·d)],5~10 d 内维持不变。

(三) 肠内营养的制剂选择

母乳和婴儿配方乳适合新生儿各种方法和途径的肠道喂养。

1. 母乳　首选母乳。在保证安全的前提下,吸吮功能不完善的早产儿可经鼻胃管喂饲。

2. 早产儿配方乳　适用于胎龄 34 周以内或体重<2 kg 早产低体重新生儿,34 周以上的可以选用婴儿配方乳。

3. 婴儿配方乳　适用于胃肠道功能发育正常的足月新生儿。

4. 以水解蛋白为氮源的婴儿配方乳　适用于肠道功能不全(如短肠和小肠造瘘)和对蛋白质过敏的婴儿。

5. 免乳糖配方乳　适用于腹泻>3 d,乳糖不耐受的新生儿,及肠道功能不全(如短肠和小肠造瘘)患儿。

6. 特殊配方乳粉　适用于代谢性疾病患儿(如苯丙酮尿症患儿专用奶粉)。

（四）配方乳的配制与保存

配方乳配制前所有容器需高温消毒处理，配制应在专用配制室或经分隔的配制区域内进行，严格遵守无菌操作原则。病房内配置应即配即用。中心配制，应在配置完毕后置4℃冰箱储存，喂养前每次加温。室温下放置时间不应超过4 h。若为持续输液泵胃肠道喂养或间歇输液泵输注，应每8 h更换注射器，每24 h更换输注管道系统。

（五）喂养不耐受及干预

1. 药物干预　红霉素作为胃动素激动剂，可促进胃肠动力，提高喂养耐受性。用红霉素干预后，早产儿呕吐、腹胀明显减轻，开奶时间、生理性体质量下降恢复时间明显缩短。还可给予多潘立酮（吗丁啉）0.2 mg/（kg·次），喂奶前30 min胃管内注入，每天3次。

2. 非营养性吸吮　临床上不能经口喂养的早产儿，在禁食期间或管饲法喂养期间给予其吸空的橡皮奶头称非营养性吸吮。非营养性吸吮可促进早产儿胃泌素分泌，加快胃排空，鼻胃管留置时间缩短，可减少喂养不耐受的发生。

3. 早期微量喂养　早期微量喂养促进胃肠动力的成熟，减少喂养不耐受，还可促进血浆中胃泌素和胃动素浓度增高，既可促进胃肠动力又对胃黏膜有营养作用；早期微量吸吮干预，可促进早产儿胃肠道的发育和功能成熟，降低喂养不耐受的发生率，促进质量增长，缩短胃管留置时间，有利于胃管喂养过渡到经口喂养。

4. 腹部按摩　腹部按摩能促使早产儿肠道激素分泌水平增高，胃肠道蠕动增强，增加每日排便量和排便次数，改善胃肠喂养耐受性。腹部按摩的具体方法是：以手掌心接触腹部，以脐为中心，四指并拢，顺时针运动，同时给予腹部一定的压力，速度适中，每次按摩均在饲奶30 min后进行，每日3~4次，每次5 min，如患儿腹胀可延长至10 min。

5. 肛管刺激排便或温生理盐水灌肠排便　可以增强肠蠕动，增加排便，改善胃肠耐受性。

九、新生儿肠外营养支持

当新生儿不能耐受经肠道喂养时，完全由静脉供给热量、液体、蛋白质、碳水化合物、脂肪、维生素和矿物质等来满足机体代谢及生长发育需要的营养支持方式。

（一）适应证

经胃肠道摄入不能达到所需总热量70%，或预计不能经肠道喂养3 d以上。例如先天性消化道畸形，如食管闭锁、肠闭锁等；获得性消化道疾患，如短肠综合征、坏死性小肠结肠炎、顽固性腹泻等；早产儿（低出生体重儿、极低和超低出生体重儿），宫内发育迟缓等。

（二）支持途径

1. 周围静脉　四肢或头皮等浅表静脉输入的方法，适合短期（<2周）应用，具有操作简单，并发症少而轻的优点，缺点是不能耐受高渗液体输注，长期应用会引起静脉炎，葡萄糖浓度须小于12.5%。

2. 中心静脉

(1) 经周围静脉进入中心静脉(PICC),由肘部贵要静脉、正中静脉、头静脉或腋静脉置管进入上腔静脉。本法具有留置时间长,减少穿刺次数,并发症发生率较低的优点,缺点是护理不当可能引起导管阻塞、感染等并发症。因此须注意:① 需由经培训的护士、麻醉师或医生进行,置管后需摄片定位。② 置管后严格按护理常规操作与护理。

(2) 经颈内、颈外、锁骨下静脉置管进入上腔静脉,本法优点是置管时间长,可输入高渗液体,缺点是易引起导管有关的败血症、血管损伤、血栓等。须注意:① 导管需专人管理。② 不允许经导管抽血或推注药物。③ 严格无菌操作,每 24~48 h 更换导管穿刺点的敷料。

(3) 脐静脉插管,优点为操作简单,可迅速建立给药通道,缺点是插管过深易造成心律失常,引起门静脉系统产生压力增高,影响血流,导致肠管缺血及坏死可能。须注意:① 插管需由经过培训有经验的医生进行,置管后需摄片定位。② 置管时间不超过 10 d。

(三) 输注方式

1. 多瓶输液 氨基酸与葡萄糖电解质溶液混合后,以 Y 型管或三通管与脂肪乳剂体外连接后同时输注。优点是适用于不具备无菌配制条件的单位,缺点是工作量相对大,易出现血糖、电解质紊乱,且不利于营养素充分利用。须注意:脂肪乳剂输注时间应>16 h。

2. 全合一 将所有肠外营养成分在无菌条件下混合在一个容器中进行输注。新生儿肠外营养支持输注方式建议采用"全合一"(All-in-One)方式。优点是易管理,减少相关并发症,有利于各种营养素的利用,并节省费用,缺点是混合后不能临时改变配方。配制时须注意:肠外营养支持所用营养液根据当日医嘱在层流室或配制室超净台内,严格按无菌操作技术进行配制。混合顺序为:① 电解质溶液(10% NaCl,10% KCl、钙制剂、磷制剂)、水溶性维生素、微量元素制剂先后加入葡萄糖溶液和(或)氨基酸溶液;② 将脂溶性维生素注入脂肪乳剂;③ 充分混合葡萄糖溶液与氨基酸溶液后,再与经步骤②配制的脂肪乳剂混合;④ 轻轻摇动混合物,排气后封闭备用。保存须注意:避光、4℃保存,无脂肪乳剂的混合营养液尤应注意避光。建议现配现用。国产聚氯乙烯袋建议 24 h 内输完。乙烯乙酸乙酰醋袋可保存 1 周。特别提醒:①"全合一"溶液配制完毕后,应常规留样,保存至患者输注该混合液完毕后 24 h;② 电解质不宜直接加入脂肪乳剂液中,注意"全合一"溶液中一价阳离子电解质浓度不高于 150 mmol/L,二价阳离子电解质浓度不高于 5 mmol/L;③ 避免在肠外营养液中加入其他药物,除非已经过配伍验证。

十、肠内联合肠外营养支持

1. 生后第一天即可开始肠内喂养(存在肠内喂养禁忌证者除外),不足部分由肠外营养补充供给。

2. 营养补充热量计算公式:

$$PN=(1-EN/110)\times70$$

其中 PN,EN 单位均为 kcal/(kg·d)(110 为完全经肠道喂养时推荐达到的热量摄入值,70 为完全经肠外营养支持时推荐达到的热量摄入值)。

第十节 老年患者营养支持与护理

> 老龄化社会是国际社会面临的一大难题和挑战,带来人们对老年医学的关注和探索。自我国已进入老龄化社会,老年人和老年患者营养不良问题将日益突出。随着老年人机体构成、器官功能、代谢和生活方式随着年龄的增长而变化,其对营养物质的代谢与非老年人群不同,同时老年人是患心脑血管病、肿瘤和神经退变性疾病的主要高危人群,因而老年患者营养支持治疗和护理有别于其他人群。

2001 年我国已全面进入老龄化社会,到 2006 年年底,我国老年人口已达 1.49 亿,每年的增长速度为 3.2%,预计到 2035 年我国老年人口将达到 4 亿。老年住院患者的比例逐年增多,其健康问题将成为社会的重要问题,老年人和老年患者的营养问题将日益突出。由于老年人机体构成、器官功能、代谢和生活方式随着年龄的增长而变化,其对营养物质的代谢与非老年人群不同;同时老年人是患心脑血管病、肿瘤和神经退变性疾病的主要高危人群,因而老年患者营养支持治疗和护理有别于其他人群,对于接受肠外或肠内营养支持的老年患者,护理人员应给予更多的关注,根据老年患者的个体特点,采取个性化的护理措施,以期减少营养支持的并发症,促进康复。

一、老年人器官功能特点

随着年龄的增长,人体内各器官及组织细胞的功能出现退行性改变,从而导致机体各系统器官的功能下降。

1. 心脏功能　老年人心肌老化,心脏传导系统呈退行性变,血管壁生理性硬变明显,血管壁弹性下降、脆性增加。因此,老年人易患各类心脏疾病。

2. 肺功能　老年人呼吸道黏膜萎缩,纤毛功能下降,咳嗽反射减弱,分泌物易潴留,排除异物功能减退,肺活量及肺通气量明显下降。

3. 肝脏和胃肠道功能　肝功能减退,肝脏解毒功能降低。严重感染和创伤后容易导致老年人肝脏功能异常;同时,老年人的胃肠运动功能减退,蠕动少而且力量弱,各种消化酶分泌减少,直接导致其消化功能下降。

4. 肾功能　肾脏的重量随年龄增加而减轻,肾浓缩功能降低,肾内分泌功能下降,前列腺素分泌减少,导致血管萎缩和血流量减少。

5. 免疫功能　随着年龄的增加,老年人体内淋巴细胞的总数减少,B 淋巴细胞相对增加,T 淋巴细胞明显减少。由于免疫细胞和 T、B 淋巴细胞功能的变化,使老年人机体的免疫监视功能降低,以致恶性疾病发病率增加;淋巴组织内部的功能紊乱也使抗原激发的反应不能抑制,可能导致淋巴系统的恶性肿瘤。感染和严重创伤带来的免疫抑制加重了老年人的免疫损伤,从而导致相关并发症发生率增加。

二、老年人营养代谢的特点

1. **基础代谢** 老年人的热量需求大致在 20～25 kcal/kg，即使在应激状态也＜30 kcal/kg，其基础代谢一般比青壮年时期降低约 10%～15%，≥75 岁的老年人甚至降低 20% 以上。

2. **糖类代谢** 老年人葡萄糖的代谢率和耐受性随着年龄的增加而下降，容易导致高血糖的发生。原因：① 胰岛素释放减少和释放高峰后移，胰岛素受体数目和活性降低，这与胰岛素样生长因子-1(IGF-1)水平的降低有关；② 肝糖原分解增强，胰岛素抵抗，外周组织对胰岛素的敏感性降低；③ 机体细胞总量减少，葡萄糖的氧化能力降低。

3. **蛋白质代谢** 老年人蛋白质分解代谢增强，而合成代谢减弱，易发生负氮平衡。老年外科患者在手术、创伤、感染等的应激下合成急性相反应蛋白能力下降，影响自稳态的恢复，容易导致外科手术的预后不良。

4 **脂肪代谢** 老年人体内脂肪代谢酶的水平及活性下降，使脂肪分解代谢和脂肪廓清能力降低，导致高脂血症和血管粥样硬化。

5. **维生素、矿物质和微量元素的代谢** 老年人维生素、矿物质和微量元素的代谢水平随着年龄增长而改变。水平升高的有：血清中的铜离子、铁蛋白，肝组织中的铁离子（女性）。水平较低的有：血清中的锌离子、钙离子、铁离子、维生素 B_1、砷和 1,25-脱羟基维生素 D、维生素 C、维生素 B_6、维生素 B_{12}。

三、老年人营养不良的类型及原因

老年人营养不良的类型可分为：消瘦型，以能量不足为主；水肿型，以蛋白质缺乏为主；混合型，既缺乏能量又缺乏蛋白质。

老年人营养不良的原因：老年人胃肠功能及认知功能的减退，伴随的慢性疾病、孤独、食欲降低、牙齿功能减退、药物性因素（药物对营养吸收和利用的影响）以及医源性原因等。医源性营养不良的原因是指在住院期间，由于疾病或创伤（手术）等原因的限制，老年人营养的摄入量低于需要量，发生率为 42%～56%。

资料显示：老年人营养不良的发生率为 15%，老年患者的发生率为 62%，需要护理的老年住院患者的发生率为 85%。营养不良不仅是蛋白质、热量不足，也包括微量元素、维生素和矿物质的不足。

四、老年患者营养支持的原则

1. 尽早纠正低血容量以及酸中毒、低钠、低钾等水、电解质及酸碱平衡紊乱。

2. 根据年龄、BMI、是否禁食、原发病及同一疾病的不同病程、引流量，以及是否伴随其他心、肺、肾疾病，选择合适的营养支持途径、适量的热量和营养物质，制定个体化营养支持方案。

3. 只要患者胃肠道功能正常，首选肠内营养，符合生理，有利于维持肠道功能，实施方便，并发症少，易于长期应用。若不能耐受或无法进行时才选用肠外营养。

4. 纠正老年人的营养不良不能操之过急，尤其是严重营养不良时，可逐步进行，先给所需营养量的半量，再逐渐增加至全量。需急诊手术的患者，术前不应实施营养。

五、老年患者营养支持的实施要点

1. 由于老年人机体老化,脏器功能减退,多数可能处于营养危机状态。营养支持的配方及给予方法应与中青年人不同,需根据老年人的生理特点制定。

2. 肠内营养时尽可能口服,应选择适合老年人口味、浓度高的流质饮食。若口服饮食不及需要量的 50%,需给予管饲饮食。

3. 管饲时首选鼻饲,应采用匀速滴入的方法,从低浓度、低剂量开始,逐渐增加。

4. 病情重且需营养支持较久时,可考虑作造口术,包括内镜辅助下的胃或空肠造口(PEG、PEJ),或开腹手术作胃或空肠造口术。

5. 肠内营养制剂的选择也要依据老年人特点,多选用平衡饮食,富含蛋白质、糖和少量脂肪,易于消化吸收的含纤维饮食。

6. 肠外营养支持方法基本与中青年相同,但老年人常需限制液体摄入量。因此,选择中心静脉通路并输入高渗性液体较好。

7. 肠外营养液应配制成混合营养液输入,从低热量开始,可按 25 kcal/(kg·d),糖:脂:2:1,氮 0.16 g/(kg·d)给予。

8. 患有其他疾病,长期服药的患者,应考虑营养与药物的相互作用关系。

9. 无论是口服营养饮食、管饲营养还是肠外营养均应随着需求量的改变而改变。

六、老年患者的肠外营养支持及护理

1. 老年患者的肠外营养支持　对于不能正常进食、误吸及发生吸入性肺炎、围术期有营养不良或有营养不良风险的老年患者,则需要肠外营养支持。肠外营养液配制成"全合一"营养液,非蛋白热量 25～30 kcal/(kg·d),其中脂肪供能占 30%～50%,氮入量为 0.15～0.2 g/(kg·d)(热氮比约为 120:1),并添加常规剂量的矿物质与微量营养素。

老年患者肠外营养支持的整体适应证、禁忌证与非老年人一致。以下是欧洲肠外肠内营养学会(ESPEN)2009 年老年患者肠外营养支持(PN)指南摘要,可供临床参考使用。① 当饥饿超过 3 d 又不能进食或肠内营养支持(EN)、摄入不足大于 7～10 d 时 PN;② 年龄对脂肪乳氧化并无负面影响,且由于胰岛素抵抗影响糖代谢,热量供给脂肪比可达 50%;③ 老年患者应考虑存在维生素、微量元素、矿物质缺乏;④ 老年人 PN 对机体损耗细胞量的恢复较年轻人慢(B),功能恢复亦差,死亡率和并发症发生与年轻人相仿,但并发症较 EN 多(C);⑤ 住院患者和家庭 PN 的指征与年轻人相同(B)。

2. 老年患者肠外营养的输注途径选择及护理　老年患者选择肠外营养输注途径取决于肠外营养支持(PN)的持续时间、营养的需要量和现存可用的静脉通路。

(1) 经外周静脉的肠外营养途径:是临床上最常用的肠外营养支持途径。在肠外营养支持时间较短(<10 d)、能量需求不高、使用低渗透压肠外营养混合液、对液体量限制不大的情况下可采用经外周静脉途径。由于老年患者血管弹性降低、脆性增大、皮肤组织松弛,易导致穿刺困难、渗液等问题,因此为老年患者静脉输液时护士应选择弹性好、回流通畅、较粗直、易显露、便于穿刺、固定和观察的血管,提高穿刺技巧,提高穿刺成功率,每 48～72 h 变换一次输液部位。同时,老年患者外周静脉输液过程中,应加强巡视和健康宣教工作,减少渗液和静脉炎的发生,控制好输液速度。

（2）经外周中心静脉置管（PICC）的肠外营养途径：PICC 是老年患者接受较长时间（＞10 d）肠外营养支持的首选输注途径，目前广泛使用。PICC 可以将肠外营养液直接输注到血流速度快、血流量大的中心静脉，避免了老年患者因长期输液或输注高浓度、高渗透压、强刺激性药物带来的血管损害，减轻了因反复静脉穿刺给患者造成的痛苦，保证了肠外营养治疗的顺利进行。由于老年患者的血管老化、血液黏稠度高或凝血功能障碍，在进行 PICC 置管前、置管过程中及置管后的护理上都应充分考虑老年患者的特殊性。置管前护士应认真评估患者心理状况、血管状况、凝血功能及血液黏稠度等情况，取得患者配合，防止穿刺点渗血不止及导管阻塞。对躁动不安老年患者，加强看护和约束，防止导管脱出。

（3）经中心静脉置管（CVC）的肠外营养途径：常用的置管位置有经颈静脉、锁骨下静脉和股静脉。中心静脉插管有单腔导管和多腔导管不同规格，其中单腔导管的感染可能性小，对于病情稳定的老年患者，常被选作肠外营养的输注途径。病情危重或者长期病态而需要除全肠外营养治疗外的多种静脉输液治疗的患者，多采用多腔导管，在治疗中要保证其中一个通路专为营养支持所用。在患者输液过程中，护士应加强巡视，预防空气栓塞，防止管腔堵塞，注意观察输液的速度，避免输液速度过快引起心力衰竭。

由于老年患者常伴随心脏疾患、肝肾功能不全、代谢能力下降等情况，为了减少心力衰竭、肺水肿的发生，利于营养素的代谢，促进机体蛋白质合成，减少代谢并发症，老年患者肠外营养的输注应以持续 24 h 为基础，速度应在 2～3 d 内缓慢增加至目标量。建议老年患者肠外营养采用输液泵控制输液速度，全肠外营养（TPN）至少应输注 12～16 h。

老年患者 PN 输注途径选择参照中华医学会肠外肠内营养学分会（CSPEN）临床指南相关内容：① 经周围静脉缓慢均匀输注能够耐受常规能量与蛋白质密度肠外营养配方全合一溶液，但不建议连续输注时间超过 10～14 d（C）；② PN 支持时间预计＞10～14 d，建议采用 CVC 或 PICC 置管（B）；③ 若静脉置管单纯为输注肠外营养，通常不推荐采用输液港（D）；④ PICC 穿刺常规首选肘窝区，应尽可能避免选择乳房切除术和/或腋窝淋巴结清扫、接受放射治疗的患侧上肢（C）；⑤ CVC 穿刺部位首选锁骨下静脉（B）；⑥ PICC 导管尖端必须位于上腔静脉内（A）；⑦ CVC 和 PICC 体内最长保留时间尚无明确报道，但应当经常对穿刺部位进行监测，怀疑导管感染或其他相关并发症时，应立即拔除导管（C）。

七、老年患者的肠内营养支持及护理

1. **老年患者肠内营养支持**　大多数情况下，老年人营养支持首选肠内营养，除非有禁忌证。老年患者肠内营养支持的适应证、禁忌证与非老年人一致。肠内营养（EN）是指通过口服或管饲的途径为日常膳食营养摄入不足或吸收障碍的患者提供代谢需要的营养物质及其他各种营养素的营养支持方式。目前，肠内营养已成为疾病治疗的一部分，被临床各个科室逐步认识并接受，首选肠内营养的理念已成为众多临床医师的共识。

2. **老年患者肠内营养制剂的选择**

（1）肠内营养制剂多选用平衡饮食，富含蛋白质、碳水化合物和少量脂肪，易于消化吸收的纤维饮食。

（2）标准的整蛋白配方适合大部分患者的需要，氨基酸和短肽类的肠内营养制剂适合胃肠功能不全老年患者。

（3）老年患者乳糖酶分泌量减少，易出现乳糖不耐受，造成腹泻，因此老年患者应选

择不含乳糖的制剂。

（4）脂肪种类上应尽量减少饱和脂肪酸的摄入量，以免增加机体的过氧化或促进动脉粥样硬化的发生。

（5）切忌自始至终使用同一种营养制剂。

3. 老年患者肠内营养途径选择及护理　老年患者肠内营养主要有经口摄食、管饲 2 种基本方式。老年患者肠内营养选择何种置管途径要根据患者管饲时间长短、有无误吸、胃肠道功能等因素综合考虑，在满足肠内营养需要的基础上，置管方式尽量简单、方便，尽量减少对患者损害，患者舒适有利于长期带管。

（1）口服是最安全的肠内营养途径，若经口饮食达不到其需要量的 50%，则需要管饲。

（2）鼻胃/肠管适用于短期接受肠内营养的老年患者，管饲时，头部抬高 30°～45°可以减少吸入性肺炎的发生。

（3）对于因脑血管疾病、神经性吞咽困难、意识障碍等可能误吸风险大的老年患者，病情严重且估计肠内营养支持＞3 周以上的老年患者，则需考虑内镜辅助下经皮胃造瘘或空肠造瘘。

（4）接受腹部手术且术后需要较长时间肠内营养的患者，需要术中放置空肠造口管。

老年患者 EN 置管途径选择参照中华医学会肠外肠内营养学分会（CSPEN）临床指南相关内容：① 鼻胃管适用于接受肠内营养时间少于 2～3 周的患者，管饲时，头部抬高 30°～45°可以减少吸入性肺炎的发生（C）；② 接受腹部手术且术后需要较长时间肠内营养的患者，建议术中放置空肠造瘘管（C）；③ 近端胃肠道手术的患者，可通过放置在吻合口远端的空肠营养管进行肠内营养（B）；④ 非腹部手术患者，若需要接受大于 2～3 周肠内营养，如严重头部外伤患者，经皮内镜下胃造瘘（PEG）是首选的管饲途径（C）；⑤ 任何原因致神经性吞咽困难患者（包括脑卒中所致）：短期吞咽困难推荐鼻胃管喂养；长期吞咽困难（超过 1 个月）推荐 PEG 喂养（A）。

4. 老年患者肠内营养输注喂养方式的护理　老年患者肠内营养输注喂养方式多种多样，包括顿服、周期、间断、连续式匀速的输注喂养方式。为了提高老年患者肠内营养耐受性，预防肠内营养相关并发症，建议采用肠内营养输注泵。

（1）顿服输注喂养：犹如少量多餐，在特定间隔下（4～6 次/日）短期输入肠内营养。适用于进行胃内喂养的患者使用，利于胃的排空，利于控制血糖，接近生理模式。

（2）周期输注喂养：每天超过 8～20 h 的特殊时段持续喂养，通常在夜间输注，以鼓励患者白天经口少量进食。适用于可以经口少量进食但营养不良的老年患者，可以是胃内喂养或空肠喂养的患者。

（3）间断输注喂养：如同顿服输注喂养，但输注时间更长一些，可有助于耐受，适用于进行胃内喂养的患者使用。

（4）连续式匀速输注喂养：持续 24 h 输注喂养，适用于老年危重患者、重大外科手术后患者，以及肠腔喂养的患者使用，利于肠腔营养的吸收，促进肠道功能的启动。

老年患者推荐使用肠内营养输注泵的患者选择参照中华医学会肠外肠内营养学分会（CSPEN）临床指南相关内容：① 老年卧床患者进行 EN，推荐使用 EN 输注泵（B）；② 对输入 EN 的"速度"较为敏感的患者，推荐使用 EN 输注泵（D）；③ 血糖波动较大的患者，推荐使用肠内营养输注泵（A）；④ 对接受 2～3 周及以上 EN、或长期（≥6 m）采用

PEG 进行 EN 的患者推荐使用输注泵辅助(A)；⑤ 对危重症患者(如短肠综合征、部分肠梗阻、肠瘘、急性胰腺炎等)、重大手术后患者在刚开始接受 EN 时,推荐使用肠内营养输注泵(A)；⑥ 下述情况均推荐使用输注泵：当 EN 液黏度较高时(如高能量密度的 EN 液)；进行直接的十二指肠或空肠喂养时；当喂养强调以准确时间为基础(在限定的准确时间内完成输注)时(如为避免潜在的药物和营养素的相互作用)；为避免在短时间内输注大剂量、高渗透压的营养液时；家庭 EN(D)。

大多数情况下,老年患者营养支持首选肠内营养。对外科老年患者而言,大多数需肠外、肠内营养结合实施。鉴于老年患者病情复杂、并存病多的特点,无论是肠外营养还是肠内营养,均应遵循个性化原则,应根据老年患者的个体特点,采取个性化的营养支持治疗和护理措施,以期减少营养支持的并发症,促进康复。

第十一节　烧伤患者营养支持与护理

营养支持疗法已成为外科治疗尤其是对烧伤患者进行治疗的重要手段。重症烧伤后,患者营养消耗增加、分解代谢增强,引起组织破坏,加速体液、蛋白质等营养物质的持续丢失,摄入及利用不能满足机体需要,可出现严重营养不良,免疫功能下降,营养需求量超过其他严重创伤患者。若各种营养素得不到及时补充,势必会延缓创面愈合,降低机体抵抗力,使感染和各种并发症难以控制。正确的营养支持,有利于维护器官功能,增强免疫机制,预防和控制感染,促进创面愈合。大面积烧伤后的营养支持治疗,是救治成功与否的重要一环。

一、烧伤患者营养的应用

严重烧伤后早期肠道营养是普遍有效和相对安全的营养支持方法,对提高严重烧伤治疗效果起到重要作用。近年来,国内外许多学者进行了大量的研究来探讨大面积烧伤患者的营养支持策略。严重烧伤患者早期合理实施肠道营养可降低烧伤后机体的高代谢,有效保护肠黏膜屏障功能,减少或预防应激性溃疡的发生,配合恰当的护理措施,能够提高治疗效果,促进患者康复。严重烧伤患者仅凭胃肠内营养支持往往难以补充全部所需,需要从静脉补充不足的营养物质,以满足患者高代谢的需要。

二、使用对象

1. 肠外营养

(1) 烧伤面积大于总体表面积 20%～30%,烧伤患者分解代谢旺盛,肠内营养无法满足其需要。

(2) 口腔和消化道严重烧伤患者。

(3) 吸入性损伤所导致的长期留置气管套管及应用呼吸机的患者。

（4）颈前部、颌部重度烧伤，患者不能咀嚼或吞咽者。

（5）其他原因不能进食或拒绝进食的烧伤患者，如自杀或刑事案件患者常发生。

（6）烧伤严重并发症，包括消化系统并发症、脓毒症或多脏器功能不全（MODS）、烧伤后合并意识障碍。

2. 肠内营养

（1）口服法：患者能够积极配合，有较好的胃肠功能及吞咽功能。

（2）管饲法：凡是小肠消化功能较好，而患者又不能主动经口摄食或经口摄食不足，需要营养支持在 4 周以内，可通过管饲法给予。

三、输注途径

1. 肠外营养

（1）周围静脉：通过选择手背静脉、腕部头静脉、肘窝静脉、前臂掌侧静脉、下肢内踝大隐静脉、头皮静脉、躯干表浅静脉等血管粗、直、弹性好的浅静脉进行穿刺。

（2）中心静脉：严重烧伤后皮肤创面所致周围静脉不易选择及穿刺，故深静脉置管可作为严重烧伤患者能量供给很好的选择。常见的径路为颈内静脉、颈外静脉、锁骨下静脉及股静脉等。

2. 肠内营养

（1）口服营养：是主要的营养支持途径，也是最符合生理需要和营养要求的，胃肠道营养是烧伤患者能量摄入的主要途径。肠道也属于免疫器官，肠黏膜能阻断肠腔内细菌、内毒素向外转移。维护肠黏膜屏障功能，可减少肠内细菌、内毒素移位。早期胃肠道补充营养不仅可刺激胃肠道产生胃肠分泌素，促进消化道蠕动和吸收，同时还能有效降低超高代谢，节省内源性蛋白质消耗及防止"肠源性感染"的发生和发展。因此，烧伤患者应尽早进食。

（2）管饲营养：若严重烧伤不能经口禁食的，可选用经鼻胃管、鼻-空肠导管、肠造瘘等方式。

3. 一次性骨髓输液器

（1）患者突然发生病情变化。

（2）现有的静脉途径不能满足液体的供给。

（3）各种原因静脉血管不能在短时间内进行穿刺时。

四、营养成分及能量供给方案

根据徐荣祥教授的烧伤营养公式：

$$每天的热能需要量(J)＝(24×千克体重＋40×面积\%)×6.8$$

蛋白质与热能之比为 1：200×6.8 J，热量分配：碳水化合物占 65％，脂肪乳剂占35％。依以上总热量可以计算每日由静脉摄入的热量及口服摄入量。

1. 肠内营养

（1）分次摄入：口服营养应掌握尽早开始，少量多餐，循序渐进的原则。从早期开始即可给予烧伤口服液口服，如患者感觉无异常或经观察无消化道不良反应可逐渐过渡为流质、半流质直至普食。同时注意饮食的多样化，以提供高蛋白、高维生素、高热量、清淡、易消化饮食为主。如米汤、新鲜蔬菜汁、水果汁、鱼汤、肉汤牛奶等。根据每个患者不同的饮食习惯和口味调整食物稀稠和咸淡。

（2）均匀输注：对胃肠功能尚好但进食困难者，要采用管饲营养，一般从小剂量、低浓度开始，逐渐增加至标准数量及热量。可选用营养泵持续输注的方式，使营养液能够均匀而缓慢的注入胃肠道中。

2. 肠外营养液　渗出期静脉高营养成分以碳水化合物、维生素、电解质及微量元素等为主，水肿回吸收期以能量蛋白质、脂肪乳剂、氨基酸均衡供给。将每天需要静脉摄入的营养物质按规定顺序混入 3 L 静脉营养袋中，由周围静脉或中心静脉滴注，可选择持续滴注或者间歇性滴入两种方式。

五、烧伤患者营养实施前准备

除了做好医疗技术的常规准备外，还要做好患者的心理护理。烧伤患者因伤害事件突发，往往难以接受打击，常出现极度恐慌、悲观等心理状态，多表现为极不配合治疗。因此做好心理护理显得尤为重要，使患者树立战胜疾病、重归社会的信心，以配合治疗护理措施的实施。向患者解释饮食对烧伤治疗的重要性，同时了解患者饮食习惯及胃肠消化功能，以便科学、合理的安排。

六、烧伤患者营养的监测与管理

1. 肠内营养　患者应合理安排进食时间，解除影响患者食欲的不良因素，减少餐前治疗，合理调配饮食，进食应循序渐进，注意烹调口味，满足色香味需求，以增进患者食欲。随时观察有无腹泻、腹胀、腹痛、恶心、呕吐等反应。

2. 静脉营养　输入期间加强巡视，防止静脉炎发生、针头滑脱扭曲及渗漏引起局部组织高渗性坏死。同时注意观察和动态测定各项指标，如体重、上臂周径、血浆白蛋白等，一般每周复查 1～2 次，严重者每日复查，此外还应监测电解质、血糖、肝肾功能及病情变化。

七、烧伤患者营养的并发症及护理

1. 肠内营养

（1）胃肠道并发症：恶心、呕吐、腹胀、腹泻，常与胃肠功能减退，进食或泵注速度过快，营养液温度低，味道及气味不易被接受等有关。食用肠内营养制剂前应首先评估患者的胃肠功能，遵循从少到多、由慢到快、由稀到浓的原则使肠道更好地适应，还应注意营养液的保质期，打开包装后应在 4℃冰箱内冷藏，时间不得超过 24 h，以保证饮食不变质，输注时要适当加温，一般进入胃肠道段以 38～40℃为宜，尤其在冬季更要避免低温饮食刺激胃肠道而引起腹泻、腹胀等不适症状。如患者主诉腹胀或经观察腹部膨隆明显，甚至发生腹泻时，可适当减慢营养液输注速度，用热水袋热敷以缓解症状，减轻不适。肠内营养发生腹泻者占 3％～30％（一般将液状大便次数每天＞3 次，总量超过 200 ml，视为腹泻），必要时暂停肠内营养，行肛管排气或胃肠减压。如因营养液气味难闻而引起不适，可在营养液中适当添加调味剂。

（2）便秘：主要原因与水分摄入不足，长期卧床活动减少，膳食纤维不足有关。如连续 3 d 没有大便，应在膳食中多增加蔬菜水果以补充纤维素。卧床患者应定时更换体位，并根据病情及早进行功能锻炼，按摩腹部等以促进胃肠道蠕动。每日增加饮水量。必要时遵医嘱给予口服通便药，或用开塞露纳肛及温肥皂水灌肠等方法，保持大便通畅。

（3）置管并发症：烧伤患者多采用经鼻置管。长期经鼻置管可引起鼻翼糜烂、咽喉部溃疡、声音嘶哑、鼻窦炎等。护理上应注意按时做好口腔护理，经口进食后，应喝少量温开水并漱口。鼻部有烧伤的患者，可在鼻孔周围涂少量液体石蜡，减少结痂干裂引起的鼻孔损伤，还应遵医嘱使用复方薄荷脑滴鼻剂，保护鼻黏膜，预防并发症。

2. 代谢性并发症

（1）血糖异常：常与营养液输注速度过快或速度不均衡有关。患者摄入营养液时常伴内源性胰岛素生成不足或外源性胰岛素供应不足，故易发生高血糖反应。停用肠内营养治疗时，要逐渐减量，从而减少胰岛素的分泌，预防心慌、出汗等低血糖反应的发生。

（2）高碳酸血症：肠内营养制剂中糖类含量较高时，氧化代谢性过程中可产生大量二氧化碳，由于肺功能储备不足而致高碳酸血症。对于已有阻塞性肺部疾病的患者，应提供低糖类、高脂肪比例的营养制剂。必须监测肺功能，包括呼吸商，呼吸商超过 0.8，提示二氧化碳蓄积，同时严密观察患者颜面、口唇、甲床等的色泽，必要时遵医嘱给予低流量吸氧（3 L/min），并遵医嘱调整抗生素及液体量。

（3）水、电解质紊乱：与蛋白质摄入过多而水分摄入不足有关。进食肠内营养制剂过程中应同时饮用温开水以保证能够摄入充足的水分。如出现水电解质紊乱应改用蛋白质含量低的肠内营养制剂，增加摄水量，同时观察水、电解质紊乱情况有无改善。如患者无不良反应，第 2 天输注肠内营养制剂每日需要量的 1/3，以后逐日增加，经 2～3 d 的过渡达到全量的肠内营养治疗。

3. 肠外营养　烧伤患者肠外营养多选用深静脉血管，常见的并发症为感染，常与静脉管路及营养液污染有关。

（1）空气栓塞的预防和护理：因导管直接插入锁骨下静脉，与上腔静脉很近，一旦有空气进入，极易引起空气栓塞，重者可致死亡。同时应加强病房巡视，防止营养液输完形成空气栓塞。

（2）血栓栓塞的预防和护理：血栓栓塞是深静脉置管的常见并发症，每次输液前需回抽见回血后方可接输液管，结束后需用生理盐水冲管并正压封管。一旦发生导管阻塞，不可用力向内推注，以免导致血栓栓塞。报告医师考虑重新置管。

4. 感染

（1）深静脉营养管的护理：留置导管时要严格无菌操作，穿刺点 2～3 天用安尔碘消毒并更换无菌敷料。输注营养液时静脉置管应专管专用，不宜从导管内输血、留取血标本，严禁从管内注射药物。每次输液结束后对深静脉导管作脉冲式正压封管，用脉冲方法推注生理盐水 10～20 ml，使封管液在管腔内产生湍流，清洁和漂净管壁，减少营养液在导管内的残留，防止其黏附管壁发生堵管，然后用肝素钠稀释液或生理盐水封管，并用无菌纱布包扎妥善固定。输液过程中，输液系统包括输液器、三通、输液接头等应用无菌治疗巾包裹，每日更换。治疗期间如突然出现高热、血象升高，除考虑存在其他感染因素外，应警惕导管性败血症的可能，宜立即做血培养、营养液培养并拔除导管，导管拔出后留取其尖端及皮下段做细菌培养和药敏鉴定,暂停输入营养液,重新行深静脉置管。

（2）营养液配制及护理:配置营养液时应严格无菌操作,按照操作规程进行,配制室应经过严格的消毒,或在空气净化台、层流室内进行操作。配制好的营养液应当日使用。各种原因不能按时输入的可贮存于 4℃ 的冰箱内备用,营养液输入应在 24 h 内输完。

5. 代谢性并发症　包括水电解质紊乱、酸碱平衡失调、低血糖反应、高血糖、肝功异常等,通过临检可以获得准确信息。使用肠内营养时,应严格记录出入量,对糖尿病患者更应遵医嘱定时检测快速血糖,停用营养液时,应逐渐减少,或停用后以其他形式补充适量的糖,避免低血糖反应的发生。

第十二节　糖尿病患者营养支持与护理

> 糖尿病患者由于体内胰岛素绝对或相对不足,若不控制饮食,可能导致餐后血糖升高,这不仅加重胰岛 B 细胞的负担,而且长期持续的高血糖会加剧糖尿病多种并发症的发生和发展,最终使病情恶化,甚至危及生命。因此,营养支持是糖尿病综合治疗方案中重要的组成部分。

糖尿病营养支持的目的是:保证机体摄入合理充分的营养,维持健康;维持正常体重;减轻胰岛负担。医护人员应该在遵循总的治疗原则的基础上,充分尊重患者个人的饮食习惯和经济条件,并考虑患者是否有并发症等因素,制定切实可行的计划。糖尿病患者的营养支持分为肠内和肠外营养。

美国糖尿病学会提出的营养建议主要是:

1. 碳水化合物　摄食主要来自全谷类、水果、蔬菜与低脂乳类等食物的碳水化合物,摄入碳水化合物的总量对血糖影响比种类更重要,蔗糖与等热量的碳水化合物对血糖的影响一样,因此不必限制含糖食品,只需计入碳水化合物总量。鼓励摄食膳食纤维,但不必多于非糖尿病患者,碳水化合物与单不饱和脂肪酸的总量应供给能量的 60%～70%。

2. 蛋白质　摄食蛋白质不会增加血糖,蛋白质需要量不需增高,约供能量的 15%～20%。尿中有微量白蛋白时,蛋白质每日减至(0.8～1.0)g/kg,有明显肾病者减至 0.8 g/kg。

3. 脂肪　饱和脂肪供能量须小于 10%,LDL－C≥100 mg% 者小于 7%;胆固醇摄入应小于 300 mg/d,LDL－C≥100 mg% 者小于 200 mg/d;多不饱和脂肪摄入量应小于总能量的 10%;尽量减少反式不饱和脂肪酸的摄入。

4. 能量　减低能量摄入能短期改善胰岛素抗性与高血糖。改变生活方式包括健康教育、低脂肪摄入(<30%能量)、正规的体力活动能长期减低原体重的 5%～7%。

5. 维生素与矿物质　不缺乏时补充并无证据表明有益。不需要常规补充抗氧化剂,因其远期效果与安全性未确定,每日摄入钠<2.4 g 或食盐<6 g 有利于降血压。

成人糖尿病每日热量供给标准表(单位:kcal/kg,按标准体重计算)

体型	极轻劳动	轻度劳动	中度劳动	重度劳动
消瘦	30	35	40	45
正常	15～20	30	35	40
肥胖	15	20～25	30	35

【举例】 男性，身高 175 cm，体重 80 kg，轻体力劳动；其标准体重应为：175－105＝70 kg；其体型为：(80－70)÷70×100%≈14%，属超重体型；其每日热量供给为：70 kg×20 kcal/kg＝1 400 kcal。一日三餐的热量分配：早餐 20%、午餐 40%、晚餐 40%或早餐30%、午餐 40%、晚餐 30%；一日六餐：早餐 20%、午餐 30%、晚餐 20%，3 次加餐各 10%。

食物选择建议：

碳水化合物：选择粗粮(如燕麦、荞麦、玉米面、莜面等)作为主食。

蛋白质：选择优质蛋白，如瘦肉、家禽类、鱼虾、鸡蛋、牛奶、豆制品等。应保证每天摄入一个鸡蛋(50 克)，一袋奶(250 ml)。

脂肪：选择植物油作为烹调油，加上动物食物中所含的脂肪已足够补充每日所需。

一、糖尿病患者营养支持的应用

肠外营养支持创始人之一 Wilmore 提倡普及肠内营养(EN)已 10 余年。当前认为大多数内、外科需要营养支持者，包括糖尿病(diabetes mellitus, DM) 患者，只要胃肠道有功能，均应首选 EN 支持。文献报道，与肠外营养支持相比，EN 较少引起高血糖反应。DM 患者的糖代谢紊乱在严重感染、手术、创伤和烧伤等应激状态下会急剧恶化，住院患者往往同时需要 EN 支持，如治疗不当，会加重患者的糖代谢障碍，影响预后，临床医师应予高度重视。

二、糖尿病患者营养支持的原则

糖尿病患者营养支持的目的是供给适量热量，将血糖控制在基本接近正常水平，降低发生心血管疾病的危险因素，预防 DM 的急、慢性并发症，改善整体健康状况，提高患者的生活质量。EN 支持的原则是因人而异，选择可将血糖和血脂控制在较佳状态的营养配方、输入方法和剂量。EN 输入或摄入的速度与血糖控制和并发症发生密切相关。术后、严重创伤或败血症患者按传统方法供应热量，往往因不能很好利用大量营养底物而出现高血糖等代谢并发症，不利于预后。对高分解代谢状态患者短期营养支持的目的并非寻求热量的平衡，应允许这些患者的摄入量低于常用量。迄今为止，国内外尚无统一的、被广泛接受的低热量摄入标准。根据哈佛大学 Beth Israel Deaconess 医疗中心的经验，胃肠道或胸腔术后患者，尤其是术后最初几天内，平均热量补充为 22～24 kcal/kg。对年龄偏大，长期蛋白质—热量营养不良，且活动量不大者，应该减少热量供给；对年龄较轻、有复合性外伤者，受伤前营养状态良好，且病后有较严重系统性炎症反应者可适当增加热量。

三、营养液选择

传统的 EN 制剂多采用麦芽糖、糊精等为主要成分,易于分解吸收,但容易导致血糖增高。瑞代是专供糖尿病患者使用的肠内全营养制剂,能为糖尿病患者提供所需的各种营养,包括蛋白质、脂肪、碳水化合物、维生素、矿物质、微量元素,其中蛋白质 3.4 g、脂肪 3.2 g、饱和脂肪酸 0.5 g、必需脂肪酸 1.9 g。提供的营养物质符合糖尿病患者的代谢特点,处方中碳水化合物主要来源于木薯淀粉和谷物淀粉,因此能减少糖尿病患者与糖耐受不良患者的葡萄糖负荷。瑞代中果糖的转化不依赖于胰岛素的调节,能有效地减少血糖波动。与瑞素相比,瑞代对机体血糖的影响较小,且更易于控制。

四、输注方式

常用的 EN 方法有:① 用肠内营养泵经空肠插管,24 h 持续均匀输入;② 靠重力经胃管持续滴入;③ 间歇少量分次滴入(口服摄入),一般每 2～4 h 1 次,每次 50～250 ml 左右。由于输入速度、频度和剂量不同,单位时间内输入体内 CHO 的量也不同,故这几种方法对血糖的影响程度各异,24 h 持续输入时血糖波动最小。EN 供给的原则为从小剂量、低浓度、低速度、低频度开始,逐渐增加剂量,直至达到目标热量供应量。有条件者应选择糖尿病特殊 EN 配方,利于血糖控制。处于应激状态的 DM 患者和采取空肠饲喂者应选择持续不间断输入法。对病情稳定者可采用重力滴入法或间歇少量分次滴入(口服摄入)。其目的在于完成营养物质的输注,兼顾患者的舒适、耐受和安全。

EN 患者一般可采用间歇性重力滴注法输入营养液,利用输液泵控制滴速和时间。营养液输注过程中,起始浓度为 6%,速度为(40～60)ml/h,(12～15)gtt/min,8 h 后按 10～15 ml/h 递增,直到到达预液量,如无异常,最终浓度可达 25%,速度可达 100 ml/h,即 30 gtt/min。营养液的加热和保温,一般营养液温度为 30～40℃,防止滴注过冷营养液而引起腹泻、腹胀等症状,每次滴完营养液后要用足量温开水冲洗管道,防止管道中营养液淤积和凝固,引起营养管堵塞。

瑞代通过管饲或口服使用,应按照患者体重和消耗状况计算每日用量。全营养支持患者,剂量一日 2 000 ml(1 800 kcal);以本品补充营养的患者,根据患者需要使用,推荐剂量为一日 500 ml(450 kcal)。管饲给药时,应逐渐增加剂量,第一天的速度约为每小时 20 ml,以后逐日增加每小时 20 ml,最大滴速每小时 125 ml。通过重力或泵调整输注速度。

五、糖尿病患者营养支持的并发症及护理

高血糖是营养支持过程中的主要代谢并发症,可发生于糖耐量正常者和危重病患者等,而糖耐量减低者及 DM 患者则尤为多见。高血糖的主要原因是一般营养配方中碳水化合物(CHO) 比例较高,或单位时间内输入的营养素浓度过高、速度过快所致。此外,口服降糖药或胰岛素用量不足、用法不当,危重病患者的胰岛素抵抗和严重的应激状态等也是高血糖的诱因。严重的高血糖常可继发高渗性非酮症性昏迷、酮症酸中毒、脱水和高脂血症。高血糖对 DM 患者的另一危害是通过损伤免疫系统而使患者易患感染,主要原因是补体功能受损及粒细胞的黏附功能、趋化功能、吞噬作用和细胞内杀伤功能降低。进一

步研究发现,当葡萄糖浓度迅速从 10.0 mmol/L 升至 20.0 mmol/L 时,可使白色念珠菌中一种类似补体受体 CD11b/CD18 的蛋白质表达增加。这一变化可削弱吞噬细胞的识别功能,利于霉菌黏附于血管内皮表面。当住院患者的血糖持续 3 d 超过 11.1 mmol/L 时,霉菌感染的几率就会增加。由此可见,高血糖本身对 DM 患者来说是一种发生感染的独立危险因素。

控制血糖的重要性:美国糖尿病控制及其并发症研究(DCCT)显示,长期有效的控制血糖可明显延缓或降低 DM 患者远期并发症的发生,如 DM 肾病、视网膜病变和神经病变等,提高 DM 患者的生活质量。在营养支持期间,控制 DM 患者的高血糖可防止高胰岛素血症和高三酸甘油酯血症等代谢并发症,逆转对危重患者有影响的一系列变化,如增加组织灌流量,降低血液黏稠度、血细胞聚集能力和血液凝固性,降低氧化程度,提高白细胞趋化能力,增加内皮细胞黏附能力,促进伤口愈合,降低感染的发生率。

低血糖(血糖<3.33 mmol/L)也是营养支持过程中应予以避免的代谢并发症。发生低血糖的常见原因和诱因有下列几种:① 使用降糖药或胰岛素者突然中断管饲,或管饲后呕吐;② 不必要应用或过量使用口服降糖药或胰岛素;③ 严重应激状态逆转后未及时调整降糖药剂量;④ 糖皮质激素或拟交感神经类药物的停用或减量;⑤ 存在 DM 性胃轻瘫;⑥ 合并重症肝炎或肝脏部分切除术后。

DM 患者均需常规、定期进行血糖监测,及早发现高血糖或低血糖,指导营养处方及降糖药的调整,特别是当患者病情稳定后,在较长时间内使用同一营养配方时。对合并 DM 性胃轻瘫者尤应密切观察血糖变化。对处于应激状态、使用胰岛素静脉滴注控制高血糖者,应每小时检测血糖 1 次,直至 4 h 内血糖保持稳定。而后可减少至每 2 h 检测 1 次。当血糖控制稳定时,每 4 h 测 1 次。如果患者血糖稳定,采用 24 h 持续泵入或重力滴注,则无需在滴注过程中频繁检测血糖。如管饲采用间断滴注法,应在首次饲喂前及饲喂后 4 h 各检测血糖 1 次。当滴入量增加至目标剂量时,应每天测血糖 4 次。如患者每天注射中效胰岛素 1～2 次,可将血糖控制在理想水平,可每天测血糖 2 次。患者病情稳定,用口服降糖药控制血糖理想时,每天清晨测血糖 1 次。近年来,学者们对 DM 患者,包括进行 EN 管饲的 DM 患者均应尽可能地将血糖控制在接近正常范围内的重要性已达成共识。

应激住院的 DM 患者用口服降糖药往往不能奏效,需应用胰岛素控制血糖。常用的胰岛素注射法有:① 持续静脉注射;② 间断皮下注射;③ 持续皮下注射。凡是血糖控制不满意的 DM 者、病情恶化者和原来采用胰岛素持续皮下注射、病后血糖升高者均可采取持续静脉滴注胰岛素,强化治疗,积极控制血糖。当血糖控制在理想范围内时,可由静脉注射改为皮下注射。血糖控制满意、EN 采用间断分次输入的患者可能需要间断皮下注射胰岛素,可选用短效胰岛素或短效与中效胰岛素联合应用。24 h 持续滴注者可每天给予 2 次中效胰岛素。

第十三节　肾病患者营养与护理

近年来全球的终末期肾脏病(ESRD)患病率持续增长,这与人口老龄化、能够引起肾损害的疾病(特别是糖尿病)的发病率升高以及透析治疗的普及有关,然而治疗 ESRD 患者的费用也在增长,这对于全球特别是中国这样一个发展中国家来说无疑是一个巨大的经济问题,治疗费用的大幅攀升迫使我们寻求更好的方法来预防和治疗慢性肾脏病(CKD)。而早在 130 多年以前,限制蛋白饮食已经作为 CKD 患者的一个重要治疗手段被应用于临床。

慢性肾脏病(CKD)是指肾损害≥3 个月,包括:① 肾脏病理异常或有肾损害指标,血或尿成分异常或影像学异常;② GFR<60 ml/(min · 1.73 m²)。不同病因的多种慢性肾病最终都会进展为终末期肾脏病(ESRD)。

慢性肾脏病患者由于食欲不佳、饮食中限制蛋白摄入和蛋白尿的丢失,常有蛋白缺乏。此外,由于肾小管重吸收的障碍,尿内会丢失多种氨基酸,故尿毒症患者的血浆各种必需氨基酸的水平均降低。由于负氮平衡和每日摄入热量不足,患者常有肌肉消瘦和脂肪沉积减少,故合理的营养能够减少 CKD 患者机体排泄废物过多的蓄积,能维持一个相对良好的营养状态,并尽可能改善尿毒症的有关症状。只要 CKD 患者依从性好,这个目标就能达到。当饮食中的蛋白总量小于每天的最小需要量[0.6 g 蛋白质/(kg · d)]时,为满足 CKD 患者的营养需要就必须补充必需氨基酸或相应的不含氮的前体(酮酸)。这样的饮食方案足以维持或者改善 CKD 患者的营养状况以及达到延缓肾脏病进展的目的。

一、营养治疗对慢性肾脏病的意义

限制蛋白质饮食是治疗慢性肾脏病、特别是慢性肾衰竭的一个重要环节。在施行低蛋白饮食、尤其极低蛋白饮食治疗时,为防止营养不良,建议给患者同时补充复方 α 酮酸制剂或必需氨基酸制剂。研究表明,低蛋白饮食加复方 α 酮酸制剂治疗有如下益处:① 减轻氮质血症,改善代谢性酸中毒;② 补充机体所缺必需氨基酸,改善蛋白质代谢;③ 减轻胰岛素抵抗,改善糖代谢;④ 提高脂酶活性,改善脂代谢;⑤ 降低高血磷,改善低血钙,减轻继发性甲状旁腺功能亢进;⑥ 减少蛋白尿排泄,延缓 CKD 进展;⑦ 改善免疫功能。

二、营养治疗的实施方案

(一) 透析前慢性肾脏病(非糖尿病肾病)患者

1. 蛋白入量　应根据患者肌酐清除率加以调整。CKD 第 1、2 期原则上宜减少饮食蛋白,推荐蛋白入量 0.8 g/(kg · d),GFR 已降至 50 ml/min 以下时,便必须进行适当的蛋白限制。由于每日只能摄入有限的蛋白,故其中50%以上的蛋白质,必须是富含必需氨基酸的蛋白(即高生物价优质蛋白),如鸡蛋、牛奶和瘦肉等。肌酐清除率<5 ml/min者,每日摄入蛋白约20 g(0.3/kg)(蛋白摄入量为20 g/日的饮食,只适用于重度尿毒症患者用1~3周);5~10 ml/min者,约25 g(0.4/kg);10~20 ml/min者,约35 g(0.6/kg);>20 ml/min者,约40 g(0.7/kg)。应尽量少进食植物蛋白,因其含非必需氨基酸多,故不能食用花生、豆类及其制品,米、面中所含的植物蛋白质如有条件,最好能设法除去,例如可部分采用麦淀粉作主食(食品超市),因100 g米中,含植物性蛋白达6.7 g,不宜多食,如觉饥饿,可食芋头、甜薯、马铃薯、苹果、马蹄粉、莲藕、山药、红萝卜、白萝卜等。

2. **热量摄入** 肾脏病患者的能量供给必须充足。如供给不足,食物及体内组织的氨基酸将通过糖原异生途径产生能量,从而增加从肾脏排出尿素,排泄功能障碍时,可引起或加重氮质血症。高热量饮食可使氮得到充分利用,减少体内蛋白质的消耗,每日宜供应30~35 kcal/kg热量,为了能摄入足够的热量,可食用植物油和食糖。应注意供给富含维生素C、B族维生素和叶酸的食物。亦可给予口服片剂补充。

(二)透析前糖尿病肾病患者

1. **蛋白入量** 从出现显性蛋白尿起即应减少饮食蛋白,推荐蛋白入量0.8 g/(kg·d)。从GFR下降起,即应实施低蛋白饮食,推荐蛋白入量0.6 g/(kg·d),并可同时补充复方α酮酸制剂0.12 g/(kg·d)。

2. **热量摄入** 实施低蛋白饮食治疗时,患者的热量摄入应基本与前述非糖尿病肾病患者相似,但是,肥胖的2型糖尿病患者需适当限制热量(总热量摄入可比上述推荐量减少250~500 kcal/d),直至达到标准体重。由于患者蛋白入量(仅占总热量的10%左右)及脂肪入量(仅占总热量的30%左右)均被限制,故所缺热量往往只能从碳水化合物补充,必要时应注射胰岛素保证碳水化合物利用。

(三)血液透析和腹膜透析患者

1. **蛋白入量** 维持性血液透析患者推荐蛋白入量为1.2 g/(kg·d),当患者合并高分解状态的急性疾病时,蛋白入量应增加至1.3 g/(kg·d);维持性腹膜透析患者推荐蛋白入量为(1.2~1.3)g/(kg·d),50%饮食蛋白应为高生物价蛋白,可同时补充复方α-酮酸制剂(0.075~0.12)g/(kg·d)。

2. **热量摄入** 热量摄入推荐35 kcal/(kg·d),60岁以上、活动量较小、营养状态良好者,可减少至30~35 kcal/(kg·d)。患者需同时供给各种维生素、叶酸及铁。

(四)其他营养素

1. **钾盐的摄入** 应根据血钾的水平调节入量。当肾脏保钾能力差或排尿多时,如急性肾衰竭的多尿期,要注意钾的补充,防止低钾血症。当患者少尿或无尿,机体细胞呈高分解状态时可发生高钾血症,高血钾往往是肾衰竭和透析患者致死的原因,此时必须限制钾的摄入。

运用正确的烹饪方法以降低钾质。先将绿叶蔬菜浸于大量清水中半小时以上,然后倒掉水,再放入大量开水中灼热;至于含高钾质的根茎类蔬菜(如马铃薯等),应先去皮,切成薄片,浸水后再煮;推荐多吃瓜汤,如冬瓜、丝瓜等,它们所含的钾质比绿叶菜汤低,用蔬菜煮成的汤均含钾质;罐头水果及蔬菜在制造及处理过程中均降低了钾的含量;市面上出售的代盐及无盐酱油含大量钾,不宜多用。

2. 水　慢性肾脏病时,肾脏的浓缩功能减退,尿量增多,此时要适量补充水分以防止脱水。肾脏病患者有水肿、高血压及心力衰竭时则要限制水分。患者如无呕吐、腹泻等显性失水,则液体入量＝500 ml＋前一日尿量。一般轻度水肿可不限水,如严重水肿或合并肺水肿等症状时,须严格控制液体的入量。临床上对于已进入透析的患者一般两次透析间歇期体重控制在不超过体重的3％为宜。

3. 钠　肾脏病患者是否要限制钠盐的摄入要视其病情而定,肾脏病患者合并水肿、高血压及心力衰竭时要限制钠盐的摄入。限钠的目的是为了防止体内钠盐过多而导致水潴留,使水肿加重,血容量增加,心脏负荷加大,高血压难以控制。限钠饮食分三种:

(1) 低盐饮食:全日供给钠2 000 mg,即除食物本身所含钠外,允许在烹调或食用时加食盐2～3 g或酱油10～15 ml。饮食中忌用一切高钠或咸味食品,如咸菜、甜面酱、腐乳、咸蛋、香肠、腊肠、挂面等。

(2) 无盐饮食:全日供给钠1 000 mg,即上述高钠或咸味食品忌用,同时烹调时不加酱油和食盐。

(3) 低钠饮食:全日钠供给量控制在500 mg以内。

除按无盐膳食要求外,还要限制一些含钠量高的食物,如松花蛋、海带、海蜇、碱或小苏打所制的食品以及含钠多的蔬菜,如根达菜、蒿子秆、茴香、芹菜等。

4. 钙、磷　慢性肾脏病特别是终末期患者均有不同程度的肾性骨病,包括纤维性骨炎、骨质疏松、骨软化等,其发生与疾病导致的低钙及高磷有关。营养治疗要求补充足够的钙,如食用虾皮、牛奶等含钙高的食物,将血清钙维持在正常值的下限。

治疗慢性肾衰继发甲旁亢的关键在于控制磷的代谢,其中重要的一环是积极控制饮食中含磷量,这样也可延缓肾衰的发展速度,GFR降至30 ml/min之前,就应进行限磷饮食,控制食用含磷高的食物如动物内脏、蛋黄、坚果类等。

运用正确的烹饪方法以降低磷的摄入:① 煮鸡蛋,弃蛋黄,吃蛋白。② 水泡饭法,煮熟干饭泡水后将水弃去。③ 水煮肉法,将肉汤弃去,食肉。

5. 维生素　CRF进行透析治疗的患者,大部分维生素均缺乏,以 $1,25-(OH)_2D_3$ 、叶酸、维生素C、维生素 B_6 最为常见,但某些维生素由于肾功能不全时肾脏排泄功能减退而在体内蓄积,如维生素A易致CRF患者过早的动脉粥样硬化和视网膜病变、加重肾性骨病,不能补充。维生素 B_{12} 常不缺乏,不易常规补充,维生素 B_2 、维生素 B_1 、泛酸均不常规补充。

(五) 肠外营养

营养不良一经发现,应尽可能通过增加进食予以解决,必要时可以采用管饲的方法。然而多数患者对上述干预措施往往不敏感,这就需要通过静脉补充营养物质。由于CKD患者常存在不同程度的代谢异常,选择恰当的营养制剂尤其是脂肪乳剂和氨基酸就相当重要。肾功能不全时,长链脂肪乳剂(LCT)的清除率明显降低,而中、长链脂肪乳剂(MCT/LCT)的清除率基本不受影响,故倾向于选择高浓度(20％～30％)的MCT/LCT

乳剂作为低容量、高热量的有效能源，所提供的能量占总热量的 30% 左右，输入时间一般应持续 12~14 h 以上。

慢性肾衰竭时体内氨基酸代谢失调，血浆必需氨基酸(EAA)浓度下降，非必需氨基酸(NEAA)浓度正常或升高。如输入普通氨基酸制剂难以满足机体对 EAA 的需求，又会使血浆 NEAA 浓度进一步升高，导致氮代谢产物增加。肾病患者专用的氨基酸制剂，由 8 种 EAA 和组氨酸特殊配比而成，一方面保证 EAA 的需要，另一方面减少氮代谢产物，减轻肾脏负担。在增加蛋白质合成的同时，又可促使血磷浓度下降，血钙浓度升高，有效纠正慢性肾衰带来的钙、磷代谢紊乱。氨基酸制剂输入量也不宜过多(一般不超过 40 g/d)，以免引起血浆氨基酸、血氨浓度异常升高和代谢性酸中毒甚至昏迷。

除此以外，CKD 患者对于其他一些营养物质的补充也有一定的要求，如慢性肾衰竭患者常有血磷增高、血钙下降，因此应限制磷而增加钙的输入；透析与否和蛋白尿轻重程度的不同常决定微量元素的输入量；针对慢性肾衰竭患者常有的维生素缺乏，应给予一定量的水溶性维生素，而脂溶性维生素补充应慎重，以防体内蓄积产生毒副作用。

CKD 患者开始实施肠外营养时，总量仅占全量的 1/3 或更少。应注意监测脂肪廓清能力和尿素氮，必要时可结合血液透析。待机体逐渐适应后，逐步增加剂量至全量的 1/3~1/2，一般使用 1 周后需"休息"一段时间。近年来，许多专家推荐使用透析中肠外营养(IDPN)，即血透过程中从患者血液回路中输入各种营养物质。IDPN 配方虽无统一标准，但一般包括葡萄糖、氨基酸、脂肪乳剂等。有学者认为，如能每周行 3 次 IDPN，可基本保证机体对热量和蛋白质的需要，有效降低营养不良的发生。

三、健康教育

在实施低蛋白饮食治疗时，必须对患者治疗依从性及营养状况进行密切监测，加强健康教育以防营养不良发生。

1. 营养状态的评估　CKD 患者从 GFR<60 ml/min 起即易发生营养不良，故应从此开始对患者营养状态进行监测。对患者实施低蛋白饮食治疗后需应用下列多种方法检测，然后进行综合分析，才能对患者营养状态做出客观评估。

(1) 人体测量：包括体质指数(BMI)、肱三头肌皮褶厚度和上臂肌围等。

(2) 生化指标：包括血清白蛋白、转铁蛋白、前白蛋白及血清胆固醇等。

(3) 每天监测体重。

2. 提高健康教育的针对性和连续性　除了在院期间对患者进行教育指导外，应定期举行肾脏病患者的健康教育讲座。

3. 针对文化程度的高低不同进行个体化的指导，包括食物的选择及烹调的注意事项。

4. 随访　有报道表明，以护士为主体的饮食营养门诊能够提高 CKD 患者饮食管理的依从性，同时通过营养治疗干预，能够提高患者的食欲，减少代谢产物的产生，从而延缓病情的进展。故出院患者应由专人进行随访，长期建立合理的饮食以及规律的生活作息习惯，定期门诊随诊，从而保持病情的稳定。

第十四节　重症患者营养支持与护理

危重症患者往往处于高分解代谢状态，所导致的营养不良和免疫功能低下可促使病情急剧恶化，易并发二重感染和全身衰竭，使之成为患者死亡的重要原因。营养支持已成为此类患者常规治疗的一部分，研究表明，PN + EN营养支持比普通 TPN 更有临床应用价值，有助于提高患者的免疫功能，减少患者的并发症，降低医院内感染的发生率，缩短住院天数，降低病死率。营养支持不仅能弥补其他治疗措施的不力，而且是危重症患者综合治疗的重要组成部分。

危重症患者在病情危重的状态下，机体对代谢的改变极为敏感。蛋白质-热量营养不良导致机体蛋白质消耗，免疫功能受损，导致感染及多种并发症的发生，包括细胞功能损害和难治性感染、器官功能障碍，甚至死亡。近年来，对危重症患者进行有效营养干预的进展之一，是大大减少了患者的并发症，降低医院内感染的发生率，缩短住院天数，降低病死率。

目前，全肠外营养（TPN）作为综合治疗的组成部分，发挥着愈来愈重要的作用。然而有些报道指出，单纯 TPN 对患者肠通透性、器官功能恢复、预后等均有不良影响。营养支持的作用对于危重患者而言是"支持"而非"治疗"。

一、危重症患者营养支持目的

由于危重症患者蛋白质-热量营养不良，机体必需氨基酸、脂肪酸、微量元素等营养素缺乏，非特异性和特异性免疫功能低下，表现为补体生成、激活受损，粒细胞趋化和对细菌杀伤力降低，对细菌调理能力低下，TLC 总数下降，OT 试验阳性率下降。因此，开展营养疗法，改善营养状况，已成为提高危重症患者存活率和生活质量研究的重要课题。纠正已存在的营养不良，阻止进行性蛋白质—热量的消耗，调整和改善患者的代谢状态（包括液体、电解质），减少并发症的发生率和缩短住院天数。因此，在积极抢救治疗的同时，应坚持三大营养素同步参与的治疗原则，以期达到补充血容量、满足组织的氧输送、积极防治氧自由基损伤、纠正内脏缺血即隐匿性代偿性休克、保护肠黏膜、防止细菌和内毒素移位。总之危重症患者营养支持目的在于供给细胞代谢所需要的能量与营养底物，维持组织器官结构与功能，通过营养素的药理作用调理代谢紊乱与炎症反应，调节免疫功能，增强机体抗病能力，影响疾病的发展与转归。

二、危重症患者营养特点

营养是指人体吸收、利用食物或营养物质的过程，也是人类通过摄取食物以满足机体生理需要的生物学过程。

机体为了维持生命和健康,保证生长发育、活动和生产劳动的需要,必须从食物中获取必需的营养物质,称为营养素。包括人体消化、吸收和利用的有机和无机物质。营养素包括蛋白质、脂肪、碳水化合物、矿物质、维生素、水和纤维素等七大类。营养素的三大功能是提供能量、构建机体、修复组织和调节代谢。人体的营养需要——能量,能量是做功的动力,它维持人体所有的生命活动(如呼吸、心跳、体温等),人在从事所有活动时均需要消耗能量。这些消耗的能量主要来源于食物。我国建议供能三大营养素的合理分配百分比为:碳水化合物占 55%～65%;脂肪供能占 20%～25%;蛋白质供能占 10%～12%。

人体饥饿与应激状态的代谢反应——饥饿:能量消耗减少糖异生,节省蛋白质;脑:酮体代替葡萄糖消耗存脂供能。应激状态:代谢率增高糖异生,蛋白质消耗糖耐量下降,高血糖脂肪分解加强。欧洲肠外肠内营养学会(ESPEN)营养不良的定义:营养不良是因为营养摄取或吸收缺乏导致身体成分发生改变(去脂组织和体细胞减少),导致身体和精神功能减退,疾病的临床结果受影响。

疾病造成营养消耗增加,营养需求增加,营养摄入减少,导致营养不良,出现并发症,其结果使伤口愈合延迟、吸收不良,死亡率增加,住院期延长。

营养支持与预后 MICU 调查:N=138 单位,营养摄入过低和蛋白质能量负平衡与发生营养不良及血源性感染相关,并直接影响 ICU 患者预后。

三、危重症患者能量需求的评估

1. **经验性估计** 轻度应激:20～30 kcal/d;中度应激:30～40 kcal/d;重度应激:40～50 kcal/d;特殊病例(严重复合伤、大面积烧伤、严重感染等):60～80 kcal/d。8Harris-Benedict 预计公式:

$$静息能量代谢 REE(男)=66.47+13.75×体重+5×身高-6.76×年龄$$
$$REE(女)=65.09+9.56×体重+1.85×身高-4.68×年龄$$

2. **危重症患者能量补充原则** 应激早期合并有全身炎症反应的急性重症患者能量供给在 20～25 kcal/(kg·d),被认为是大多数重症患者能够接受并可实现的能量供给目标,即所谓"允许性"低热量喂养。目的是补充代谢需要的底物,避免加重应激状态下的代谢紊乱,避免营养支持相关的并发症,如高血糖、高碳酸血症、胆汁淤积、脂代谢障碍与脂肪沉积。

四、肠外营养支持的指征与时机

1. **肠外营养应用指征** 胃肠道功能障碍的重症患者;由于手术或解剖问题胃肠道禁止使用的重症患者;存在有尚未控制的腹部情况,如腹腔感染、肠梗阻、肠瘘等。

2. **肠外营养时机** 水、电解质与酸碱平衡紊乱基本纠正;休克复苏后,循环、呼吸功能趋于稳定;临床无大出血情况;血糖平稳或能在胰岛素控制下趋于平稳;肝、肾衰竭经过初步处理或经血液净化治疗趋于稳定;胆道梗阻解除后应及时尽早对危重症患者进行营养支持。

3. **肠外营养的禁忌证** 早期复苏阶段、血流动力学尚未稳定或存在严重水、电解质与酸碱失衡；严重肝功能衰竭，肝性脑病；急性肾衰竭，存在严重氮质血症；严重高血糖尚未控制。

五、肠内营养应用指征与时机

1. **肠内营养应用指征**　胃肠道功能存在（或部分存在），但不能经口正常摄食的重症患者，应优先考虑给予肠内营养，只有肠内营养不可实施时才考虑肠外营养。

2. **肠内营养时机**　早期 EN，即"进入 ICU 24～48 h 内"，并且血流动力学稳定、无肠内营养禁忌证的情况下开始肠道喂养。

3. **肠内营养的禁忌证**　肠梗阻、肠道缺血；严重腹胀或腹腔间室综合征；严重腹胀、腹泻；经一般处理无改善，建议暂时停用肠内营养；俯卧位。

值得注意，在 ICU 中，无论患者有无肠鸣音或者肛门排气或者大便，都不应该成为是否开始肠内营养的指标，因为在 ICU，胃肠道功能障碍的发生率高达 30%～70%，究其原因，与患者当时的健康状况，机械通气、使用药物和代谢状态有关。一般认为 ICU 中的胃肠道功能障碍有三种类型：黏膜屏障破坏、黏膜萎缩，消化道运动功能减退和肠道淋巴结功能的减退。肠鸣音只是代表肠道的收缩蠕动，与黏膜完整性、屏障功能及吸收能力无关。

六、危重症患者营养途径

肠外肠内营养支持是危重患者营养支持的基本途径，营养支持单纯 TPN 易导致肠通透性异常、肠道菌群失调、细菌移位，造成肠源性感染率增加，进而损害机体的免疫功能。然而单纯使用 EN，在病情危重的状态下，大多不能补充足够的热量，故危重症患者应用营养支持往往是 PN 和 EN 互相配合、取长补短。有研究提示 PN＋EN 较 TPN 更能改善和增强危重症患者的细胞免疫功能。其机制可能为 EN 可以维护肠道淋巴组织功能，以保护肠黏膜的完整性，避免肠道菌群失调和移位，并提高 T 淋巴细胞对有丝分裂原的反应性，刺激 T 淋巴细胞的增殖，调节细胞因子分泌，在一定程度上可降低全身性内毒素血症。

七、营养支持途径与选择的原则

TPN/PN＋EN/TEN（肠外营养支持，total parenteral nutrition，TPN；部分肠外营养，partial parenteral nutrition，PPN），而通过鼻胃/鼻空肠导管或胃/肠造口途径为主的肠内营养支持（EN）为主要的营养供给方式。

1. 肠外营养支持途径与选择原则

（1）外周静脉：常用贵要静脉，简便，安全，静脉炎发生少，可以反复穿刺，但流量小。

（2）经外周中心静脉插管（PICC）：如肘正中静脉、贵要静脉。

（3）中心静脉：常用锁骨下静脉、颈内静脉、股静脉输注高浓度和大剂量液体，减少反复静脉穿刺的痛苦。需要医务人员熟练的置管技术、严格的无菌条件以减少气胸、导管败血症等置管相关并发症。

2. **肠内营养支持途径与选择原则**　包括经鼻胃管途径、经鼻空肠置管喂养、经皮内镜下胃造口术（PEG）、经皮内镜下空肠造口术（PEJ）、术中胃/空肠造口或经肠瘘口等途径。与鼻胃管营养方式相比,鼻肠管营养支持能有效改善重症患者总蛋白、白蛋白、血红蛋白营养指标,减轻胃肠功能失调,减少并发症发生率,大大提高患者营养支持治疗的安全性和耐受性。研究发现食物分解产物距幽门越远,刺激肠黏膜释放胰泌素就越少(图 1-7-1)。

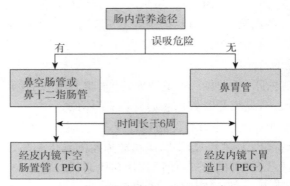

图 1-7-1　重症患者肠内营养途径示意图

八、危重症患者营养液选择

1. 碳水化合物　种类:单糖,包括葡萄糖、果糖、半乳糖;双糖,包括蔗糖、麦芽糖、乳糖;多糖,包括淀粉、糊精、糖原。

(1) 功能:提供能量;构成细胞,构成神经组织;保肝解毒作用;防止蛋白组织过度分解和酮症酸中毒。

(2) 需求:最低需要量 100 g/d。

(3) 重症患者营养支持的重要策略:葡萄糖/脂肪保持在 60/40～50/50;强化胰岛素治疗控制血糖水平。

2. 脂肪　组成:大豆油、红花油、卵磷脂、甘油。

(1) 功能:浓缩的能源(9 kcal/1 g);构成机体组织;必需脂肪酸的来源;促进脂溶性维生素的吸收;维持体温,保护脏器;饱腹作用(延长胃的排空)。

(2) 需求:占总能量的 30%～50%;平衡摄入各种脂肪酸;必需脂肪酸不低于总能量的 3%。常用类型:长链脂肪乳剂(LCT);中长链混合脂肪乳剂(MCT/LCT),包括 10%、20%、30%浓度。每 500 ml 将分别提供 2.3 MJ(500 kcal)、4.18 MJ(1 000 kcal)和 6.27 MJ(1 500 kcal)。危重成年患者脂肪乳剂的用量一般可占非蛋白质热量(NPC)的 40%～50%,1～1.5 g/(kg·d)。

3. 氨基酸/蛋白质　是肠外营养的核心。

(1) 目的:提供氮源,合成蛋白质。输入要求:氮量足够,同时有足够的非蛋白热量供给。

(2) 组成:结晶 L-氨基酸。含有各种必需氨基酸(EAA)及非必需氨基酸(NEAA)。EAA 与 NEAA 的比例为 1/1～1/3,保持细胞内氨基酸的平衡。支链氨基酸(BCAA)强化的复方氨基酸液有助于肝功能障碍患者调整血浆氨基酸谱和防治肝性脑病。

4. 精氨酸　能调理机体的免疫功能,在复方氨基酸液增加精氨酸的含量达 2%,将有利于增加患者的免疫功能。

5. 谷氨酰胺　利于蛋白质合成、改善免疫功能、是肠黏膜细胞，淋巴细胞所需的能量底物、组织特殊营养。非蛋白能量/氮的比值（NPC：N）提示了配方中能量和蛋白质的比例关系，反映出碳水化合物和脂肪提供的能量是否足以达到节氮效应，建议标准：NPC：N＝150：1。

6. n-3脂肪酸　多不饱和脂肪酸，休克、感染及器官衰竭有关的炎症介质如前列腺素、白三烯和血小板活化因子。

7. 膳食纤维

8. 电解质和微量元素　包括钠、氯、钾（电解质）、钙、铁、镁、磷、硫、碘、铬、钼、铜、锰、氟、钴、锌、硒。

（1）功能：参与酸碱平衡及渗透压作用；参与化合物经细胞壁的转运；参与神经冲动的传导和肌纤维的兴奋；构成机体的组分如骨骼和牙齿。

（2）需要量：根据临床变化调整。

九、危重症患者肠外营养液的配制

1. TNA配制的步骤
（1）将电解质、微量元素、水溶性维生素、胰岛素等加入氨基酸中。
（2）将磷酸盐溶液加入另一瓶氨基酸溶液中。
（3）脂溶性维生素加入脂肪乳剂中。
（4）将含有各种添加物的氨基酸液先后加入含有高渗葡萄糖液的3 L袋中。
（5）最后加入脂肪乳剂并轻晃混匀。

2. 配置注意
（1）液中葡萄糖的浓度应＜25％。
（2）钠、钾离子的总量应＜150 mmol/L，钙与镁离子应＜4 mmol/L。
（3）TNA液的pH值应＞5.0。
（4）应含有足量的氨基酸。
（5）不加入其他药物。
（6）保存在4～25℃，并要求在24～48 h内输注。
（7）严格无菌操作（无菌台、层流治疗室）。
（8）输注注意：脂肪乳剂单位时间输注量对其生理作用产生影响，含脂肪的全营养混合液应在24 h内匀速输注，如脂肪乳剂单瓶输注时，输注时间应＞12 h。

十、EN优点

改善和维持肠黏膜细胞结构和功能的完整性，减少肠道细菌移位及肠源性感染，刺激某些消化性激素、酶的分泌，促进胃肠蠕动与胆囊收缩，增加内脏血流，减少胆汁淤积及胆结石的发生，其对危重患者的支持效果、花费、安全性以及可行性都要明显优于肠外营养。在美国肠内营养占90％。

肠内营养支持是维持胃肠道的生理功能，如消化吸收功能、免疫器官、肠黏膜屏障功能。肠黏膜屏障功能包括：① 机械屏障：肠黏膜上皮、肠道向下的推进作用和肠黏膜表面的黏液。② 化学屏障:指肠腔内的化学物质如胃酸、胰蛋白酶及其他胰酶、胆盐、溶菌酶和 IgA 等。③ 生物屏障:指肠道的正常菌群及其产物。④ 免疫屏障:包括肠黏膜分泌的 IgA、肠道相关的淋巴组织和 Kuffer 细胞(星状巨噬细胞)等,肠黏膜屏障 $10\sim20$ m^2,肠道微生态系统占人体微生物总量的 78%,数量大,品种多,人类肠道细菌有 $1\sim1.5$ kg,活菌多达 $10^{12}\sim10^{13}$ 个,这些正常菌参与宿主的代谢、免疫、生化和生物拮抗等多方面的作用,以维持微生态平衡,而禁食 48 h,可导致肠黏膜屏障的损伤。肠内营养主要功能是维护肠黏膜屏障、增加肠黏膜血流、直接为肠黏膜提供营养物质、刺激肠道激素和消化液的分泌、刺激肠黏膜增殖,促进肠上皮修复、刺激肠蠕动,维护肠道原籍菌。

十一、危重症患者营养支持护理

1. **肠外营养护理** 管道系统无菌,密闭,通畅,防折叠、受压、脱落;每日更换管路系统,更换时夹闭近端,防空气进入;输液泵匀速输入(30~40)滴/分或<200 ml/h;输入的速度变动在 15% 左右;各接头妥善固定,无菌纱布包裹,每日更换;导管尽量不作他用,如输血、抽血、推药、压力监测;外周输入注意省氮原则。

2. **肠内营养护理** 注意管饲方式:① 一次投给,每次 250~400 ml,一日 4~6 次。② 间歇重力滴注,每次 250~400 ml,一日 4~6 次。③ 连续经营养输注泵滴注,连续滴注可持续 16~24 h,肠内营养输注泵控制滴速,<100 ml/h 或(20~30)滴/分恒速泵入(开始<60 ml/h 泵入)。④ 营养液配置:管饲浓度不宜过高,从 10% 开始渐增到 25%,保温在 37~40℃输注。现配现用。

十二、肠内营养并发症及护理

1. **相关并发症** 导管相关并发症包括:消化道反应,EN 相关并发症如腹泻、恶心、呕吐、吸入、吸入性肺炎、喂养管堵塞、溶液污染和代谢并发症,精神心理并发症。

消化道反应中恶心、呕吐占 10%～20%;腹胀、腹痛、导管相关性腹泻发生率为 30%,ICU 超过 60%;药物相关的腹泻,如 H$_2$ 受体阻断剂、抗生素、抗心律失常药物。

2. **反流和误吸的原因** 重力性反流、咽部刺激引起胃食管括约肌功能异常、导管穿过贲门、仰卧位喂养、意识不清或呕吐反射减弱等。

3. **预防处理** 喂养时抬高床头超过 30°,并持续至餐后 30 min;服用抑酸或保护胃黏膜药物,减少胃潴留:等渗营养液、促动力药物、使用输液泵喂养后 4~6 h 胃液残留量 ≥200 ml,改变途径(幽门下置鼻空肠管)或暂时停止输注或降低输注速度。

4. **预防反流** 床头抬高 30°~45°(无禁忌证情况下注意考虑腹腔灌注压、肾滤过、器官功能影响);床头抬高的角度应使用工具或病床标记,每 8 h 一次进行确认。

肠内营养的管理与肠道喂养安全性评估很重要,重症患者往往合并胃肠动力障碍,头高位可以减少误吸及其相关肺部感染的可能性。经胃营养患者应严密检查胃腔残留量,避免误吸的危险,通常需要每 6 h 后抽吸一次腔残留量,如果潴留量≤200 ml,维持原速度,如果潴留量≤100 ml,增加输注速度 20 ml/h,如果残留量≥200 ml,应暂时停止输注或降低输注速度。

十三、有助于增加肠内营养耐受性的措施

1. 对肠内营养耐受不良(胃潴留＞200 ml、呕吐)的患者,可予促胃肠动力药物。
2. 肠内营养开始营养液浓度应由稀到浓。
3. 使用动力泵控制速度,输注速度逐渐递增。
4. 在喂养管末端夹加温器,有助于患者肠内营养的耐受。

应用 EN 耐受性评分表,内容包括腹痛、腹泻、恶心、呕吐、肠鸣音、腹内压、血流动力学评估。在实施 EN 支持时,医护人员应对不同疾病患者的胃肠功能进行动态评估,制定个性化、合理化的营养方案,从而减少耐受不良发生率。

十四、不同危重病的代谢特点与营养支持原则

1. 严重 Sepsis 与 MODS 患者,应密切监测器官功能与营养素的代谢状态,非蛋白质热氮比可进一步减低至(80~130)kcal∶1 gN。
2. 严重 Sepsis 患者,应避免应用富含精氨酸的免疫营养制剂。
3. 心衰患者的营养支持宜选择热量密度较高的营养配方,适当增加碳水化合物比例,并严密监测心脏功能。
4. 合并肝功能不全的重症患者,营养支持时应增加支链氨基酸的供给,并降低芳香族氨基酸的比例。非蛋白质热量以糖脂双能源供给,其中脂肪乳剂补充宜选用中长链脂肪乳剂。
5. 接受肾替代治疗的急性肾衰竭患者,应额外补充丢失的营养素。
6. 对重度颅脑创伤患者,宜选择经空肠实施肠内营养。
7. 相对于其他重症患者,烧伤患者有胃肠功能时宜及早开始肠内营养。
8. 重症急性胰腺炎患者,初期复苏后条件许可时可开始营养支持,优先考虑空肠营养,并应增加谷氨酰胺补充。
9. COPD 患者合并呼衰应尽早给予营养支持,并首选肠内营养,适当降低碳水化合物。

十五、危重症患者营养支持的监测

包括液体平衡、血尿渗透压、血气分析检查、血糖、尿糖、血清电解质检查、肝功能检查、血脂测定、血常规检查。

1. **体重氮平衡**　水钠潴留或脂肪存积,亦表现为体重上升。上臂中点肌肉周径,主要判断骨骼肌量的变化,肱三头肌皮肤褶折厚度,用于判断脂肪存储量。
2. **免疫功能测定**　迟发型过敏皮肤试验,了解免疫能力,白蛋白营养不良时,反应减弱。总淋巴细胞计数,正常值$(1.5~3.0)×10^9/L$,随着营养改善,总淋巴细胞逐渐恢复。肌酐/身高指数,收集 24 h 尿测肌酐值,除以身高相应的理想肌酐值,可求出肌酐/身高指数,如＞90％为理想营养状态。
3. **实验室监测**　血糖(8.3 mmol/L)、尿糖(＋－＋＋)(Q4H－Q6H),血常规、电解质、血气、肝肾功、血脂(QD)。
4. **其他**　体温、24 h 出入量、空气和导管、入口处皮肤创口细菌和真菌培养等。

总而言之，营养支持对于危重病患者是必需的，其能改善治疗结局。营养支持对于危重病患者的确切效果尚未证实，但确是重要的辅助治疗手段。TPN 和过度饮食可能与不良预后有关，早期胃肠内营养可能是最好的治疗策略。

中国重症加强治疗病房危重患者营养支持指导意见(2006)

推荐意见 1：重症患者常合并代谢紊乱与营养不良，需要给予营养支持。

推荐意见 2：重症患者的营养支持应尽早开始。

推荐意见 3：重症患者的营养支持应充分考虑到受损器官的耐受能力（时机）。

推荐意见 4：重症患者急性应激期营养支持应掌握"允许性低热量"原则 $[(20\sim25)\text{kcal}/(\text{kg}\cdot\text{d})]$ ；在应激与代谢状态稳定后，能量供给量需要适当的增加 $[(30\sim35)\text{kcal}/(\text{kg}\cdot\text{d})]$ 。

推荐意见 5：只要胃肠道解剖与功能允许，并能安全使用，应积极采用肠内营养支持。

推荐意见 6：任何原因导致胃肠道不能使用或应用不足，应考虑肠外营养，或联合应用肠内营养(PN，PN＋EN)。

推荐意见 7：一旦患者胃肠道可以安全使用时，则应逐渐向肠内营养或口服饮食过渡。

推荐意见 8：葡萄糖是肠外营养中主要的碳水化合物来源，一般占非蛋白质热量的 $50\%\sim60\%$ ，应根据糖代谢状态进行调整。

推荐意见 9：脂肪补充量一般为非蛋白质热量的 $40\%\sim50\%$ ；摄入量可达 $(1\sim1.5)\text{g}/(\text{kg}\cdot\text{d})$ ，应根据血脂廓清能力进行调整，脂肪乳剂应匀速缓慢输注。

推荐意见10：重症患者肠外营养时蛋白质供给量一般为 $(1.2\sim1.5)\text{g}/(\text{kg}\cdot\text{d})$ ，约相当于氮 $(0.20\sim0.25)\text{g}/(\text{kg}\cdot\text{d})$ ；热氮比 $(100\sim150)\text{kcal}:1\text{gN}$ 。

推荐意见11：重症患者在条件允许时应尽早开始肠内营养。

推荐意见12：对不耐受经胃营养或有反流和误吸高风险的重症患者，宜选择经空肠营养。

推荐意见13：重症患者在接受肠内营养（特别经胃）时应采取半卧位，最好达到 $30°\sim45°$ 。

推荐意见14：经胃肠内营养的重症患者应定期监测胃内残留量。

第十五节　神经系统疾病患者肠内营养支持的护理

> 神经系统疾病伴发营养问题是医护人员亟须解决的问题,无论疾病发生的急骤还是缓慢、神经功能的损害局限还是广泛、病情严重还是轻微,凡出现意识障碍、认知障碍、延髓麻痹、神经源性呕吐、神经源胃肠功能障碍、呼吸衰竭以及严重并发症的患者均可增加营养风险(nutritional risk)或发生营养不良(undernutrition)。营养不足可使原发疾病加重,并发症增多,从而严重影响预后或结局。但随着神经科疾病营养支持理论和实践的不断完善,医护人员对胃肠道功能认识的不断深入,肠内营养(enteral nutrition,EN)的优势逐渐显现出来。为此针对神经系统疾病患者的肠内营养支持的有效性就需要医护人员很好的评估、给予、监测和调整,促进患者早期病情康复。

神经系统疾病患者由于原发病可直接造成患者的营养不足,导致低蛋白血症等并发症,如具有闭合性脑损伤、脑卒中、肌萎缩或多发硬化、阿尔兹海默病等等神经系统疾病,会损害患者进食、咀嚼、导致吞咽障碍,使患者存在营养不良风险,因此神经系统疾病患者营养支持的评估、营养途径的选择、营养支持开始的时间、输注方式以及肠内营养支持过程中各种并发症的监测显得尤为重要。

一、营养评估

神经系统疾病伴吞咽障碍患者进食减少或不能进食,危重神经疾病患者分解代谢大于合成代谢,部分神经疾病患者病前就已经存在营养不足或营养风险。因此有必要进行营养风险筛查(nutrition risk screening,NRS)以确定进一步的营养评估和营养支持方案。

1. 吞咽能力的评估　对于轻度神经损害患者,营养摄入量以及患者进食、咀嚼、吞咽能力是评估的重点。一旦出现,早期能够发现功能障碍相关症状与体征,对制定个体化营养支持方案具有重要意义。因此对于神经系统疾病患者应不断进行营养摄入的评价(表1-7-5)。

表1-7-5　影响营养摄入的主要问题的评价和实施要点

问　题	评价与实施要点
食物获取	可能依赖家庭、朋友或专业人员
食物准备	安慰食品、预包装食品等可满足单独准备食物的需要
喂养问题:将食物放入嘴里	可需要监督或者帮助喂食
进食:口服过程	观察进食过程,使得护理人员及时发现吞咽困难的问题,并告知整个团队,合理的吞咽体位(下巴朝下的端坐体位)

续表

问 题	评价与实施要点
吞咽	这是个自发的复杂过程,通过肌肉推进作用完成,重力也有帮助,体位和避免环境干扰,可能有帮助
液体	吞咽稀薄液体如水最需要协助和控制;可稠厚的液体
质地	可少食多餐,强调口味,质地软或成分单一,冷食

吞咽分期及持续时间

(1) 口腔准备期:完成咀嚼,为吞咽食物做准备的阶段。

(2) 口腔期:食块由口腔送入咽部的阶段,1~2 s。

(3) 咽部期:食块由咽部向食管移送的阶段,小于 1 s。

(4) 食管期:食块通过食管进入胃部的阶段,此期持续时间多变,8~10 s。

口腔和食管期随年龄增加轻度延长,尤其是食管期,口咽部的作用在于进食后嘴唇闭合,直至吞咽完成,食物进入食管。不能经鼻腔呼吸的患者,无法完成此动作。

2. 评定吞咽障碍的实验方法 日本学者洼田俊夫提出的评定吞咽障碍的实验方法,分级明确清楚,操作简单。实验要求患者意识清楚并能够按照指令完成试验。实验方法:患者端坐,喝下 30 ml 温开水,观察所需时间喝呛咳情况。

1 级(优):能顺利地 1 次将水咽下;

2 级(良):分 2 次以上,能不呛咳地咽下;

3 级(中):能 1 次咽下,但有呛咳;

4 级(可):分 2 次以上咽下,但有呛咳;

5 级(差):频繁呛咳,不能全部咽下。

评定:正常:1 级,5 秒之内;可疑:1 级,5 秒以上或 2 级;异常:3~5 级。

3. 神经系统损害与摄食有关的颅神经症状(表 1-7-6)

表 1-7-6 神经系统损害与摄食有关的颅神经症状

变量	描 述
厌食	食物在嘴里先引起味觉,然后导致吞咽。如果患者厌食或味觉障碍,可导致拒食,但常常由于患者交流障碍而被忽略
咀嚼	咀嚼能力是必要的。评估牙齿情况,义齿是否合适,随年龄改变或营养不良而改变。如果无法咀嚼,应调整食物的质地,如糊状
痴呆	进行性痴呆可出现认知障碍、失认、失用、嗅觉丧失、共济失调、饥饿感和渴觉紊乱、视力损害,摄食行为发生改变
反流	胃肠道反流常见,伴随无法咳嗽,导致误吸和肺炎
失语、抑郁	抑郁或由于疾病本身无法交流的患者有可能出现拒食
便秘	肠动力下降,流质极少纤维饮食可以导致便秘、食欲减退。缓泻剂可能有效
治疗	抗精神病药物、抗胆碱能药物及止痛药可能影响吞咽,甚至导致吞咽困难

危重神经疾病患者的评估可采用 2003 年欧洲肠外肠内营养学会和 2011 年美国肠

外肠内营养学会推荐使用的 NRS 2002 作为住院患者营养风险筛查工具。

二、肠内营养支持途径

肠内营养具有刺激肠道蠕动,刺激胃肠激素分泌,改善肠道血液灌注,预防急性胃黏膜病变,保护胃肠黏膜屏障,减少致病菌定植和细菌移位等优势。对于神经重症患者应首选肠内营养,包括经口和管饲(鼻胃管、鼻肠管和经皮内镜下胃造口)喂养;不耐受肠内营养患者可选择肠外营养支持。

1. **鼻胃管**　是短期肠内营养支持的首选途径,也是神经系统疾病首选进行肠内营养支持的途径,具有无创、经济、简便等优势。适用于胃肠功能完整,无法经口进食,营养预期时间较短者,并符合生理状态,不需常规 X 线平片确认。

(1)胃管插入的深度:在常规置入,即从患者的耳垂-鼻尖-剑突距离的基础上,多插5～7 cm,这样较容易确认胃内水泡音。同时也可延长鼻胃管置入深度,保证胃管末端达到幽门后。

(2)鼻胃管粗细的选择:胃管直径越小,抽出的胃残余量越少,而误差越大,因此建议使用 14F 的鼻胃管。

2. **鼻肠管置入**　目前盲插鼻肠管比较适合神经系统疾病患者,因此可以采取不同的方式进行导管的置入。

(1)采用在 pH 值引导下进行胃内注气技术来进行放置:具体步骤:① 操作前先通过胃管抽吸一次胃内容物,然后取出小肠喂养管的导管及引导钢丝,将导管头端通过钢丝使其拉直,注意导管头端不要露出导丝,后将导管尾端的螺旋扣拧紧,固定导丝。② 协助患者取仰卧位,床头摇高 25°～30°,测量导管置入剑突-耳-鼻距离并标记,选择不带胃管侧鼻孔插入到胃内,通过听诊与抽吸胃、小肠液确认导管的位置,同时用 pH 试纸检测酸碱度。如若没有液体,可分几次将 10 ml 空气注入胃内,再抽吸,直到液体出现,记录pH 值。③ 导管确认在胃内后,开始降低床头至水平位置,协助患者翻身直至其完全斜躺在左侧或右侧卧位,轻柔地将导管送过幽门。如此时阻力较大,不能强迫送管,可将导管撤回到胃内,再采用此方法进行放置。④ 向前送管后,超过剑突-耳-鼻距离 15～20 cm,快速注入 20 ml 空气,再听诊,如无气过水声,则鼻肠管可能已通过幽门,进入十二指肠。此时可抽吸小肠液,颜色应变为鲜黄色,再次确认 pH 值,并立即进行 X 线摄片检查。30 min 后导管位置确认,再将导丝拔出,固定导管。

(2)采用注气法进行鼻肠管置入:首先将引导钢丝完全插入鼻肠管,使钢丝末端连接柄与鼻肠管连接头固定。测定鼻尖到耳垂再到剑突的距离,并做一标记,另外再在标记外 50 cm 处再做一个标记。用无菌生理盐水湿润管道头部,以利于插管,选择一侧鼻孔,如已留置鼻胃管应选择另一鼻孔,将管道沿鼻腔壁慢慢插入,当管道进入喉部时,将患者的头轻轻向前弯曲,嘱清醒的患者尽量做吞咽动作,同时将鼻肠管轻轻推进,注意避免插入气管,继续插管到第一标记处。用抽胃液和注入 20 ml 空气听诊胃区这两种方法确定在胃内后,协助患者取右侧卧位 45°,用 60 ml 注射器注入 300～500 ml 气体后,继续将鼻肠管缓缓送至第 2 个标记处,快速注入 20 ml 空气,听诊气过水声消失,则鼻肠管可能已进入十二指肠。

3. **胃肠造口术**　经皮内镜下胃造口术(PEG),1980 年 Gauder 和 Ponsky 首次报道了经皮穿刺内镜下胃造口术,它是在内镜引导下,确定造口部位,经腹壁、胃壁穿刺放置胃造瘘管,以达到胃肠营养(或减压)的目的,操作简便,无需外科手术及全身麻醉,能够较好地避免普通鼻饲管带来的误吸和反流,已成为长期肠内营养的首选方法。目前其置管方法通常采用经典的拉出式。另一种置管方法称之为推进式,适合于食管有狭窄等病变或张口受限等不适宜将导管从口腔拉入者。

三、肠内营养支持开始时间

2005 年喂养与普通膳食(feed or ordinary diet,FOOD)试验第 2 部分结果表明,急性卒中伴吞咽困难患者 7 d 内(平均发病 48 h)肠内喂养比 7 d 后(延迟)肠内喂养的绝对死亡危险减少,死亡或不良结局减少 5.8%(95% CI 0.8~12.5,$p=0.09$),从而提示急性卒中伴吞咽障碍患者早期肠内营养可能使患者获益。急性卒中患者发病后 7 d 内尽早开始肠内喂养,颅脑外伤患者发病后 3 d 内尽早开始肠内营养。

四、肠内营养支持能量供给及配方

急性重症脑损伤者急性应激期代谢变化剧烈,能量供给或基本底物比例不适当可能加重代谢紊乱和脏器功能障碍,并导致不良结局。为此,2002 年 ASPEN 推荐采用间接测热法测量能量需求,加强营养支持的个体化。我国暂推荐公式法计算患者能量需求,并根据病情轻重调整基本底物供给。

应用经验公式法计算能量需求。轻症(GCS>12 分或 APACHE Ⅱ ≤16 分)非卧床患者:25~35 kcal/(kg·d),糖脂比=(7:3)~(6:4),热氮比=(100~150):1。轻症卧床患者:20~25 kcal/(kg·d),糖脂比=(7:3)~(6:4),热氮比=(100~150):1。重症急性应激期患者:20~25 kcal/(kg·d),糖脂比=5:5,热氮比=100:1。

肠内营养配方选择取决于对营养配方成分的了解以及对营养支持目标的确认。整蛋白标准型配方适合健康人群营养素需求,疾病适用型配方适合特殊疾病营养需求。糖尿病适用型配方具有低糖比例、高脂肪比例、高单不饱和脂肪酸含量、高果糖含量、加入膳食纤维等特点。

胃肠道功能正常患者,首选整蛋白标准配方,有条件时选用含有膳食纤维的整蛋白标准配方。消化或吸收功能障碍患者,选用短肽型或氨基酸型配方。便秘患者选用含不溶性膳食纤维配方。限制液体入量患者选用高能量密度配方。糖尿病或血糖增高患者,有条件时选用糖尿病适用型配方。高脂血症或血脂增高患者选用优化脂肪配方。低蛋白血症患者选用高蛋白配方。糖尿病或血糖增高合并低蛋白血症患者选用糖尿病适用型配方或高蛋白配方。病情复杂患者,根据主要临床问题进行营养配方选择。

五、肠内营养支持的输注方式

床位:床头持续抬高≥30°;容量:从少到多,即首日 500 ml,尽早(2~5 d 内)达到全量;速度:从慢到快,即首日肠内营养输注 20~50 ml/h,次日起逐渐加至 80~100 ml/h,约 12~24 h 内输注完毕,有条件情况下,可用营养输注泵控制输注速度;管道:每 4 h 用 20~30 ml 温水冲洗管道 1 次,每次中断输注或给药前后用 20~30 ml 温水冲洗管道。

六、肠内营养支持过程中并发症监测

1. 并发症调整原则 营养支持过程中须加强原发疾病和营养支持胃肠道并发症的监测,以确保神经系统疾病患者营养支持安全、有效。肠内营养过程中由疾病、营养支持不耐受、感染及药物等原因造成的并发症较多见。常规处理包括减慢输注速度、减少输注总量、更换营养配方、积极寻找原因以及对症处理。

(1)呕吐和腹胀:减慢输注速度和(或)减少输注总量,同时寻找原因和对症处理,仍不缓解时改为肠外营养。

(2)腹泻(稀便>3 次/d 或稀便>200 g/d):减慢输注速度和(或)减少输注总量,予以等渗营养配方,严格无菌操作,注意抗菌药物相关腹泻的诊断、鉴别诊断和治疗。

(3)便秘(0 次/3 d):加强补充水分,选用含有不可溶性膳食纤维营养配方,必要时予以通便药物、低压灌肠或其他排便措施。

(4)上消化道出血(隐血试验证实):临时加用质子泵抑制剂。血性胃内容物<100 ml 时,继续全量全速或全量减速(20~50 ml/h)喂养,每天检测胃液隐血试验 1 次,直至 2 次正常;血性胃内容物>100 ml 时,暂停喂养,必要时改为肠外营养。

(5)胃肠动力不全:胃残留液>100 ml 时,加用氯普胺、红霉素等胃动力药物或暂停喂养。超过 24 h 仍不能改善时,改为鼻肠管或肠外营养。

2. 并发症的护理

(1)腹泻

① 原因:鼻饲操作过程中污染,营养液输注量过多,速度过快,温度过低,高渗营养快速进入胃肠道时,胃肠道会分泌大量的水分稀释营养液,刺激肠蠕动加速。

② 护士应注意:通过肠内营养输注泵给予 16~24 h 连续性泵入,根据营养液的总量调节输注速度,开始时速度可减慢至 20 ml/h,待胃肠适应后,根据患者胃肠功能调节最大速度不超过(80~100)ml/h;定时评估肠鸣音及排便次数与性状;已开启的营养液,放置不宜超过 24 h,如并发肠道感染,可遵医嘱应用抗生素,必要时暂停鼻饲。

(2)反流、误吸

① 原因:气管导管和胃管的插入,使呼吸道和口腔分泌物增加,患者易产生恶心、呕吐,从而引起反流;吞咽障碍患者的吞咽反射减弱或丧失,呕吐、咳嗽、吸痰可能引起营养液误吸入气管内。据有关报道,气管切开患者鼻饲反流率高达 30%,神经系统疾病反流率高达 12.5%。

② 护士应注意:胃管插入深度为 55~60 cm,使胃管前端到胃体部或幽门处,食物不易反流;鼻饲前确定胃管位置准确,吸痰时动作轻柔,若出现呛咳严重,暂停吸引;实施肠内营养时,除有禁忌证者,应抬高床头 30°~45°卧位,借助重力作用加速胃排空,防止胃潴留、反流的发生;气管插管或气管套管气囊压力保持 25~30 cmH$_2$O,达到气道密闭,防止吸入性肺炎;当出现呕吐、反流时,使患者保持侧卧位,气道吸引,暂停鼻饲。

(3)代谢性并发症

① 原因:高血糖、脱水、低血糖、钠、钾离子失衡及脂肪酸缺乏。

② 护士应注意:每日记录出入量,定期监测全血细胞计数、凝血酶原时间。营养开始阶段,每 2 d 测 1 次血糖、肌酐、尿素氮、血清电解质的变化,以后 1 次/周进行测定;应注

意血清胆红素、氨基转移酶等的变化情况,以调整营养液的输注速度及输注量;对危重患者血糖的控制,必要时应按医嘱给予静脉泵入或皮下注射胰岛素治疗。

(4) 感染性并发症

① 吸入性肺炎

a. 原因:吸入性肺炎常常由于神经系统危重症患者的意识障碍、吞咽、咳嗽反射减弱或消失造成。

b. 护士应注意:肠内营养时应采取适当体位,鼻饲前检测喂养管的位置,喂养过程中避免管道移位;监测胃潴留情况,同时观察有无呛咳、呼吸改变及发绀情况,一旦发生,应立即停用肠内营养,并抽吸胃内容物,即使小量误吸,也应鼓励患者咳嗽,咳出气管内液体;如有食物颗粒进入气管,应立即进行纤维支气管镜检查并予以清除,应用抗生素治疗肺内感染。

② 营养液的污染

a. 原因:由于操作不规范所致。

b. 护士应注意:在肠内营养时营养液配制要保持清洁无菌;操作前要洗手并戴口罩;营养液现用现打开或现配制;营养餐具用后立即清洗;护士喂水、喂药前洗手。

(5) 脱管堵管

① 原因:主要与鼻胃管的大小、材质、位置及约束不当以及患者的不能配合有关。

② 护士应注意:烦躁不配合的患者,可按医嘱给予适当镇静,清醒者应加强宣教及正确使用保护性约束措施,以免意外拔管;鼻饲药物过程中,应把药物研碎致粉末后鼻饲,鼻饲前后用温开水 20～30 ml 冲管且每 4 h 冲洗 1 次,以免营养液黏附于管壁;妥善固定鼻胃管,避免扭曲、打结而造成堵管。

七、停止喂养

部分神经系统疾病合并吞咽障碍患者一般在发病 1～3 个月内恢复经口进食,故应根据床旁洼田饮水吞咽试验决定是否停止管饲喂养。但有文献报道,神经系统疾病患者应该在意识好转的前提下,才可应用洼田饮水试验评估患者的吞咽功能的恢复情况。即 GCS 评分≥12 分时,再用洼田饮水试验进行评估,当评价分值≤2 分时可停止管饲喂养,经口进食。

第八章　营养支持护理并发症

第一节　肠内营养相关护理并发症

> 与肠外营养相比,肠内营养具有操作简便、安全有效、价廉、易于推广等优点,凡胃肠道功能正常,或存在部分功能者,应首选肠内营养。但若使用不当也会出现一些并发症,给患者带来痛苦。肠内营养并发症类型和发生率与配方、应用途径和疾病本身有关,主要包括胃肠道、代谢性、感染性、机械性并发症等方面,其中最常见的是胃肠道并发症,较严重的并发症是误吸。护理人员在实施肠内营养过程中应遵守操作规范,加强评估与巡视观察,做好监测与预防,及时发现、正确处理并发症,保证肠内营养支持的实施效果。

一、胃肠道并发症

1. 腹泻　腹泻是 EN 并发症中最常见的,根据不同定义其发生率范围较广(2%~63%)。一般来说,每日粪便量>500 ml 或每日排便次数>3 次,连续超过 2 d 即可认为是腹泻。其原因可分为营养液、患者和喂养不当三方面因素。EN 护理中应注意:① 选择合适的营养液,选用不含乳糖的营养液,可防止因缺乏乳糖酶导致的腹泻;选用低脂营养液,可预防脂肪含量过高所致的脂肪泻。② 营养液新鲜配制避免污染,低温保存,已开启的营养液,放置不宜超过 24 h。③ 调整营养液的浓度、速度和量,逐步递增便于肠道适应。应用肠内营养泵输注时,根据营养液的总量调节滴速,开始时速度可减慢至 20 ml/h,待胃肠功能适应后,最大速度不超过 120 ml/h,使用加温器调节营养液温度,保持温度 38℃左右。④ 评估观察患者病情和治疗情况,严重营养不良引起的低蛋白血症和肠黏膜萎缩,可致肠道吸收和分泌功能异常;大量使用广谱抗生素,可致肠道菌群失调引起腹泻,应及时纠正。⑤ 定时评估肠鸣音及排便次数、量与性状。一旦发生腹泻,应鉴别原因并做相应处理,严重者暂停 EN,改用 PN 支持。

2. 腹胀与肠痉挛　腹胀、肠痉挛为肠内营养常见并发症,其发生与快速输注营养液、配方制剂温度过低、营养制剂类型选择不当、高渗透压、吸收不良等因素有关。故对肠内营养患者进行护理时,应注意以下几点:① 营养液应现配现用,按照营养液浓度由低到高、剂量由少到多、速度由慢到快原则进行,循序渐进。② 如在肠内营养过程中,患者出现腹痛、腹胀、肠痉挛,首先鉴别患者是否存在肠梗阻,对于肠梗阻患者应及时停止肠内营养。对于其他原因引起以上不适症状的患者,通过减慢输注速度、降低营养液浓度、更换营养液配方等进行调整,也可进行腹部按摩或热敷。③ 必要时遵医嘱应用胃肠动力药物,也可给予开塞露或灌肠,改善腹胀情况。

3. 恶心、呕吐 在接受肠内营养支持的患者中,恶心、呕吐的发生率为 10%～20%,其发生原因很多,主要与营养液高渗透压导致胃潴留、营养液气味难闻使得患者难以忍受、营养液脂肪比例过高、输注速度过快、输注量过大、患者对乳糖不耐受等原因有关,其中胃排空延迟是导致恶心、呕吐的最主要原因。护士在进行护理时,应注意:① 若怀疑肠内营养患者出现的恶心、呕吐是由于胃排空延迟所致,应减慢输液速度,遵医嘱给予促胃动力药物。② 如果条件允许,在进行肠内营养时,向患者提供等渗、低脂肪营养制剂,并采用营养泵均匀、缓慢、恒温(38～40℃)输入。

二、代谢性并发症

临床上 EN 的代谢性并发症与 PN 相似,但发生率及严重程度较低。

1. 糖代谢紊乱 肠内营养的患者中,约有 10%～30%的患者出现高血糖,其发生与手术应激状态、过快输注营养液、高热量喂养有关。另外,肠内营养期间的高血糖还见于对葡萄糖耐受力减退的老年人。护士在对患者进行肠内营养护理时,应注意监测患者血糖,随时观察其反应。若患者发生高血糖,应降低营养液浓度及输注的速度,遵医嘱补充胰岛素或口服降糖药,并给予低糖饮食。肠内营养时,非酮性高渗性高血糖较少见,大多见于过去有过糖尿病急性并发症的患者,主要与胰岛素相对缺乏有关。若对患者加强监测,非酮性高渗性高血糖多可以预防。一旦发生,立即停用原营养液,给予外源性胰岛素。待血糖调整稳定后,再重新进行肠内营养支持治疗。

低糖血症多由于营养液滴注过少、过快,或见于长期接受鼻饲饮食突然停止者。在停用要素饮食时,应缓慢进行,期间注意观察患者是否出现心慌、乏力、头晕、出冷汗等低血糖反应,同时补充其他形式的葡萄糖,防止低血糖的发生。

2. 水代谢异常 高渗性脱水在水代谢异常中发生率最高,占 5%～10%,其多见于昏迷、气管切开患者,年幼的患儿及虚弱的老年患者也较容易发生,因为这些患者常有肾衰竭的情况。如果这些患者使用了高渗和高蛋白配方进行肠内营养治疗,其脱水情况更常见。若患者能自觉感到口渴,护士应在肠内营养支持时,预先适当多添加一些水分,并严密监测患者的体重、血电解质情况及患者的每日出入水量。

对于心、肾及肝功能不全的患者,特别是老年患者,进行肠内营养支持治疗时应该严格控制入水量,防止发生水潴留。

3. 电解质和微量元素异常 当患者营养摄入不足、水液丢失过多或摄入过量钠时,会出现高钠血症。EN 支持治疗前应纠正患者水、电解质紊乱,治疗期间做好患者体重、出入水量、血电解质的监测,观察其有无脱水表现,并保证患者水分的摄入。

当患者腹泻、水分摄入过多或丢失过多消化液时,可引起低钠血症。对于此类患者,护士应每天监测其体重,限制液体摄入,必要时可进行利尿治疗。

高钾血症见于心、肾功能不全,营养液中钾含量过高,代谢性酸中毒等情况,针对这类患者,可更换其营养液配方,减少钾的摄入,并监测其血钾浓度,评估患者有无乏力、神志淡漠、腹泻等高钾血症的情况出现。

低钾血症可见于应用利尿剂、代谢性碱中毒、腹泻、再喂养综合征等,患者可有无力、头晕、呕吐、躁动等表现,除了积极寻找腹泻原因外,护理人员还应监测血钾浓度,纠正患者钾离子的缺乏,同时还应考虑在患者出现低钾血症的同时是否合并有低镁血症的存在。

一般进行肠内营养的患者每日接受 1 500～2 000 ml 的营养液便可满足其对热量、维生素、矿物质及某些微量元素的需求。除非未能及时监测长期进行肠内营养患者的情况,微量元素如铜、锌等的缺乏一般不多见。轻度微量元素的缺乏可自行调整,严重情况可通过补充患者日常需要量便可缓解。当患者体内微量元素缺乏时,可出现伤口愈合缓慢、生长发育障碍、抽搐等表现,护士在对患者进行肠内营养支持时应评估观察有无以上不良反应,及时处理。

4. 酸碱平衡紊乱　主要与原发疾病及 EN 制剂应用不当有关,其发生率较低。高碳酸血症见于摄入糖类和(或)热量过多,特别是有呼吸功能损害的患者或刚停止机械辅助通气,排出二氧化碳较困难的患者。采取的护理措施包括:① 选择合适的肺部疾病专用 EN 制剂(低糖、高脂肪比例营养剂)。② 避免过度通气。③ 监测肺功能,注意其呼吸商变化。

5. 肝功能异常　少数患者长期肠内营养时,由于营养液中的氨基酸进入肝内分解后的毒性作用,也可能是大量营养液吸收入肝,肝内酶系统新的活性被激活、增强,导致转氨酶升高。但该种变化是非特异性的,一旦患者停用肠内营养后,肝功能各项指标便可恢复正常。对长期接受肠内营养的患者可进行定期肝肾功能的复查,防止其肝功能异常的发生。

6. 再喂养综合征　再喂养综合征是严重营养不良患者过快过量地摄入食物而导致的一种危险结果。常见于重度营养不良或长期禁食患者,在恢复饮食前几日较易发生。其发生率为 19%～28%。在 PN 或 EN 支持过程中均可发生,以水钠潴留和血浆中钾、镁和磷浓度下降为特征,严重者可致死。预防是最佳的应对方法,对于高危人群实施营养支持应从低剂量开始,循序渐进,同时密切监测水、电解质及代谢反应。

三、感染性并发症

1. 误吸、吸入性肺炎　误吸主要表现为呛咳和明显的呕吐、心动过速、发绀,甚至进一步可发展成为肺炎。在肠内营养并发症中,吸入性肺炎最严重,是指误吸发生后,患者突然出现的呼吸功能障碍或衰竭。发生率约为 1%～4%,好发人群多见于呼吸功能和(或)吞咽功能差者、危重症患者、意识障碍患者、老年人或幼儿。其发生原因与年龄、置管位置、患者卧位及吞咽功能等因素有关。依营养物质颗粒的大小和营养液 pH 值、剂量不同,吸入性肺炎表现的严重程度及预后也不一致。轻者临床症状不明显,不易被发现,有时仅伴有低热、乏力症状。一般表现为烦躁、心率加快、呼吸急促并伴有泡沫样痰。严重者可在短时间(几分钟内)发生急性肺水肿,表现为低血压、发绀、呼吸困难及气促,若治疗不及时,也可导致患者死亡。发生吸入性肺炎时,患者 X 线胸片显示其有实质性炎症浸润,多表现为肺下叶斑点状阴影。

防止胃内容物潴留及反流是预防误吸、吸入性肺炎的根本,应做好以下护理措施:① 选择合适的喂养管和喂养途径,如选择以鼻空肠管替代胃管进行幽门后喂养。一般来说,通过鼻胃管进行营养支持的患者发生吸入性肺炎的几率高于经胃或空肠造口者。② 保持患者床头抬高 30°～45°,如果条件允许,可使患者处于半卧位。肠内营养支持后,尽量保持床头抬高位置 30 min,防止胃潴留。③ 对鼻饲患者,翻身、排痰等护理措施尽量在肠内营养操作前进行。对需要吸痰的患者,吸痰管勿插入过深,操作动作要轻柔,防止因剧烈呛咳引起反流,甚至误吸。④ 尽可能使用等渗营养液,因其与高渗液体相比可较少引起胃的延迟排空。⑤ 检查胃内残留量,每 4 h 抽吸一次。若胃内潴留液体<200 ml,维持原速度。>200 ml 时,应减慢输注速度或暂停输注。⑥ 妥善固定喂养管,定期监测喂养管位置。勤观察,多巡视,如有故障,及时处理。⑦ 保持患者口腔清洁,促进其舒适。⑧ 可遵医嘱使用多潘立酮等胃动力药,促进胃排空。

如发生误吸现象,护理人员应:① 立刻停止肠内营养液的输注,并将胃内容物吸尽。② 行气管内吸引,吸出营养液颗粒或液体。③ 如患者意识清醒,鼓励其咳嗽,咳出气管内液体。④ 如果营养液颗粒进入气管,立刻进行气管镜检查,并将所有食物颗粒清除。⑤ 若有需要,进行机械通气支持。⑥ 遵医嘱适当使用抗生素预防感染。

2. 营养液污染　配液或肠内营养插管操作不规范、输注器具不清洁等情况,都可能引起营养液污染。在进行肠内营养相关操作时,护理人员应遵循:① 在配置营养液和肠内营养插管时,严格执行操作规程。② 营养液现配现用,配制后保存得当。如条件允许,尽可能使用现成的无菌配方产品。③ 每瓶营养液悬挂时间少于 8 h。若营养液打开暂时不用,加盖后放于 4℃冰箱中保存。

四、机械性并发症

1. 鼻、咽及食管损伤　鼻、咽及食管损伤主要原因在于肠内营养时,选择的喂养管粗且较硬,长期放置后压迫鼻、咽及食管壁,导致黏膜糜烂、出血及坏死。预防措施有:① 插管时选择管径适宜、刺激性小、质软的喂养管。② 插管前,喂养管前端应充分润滑。③ 操作动作轻柔,不可用力过猛。插管时如遇阻力,应先查明原因,不可硬插。④ 喂养管妥善固定,防止扭曲、受压。⑤ 每日清洁口、鼻腔,注意观察患者鼻腔黏膜完整性。保持另一侧(无管腔插入)鼻孔的通畅,经常清除鼻腔分泌物。⑥ 如患者需长时间置管,考虑胃或空肠造口。

2. 喂养管堵塞　喂养管管径过小、肠内营养支持过程中或输注结束时未能及时冲管、药物与营养液不相溶、营养液过于黏稠,都可能造成喂养管堵塞。护理人员对患者进行肠内营养操作时,为保证输注通畅,除选择合适的喂养管以外,还要做到:① 输注前后可用 30 ml 温生理盐水或温水冲管。如果肠内营养持续时间较长,可每 4 h 冲管一次。冲洗时,注意压力勿过高。② 当通过喂养管输入药物时,应将其研磨成粉末状,完全溶于适当溶剂中,给药时暂停营养液供给。③ 同时输入多种药物时,注意药物之间是否有配伍禁忌。如发生堵塞,去除阻塞物的解决方法比更换喂养管更可取,如用温水不断抽吸管道,使用胰酶或碳酸氢钠溶解沉淀物。

3. 喂养管移位和脱出　若患者意识障碍、喂养管固定不牢或缝线松脱,可引起喂养管移位和脱出。另外,该种并发症也可因患者翻身不慎或患者躁动不安将喂养管自行拔出而引起。护士应做好的预防措施包括:① 选择管径合适、患者耐受性较好的喂养管。② 喂养管妥善固定。③ 每日检查固定喂养管的胶布有无潮湿、脱落,如有及时更换。④ 对躁动不安的患者,适当约束,必要时遵医嘱给予镇静剂。

4. 喂养管拔出困难　医护人员对肠内营养患者应避免选择质地较硬的喂养管,防其嵌入胃肠黏膜中,引起拔管困难。若出现此类情况,可改选胃或空肠造口形式输入营养液。但空肠造口如果在肠壁、腹壁脏层上缝扎固定过紧,也会出现拔管困难。这时,可剪断造口管,使其远端通过肠道排出。

5. 造口并发症 包括胃造口并发症及空肠造口并发症。胃造口并发症的发生常与胃管和腹前壁之间无严密固定有关,表现胃内容物的溢出及造口出血。空肠造口并发症可因操作人员技术或肠管异常蠕动导致,表现为造口出血、喂养管脱出、造口管周围渗漏、造口周围皮肤感染或糜烂。除将胃、空肠造口管完好固定外,还应经常巡视,如有造口并发症出现,及时查明原因,决定是否需再次手术处理。

五、精神心理并发症

由于对肠内营养相关知识缺乏了解、使用喂养管后感觉不适、长期营养支持增加住院费用等原因,使患者在接受肠内营养支持时,容易产生焦虑不安、恐惧甚至抑郁的消极心理。为了达到良好的营养支持效果,护士应该:① 在实施肠内营养支持前,向患者及家属做好健康教育,告知其肠内营养相关步骤、意义及需要配合的要点,消除其不安心理。② 进行肠内营养插管时,规范操作,减轻患者不适感。③ 营养支持期间,注意做好患者心理护理,多和患者沟通,指导其通过听音乐等方式转移负性注意力。④ 鼓励患者进行咀嚼运动,满足其心理要求。

相较而言,肠内营养大多数并发症是可以预防和避免的,也无严重代谢并发症,是安全、经济的营养支持途径。应用过程中,护理人员依据临床实践指南,遵守 EN 相关技术操作规范,加强预防和护理措施的落实,可有效降低并发症的发生,确保肠内营养安全实施。

第二节 肠外营养相关护理并发症

肠外营养(PN)是临床营养支持的重要组成部分,已广泛应用于住院、家庭营养支持患者,其疗效已被临床充分肯定,是一种安全、有效的营养支持方法。但是,肠外营养尤其是长期肠外营养可导致一系列并发症,严重者可危及患者生命。临床上常见的肠外营养并发症主要包括机械性并发症、导管性并发症、感染性并发症、代谢性并发症以及脏器功能损害等几大类。医护人员熟练规范地掌握操作技能、严密观察患者的治疗反应以及规范的护理是减少并发症发生的有效方法。

一、机械性并发症

机械性并发症大多数发生在放置中心静脉导管过程中,也有少数是长期应用、导管护理不当或拔管操作所致。

1. 置管损伤 对于瘦弱、营养不良等皮下脂肪较少的患者,在锁骨下静脉与颈内静脉穿刺置管时,由于穿刺点与胸膜顶距离较近,患者体位不当或穿刺方法不正确时,容易穿破胸膜引起气胸。主要表现为患者感觉突发性胸痛,此时应立刻拔针,重新选择穿刺点进行穿刺。若仍有胸闷、呼吸困难或刺激性咳嗽,则应停止置管并拍摄胸片明确诊断。在置管时,若穿破静脉可导致血胸,患者常感觉剧烈胸痛,甚至呼吸困难;若损伤锁骨下动脉可导致局部瘀血和血肿。对于输注 PN 患者,若导管误入胸腔则会引起胸腔积液。相应处理措施包括:① 置管者应严格遵守中心静脉导管操作规范。② 采用 B 超引导下穿刺,选择合适的体位,穿刺时先用细针头定位,插管时采用"J"形头导丝引导技术等,有助于减少并发症的发生。③ 中心静脉置管后应常规进行影像学检查,确定导管尖端位置正确。④ 气胸患者应绝对卧床休息,尽量少说话。少量气胸一般可在数日内自行吸收,若发生张力性气胸,需反复穿刺抽气或放置胸腔闭式引流管予以引流,经 X 线证实气体消失后方可拔除。⑤ 若刺破动脉,立刻拔出,加压止血,加压包扎。

2. **导管堵塞** 导管堵塞是长期留置导管最常见的非感染性并发症,相关文献报道其发生率高达 21.3%。临床中导管堵塞主要表现为在输注液体时有阻力或抽吸回血困难。其原因有血栓形成因素与非血栓因素,其中非血栓因素约占 27%。对于静脉营养液而言,其 pH>6.6,则脂肪乳易产生磷酸钙沉淀,引起非血栓性堵管。另外,输注配伍禁忌药物、冲封管方法不正确也是导管堵塞常见原因。营养液输注时应注意:① 仔细观察导管有无扭曲、打折,解除扭曲和打折或调节患者体位可使导管再通。② 严格遵守药物配伍禁忌、合理安排输液顺序。③ 长期输入营养液时每 4 h 用生理盐水 20 ml 脉冲式冲管,每次输液前后用生理盐水 20 ml 冲管。禁止使用 10 ml 以下注射器进行正压注射、封管及溶栓。④ 应用 5 000～10 000 U/ml 尿激酶或其他溶栓药物处理导管堵塞,若通管失败,应拔管。⑤ 若导管堵塞原因为脂肪乳剂堵塞,可使用 75%乙醇或 0.1%氢氧化钠清除。

二、导管性并发症

1. **导管异位** 导管异位的主要临床表现为回抽无血液回流,冲管困难或不能冲管,异常的肩膀、胸部和背部的疼痛、水肿,患者感觉异常等。导管异位可导致脱管、堵管、深静脉血栓、静脉炎等一系列并发症。其原因与置管者的经验与技能、静脉选择、患者自身疾病因素(如胸腔积液)、颈部或手臂运动、高压注射等有关。预防及处理导管异位包括:① 置管者应熟练掌握置管操作流程,置管前应充分评估患者病情与血管情况,选择合适通路。置管后行 X 线确认在位。② 每次使用前,应对导管的功能进行评估,并观察临床症状与体征。③ 当导管发生异位时应及时复位,无法复位则需更换导管或拔除导管,并且在新的位置上置入导管。

2. **导管折断(导管断裂)** 临床上采用的导管以硅胶导管居多,其质地柔软,如不合理使用会出现导管断裂现象。高压冲管、堵管后强行冲管、患者运动过度等都有可能导致导管断裂。相应护理对策包括:① 使用 10 ml 以上注射器执行各项推注操作,正确实施冲、封管技术。② 指导患者正确维护及适当运动。③ 出现堵管时,按堵管相应准则进行溶栓,切不可强行冲管。④ 出现导管脱落或断裂时,应立刻通知医生,并安抚患者,根据患者的具体情况采取不同方法,修复或将断裂的导管拔除。

3. **静脉血栓形成** 肠外营养时静脉内长期留置导管,可能导致静脉血栓形成。不同血管通路装置影响导管相关静脉血栓的发生率。有关注意事项包括：① 静脉穿刺的熟练操作可降低静脉壁的损伤和发生血栓的危险性。② 在置管前应对患者进行充分评估，患者存在凝血异常基因、怀孕或口服避孕药、低龄儿童和老人等是发生静脉血栓的危险因素。③ 指导患者采取预防血栓相关措施，如导管侧肢体尽早活动、适度的肢体锻炼、多饮水等。④ 观察患者有无肢体末端、肩膀、颈部或胸部的疼痛或水肿等静脉血栓临床表现，值得注意的是，绝大多数静脉血栓不会产生明显的症状和体征。⑤ 低分子肝素和华法林对导管相关静脉血栓有预防作用，但肠外营养配方中加入肝素则无效。已形成静脉血栓应进行系统性的溶栓治疗，无效则考虑拔管。

三、感染性并发症

中心静脉导管相关性感染是 PN 时最常见、较严重的并发症，常见于长期 PN 的患者，包括导管的局部感染和全身性感染。局部感染常表现为局部皮肤触痛，伴红肿或硬块；全身性感染即导管相关性血流感染，常表现为发热、寒战、血压降低等。其感染率在 $1.3\%\sim26.2\%$，因医院规模与设置、导管类型、使用频率、患者相关因素的不同而有差异。预防及处理导管相关性血流感染的策略主要包括：① 操作人员应熟练掌握置管和护理技术，严格执行无菌操作规范，在每次接触导管前保证手卫生，在中心静脉插管时使用最大限度的无菌防护屏障。② 置管位置对导管相关性感染发生率的影响主要与发生血栓性静脉炎的危险率和局部皮肤菌群的密度有关。对于成人，下肢穿刺比上肢造成感染的危险度更高，锁骨下静脉对控制感染来说是首选部位。③ 特氟纶和聚亚安酯导管比聚乙烯和聚氯乙烯导管感染的可能性低。④ 每次换药时使用碘伏、乙醇、氯己定等进行皮肤消毒。⑤ 使用透明/半透明的聚亚安酯敷料进行置管部位的覆盖，采用非缝合式的固定方式，防止导管滑动。⑥ 一般不主张预防性使用抗生素，没有感染证据时也不必定期更换导管。⑦ 在输注肠外营养液时，注意每日更换输液管道，采用全合一方法配置营养液，注意配置及输液中的无菌操作。⑧ 在肠外营养液输注过程中，出现发热、寒战等症状时又找不到感染病灶，则考虑导管相关性血流感染。应立即拔管，同时送导管尖端、导管出口渗出液和经导管抽出的血标本以及外周血标本做培养。一般情况下，拔管后体温很快恢复正常，无需使用抗生素。若发热不退，且血培养阳性，则需根据药物敏感试验选用抗生素。

四、代谢性并发症

1. **糖代谢紊乱** PN 患者常因原发疾病、糖尿病、应激状态等产生一定程度的胰岛素抵抗，从而导致高血糖。而短期内大量葡萄糖的摄入，机体不能及时利用也会导致高血糖的发生，患者常出现渗透性利尿、脱水、高渗性昏迷等不良反应。相关文献报道，高达 50% 危重症患者输液期间会发生高血糖，不仅增加了肝脏的代谢负担，且最新研究表明，可增加危重症患者感染、死亡的风险。而胰岛素分泌、胰岛素敏感或给予剂量的改变，或高糖输注突然中断则会引起低血糖。患者可出现心悸、出汗，甚至抽搐、昏迷。因此在 PN 输注过程中，为预防发生高血糖与低血糖，应做到：① 按计划均匀输注营养液有利于营养成分的吸收与利用，切记输注过快或突然终止，可用等渗糖溶液进行过渡，然后停用 PN。② 应根据患者的具体情况，在营养液中添加胰岛素，控制血糖水平。③ 高血糖或高渗性昏迷一旦发生,应立即停止输注葡萄糖,用低渗盐水(0.45%)以 950 ml/h 的速度输入以降低渗透压,同时根据血糖水平应用胰岛素,使血糖维持或接近正常水平。在纠正高血糖的过程中,也应防止血糖下降太快导致脑细胞水肿。

2. 脂肪代谢紊乱　对于长期 PN 患者,如营养液中不含脂肪乳剂,则可能发生必需脂肪酸缺乏症。患者可出现皮肤干燥、毛发脱落、伤口愈合延迟、肝肿大、肝功能异常、骨骼改变、贫血、皮炎等表现。而脂肪乳剂输入速度过快或输入总量过多,患者伴有肝肾功能不全、糖尿病、家族性高脂血症或患有危重疾病时,则容易发生高脂血症。PN 患者伴发高脂血症发生率为 25%～75%。高脂血症一般为短期的良性过程,但严重的高三酰甘油血症会导致急性胰腺炎的发生。当患者出现发热、急性消化道溃疡、血小板减少、溶血、肝脾肿大等症状时,可疑为脂肪超载综合征,应立即停止输注脂肪乳剂。若满足必需脂肪酸的需要,则每周至少提供 20% 长链脂肪乳剂 500 ml,若满足能量需求,则每天输注脂肪乳剂 1～2 g/kg。一般认为血甘油三酯超过 3.4 mmol/L 时宜降低输注速度,必要时停止输注。

3. 氨基酸代谢紊乱　在 PN 支持时,若热量供给量不足而氨基酸过量供给时,则易引起肾前性氮质血症,主要见于严重肝肾功能损害或婴幼儿患者。部分患者输注氨基酸时可发生变态反应,表现为皮疹、寒战、发热等。临床中,预防氮质血症的发生则保持蛋白质用量为每天≤1.7 g/kg,降低输注速度,检测有无脱水、肾功能损害等。若发生变态反应,立即停止输注即可消失。

4. 电解质、维生素及微量元素缺乏症　在实施肠外营养时,应根据患者疾病过程、体液及电解质状况、肾功能等因素估算水及电解质的需要量,若处理不当,可导致体液和电解质失衡。常见的包括容量失调、低钠血症、低钾血症、低磷血症、低镁血症、低钙血症、高钠血症、高钾血症等。患者在输注肠外营养液时,由于葡萄糖进入机体,血浆胰岛素水平增高,促使钾、磷、镁和葡萄糖进入骨骼肌和肝脏进行蛋白质合成与能量代谢,因此常造成血浆钾、磷、镁浓度迅速下降。需要强调的是,低磷血症表现为感觉异常、肌肉无力、惊厥昏迷等,严重者可致死。对于长期禁食的严重营养不良患者,开始给予 PN 及 PN 期间尤其须严密监测水及电解质变化,防止再喂养综合征的发生:① 患者在输注肠外营养液前,先纠正电解质紊乱,尤其是低钾血症、低磷血症。② 在 PN 开始的第一周,液体输注量应限制在 800 ml/d,并适当补充额外需要量,防止发生液体负荷超载或脱水。每日监测患者的体重有助于确定患者补液量。若患者体重增加>0.25 kg/d 或 1.5 kg/周,则提示患者补液过度而非营养状态提高。③ 每日碳水化合物的摄入量限制为 2～3 g/kg,并监测血糖水平。④ 定期监测患者血钾、磷、镁等实验室指标。⑤ 患者发生低钾血症时,适当增加钾的摄入,利尿时、持续输注胰岛素时注意补钾;发生低钠血症时,可减少水的摄入量;发生低磷血症、低钙血症、低镁血症时,补充相应制剂。

肠外营养时,还应及时补充人体代谢所必需的维生素,否则易导致维生素缺乏,产生一系列症状,如缺乏维生素 B₂ 表现为口角炎、咽喉痛、脂溢性皮炎;缺乏维生素 C 表现为机体抵抗力下降、乏力、皮肤牙龈出血;缺乏维生素 K 会出现出血倾向、皮肤瘀斑等。对于禁食超过 1 个月的患者,可出现微量元素缺乏,最常见的是锌缺乏,主要表现为创口愈合延迟、脱发、口角炎等。因此,长期肠外营养支持患者,应每天补充微量元素。

5. 酸碱平衡紊乱　在肠外营养时,酸碱物质的负荷超量或机体调节功能障碍,则会导致酸碱平衡失调。在氨基酸液的早期产品中,如盐酸精氨酸、盐酸组氨酸中含有较高的盐酸盐,这些溶液输入机体可导致高氯性酸中毒的发生。在肠外营养液中碳水化合物过量可使二氧化碳增加,导致呼吸性酸中毒。

五、脏器功能损害

1. **肝脏损害**　肝脏损伤是肠外营养中常见的并发症,尤其见于儿童及长期 PN 的患者。其原因与氨基酸与脂肪供给不足或过量、过高的能量供给、肠道菌群失调、胆汁淤积等有关。由于观察对象、疾病、时间、方法等不同,其发生率在 $8.6\%\sim84\%$。脂肪肝为肝损伤中最常见的并发症,由于过度喂养特别是葡糖糖过量,进入体内后不能被完全利用,而转化为脂肪沉积于肝内引起。早期肝损伤往往是可逆的,停用或减用肠外营养肝功能多可恢复正常。但是,对于长期 PN 患者,其肝损伤为不可逆,除脂肪肝外,往往会发生肝内毛细胆管胆汁淤积、门静脉炎等,进一步发展可形成门静脉系统纤维化,导致肝功能不全和肝硬化,重者可引起肝衰竭及死亡。

肝损伤对患者预后影响重大,应采取以下措施预防及减少其发生:① 评估患者对热量的适宜需要量,可减少肝脏脂肪变性。② 对于长期 PN 患者,若已有转氨酶升高,则早期开始周期性输注(每次间隔 $6\sim8$ h)可减少脂肪变性的发生。③ 肠内营养是预防及治疗肝脏损害最有效的措施,一旦出现肝胆功能异常和淤胆应设法改用肠内营养。④ 尽量避免使用肝脏毒性药物。

2. **胆道系统疾病**　长期 PN 使肠道处于休息状态,肠道激素的分泌受抑制,胆囊运动功能受损,导致胆汁淤积和胆囊扩张,进一步发展为胆泥、胆石症和胆囊炎。相关研究发现,TPN 治疗 6 周后胆泥淤积的发生率为 100%。预防及处理胆道系统并发症措施包括:① 长期行 PN 治疗的患者应定期行超声波检查,及时发现问题。② 肠外营养时每日预防性注射缩胆囊素(CCK),可防止胆汁淤积和胆泥形成。③ 口服熊去氧胆酸可逆转 TPN 导致的严重胆汁淤积;镇定安眠剂与抗生素对胆汁淤积并无效果。④ 使用肠内营养支持可预防及治疗胆道并发症。

3. **肠屏障功能减退**　长期 PN 时胃肠道缺乏营养素及食物机械性的刺激作用,导致肠上皮绒毛萎缩、变稀、褶皱变平、肠壁变薄,肠道的屏障功能和正常菌群受到破坏。肠上皮绒毛萎缩在禁食 48 h 时开始出现,肠道细菌的移位导致肠源性感染,甚至引起脓毒症。临床上长期 PN 支持患者,若出现持续低热而又无明确感染病灶时,应考虑肠源性感染。补充谷氨酰胺及短链不饱和脂肪酸制剂可减轻肠上皮萎缩。根据患者具体情况尽可能给予一定量的肠内营养,以防止肠道结构和功能损害并发症的发生。

4. **代谢性骨病**　患有内分泌疾病、短肠综合征、克罗恩病、多发性骨髓瘤、绝经后患者进行长期肠外营养时易发生代谢性骨病,而肠外营养液中氨基酸过量、代谢性酸中毒、钙和维生素 D 缺乏、磷和镁缺乏、活动量少、维生素中毒、长期使用肝素和激素等也可导致代谢性骨病的发生。患者主要出现骨质减少、骨质疏松、高钙血症、四肢关节疼痛、骨折等症状。对于长期应用 PN 的儿童易发生佝偻病,因为肠外营养液中所含的钙、磷极为有限,不能满足生长发育所需量。

预防及治疗代谢性骨病的措施包括:① 对于长期 PN 患者,每 $2\sim5$ 年测量一次骨密度,若治疗中有影响骨代谢的药物,则 $12\sim18$ 个月监测一次;每 $6\sim12$ 个月监测患者血钙、磷、镁及 24 h 尿钙、镁。② 肠外营养液中,应含钙 10～15 mEq/d,含磷 20～40 mmol/d,避免过量氨基酸,若为保持营养液稳定性无法达标,则应口服补充。③ 积极开展健康教育,改变患者生活方式,包括低度活动、预防跌倒、戒烟戒酒、减少咖啡摄入等。④ 注意钙、磷的补充,优选静脉途径,因口服吸收性较差且有导致胃肠溃疡的风险,还应注意维生素 D 的补充。

在临床实施 PN 过程中,应积极进行营养监测并根据患者代谢需求而调整,尽可能避免或预防并发症发生,一旦发生,应及时处理,从而确保肠外营养安全及有效实施。

第九章　营养配制与管理

第一节　营养配制中心的运作模式与管理

> 随着临床营养支持治疗重要性的认识与深入研究,临床营养支持治疗的患者越来越多,需要配制肠外与肠内营养液的比率日渐增加。2002 年卫生部颁发的《医疗机构药品管理暂行规定》中明确指出:医疗机构要根据临床需要逐步建立全肠道营养和肿瘤化疗药物等静脉液体配制中心,实行集中配制和供应。本章节主要介绍营养液的配制与管理。

静脉药物配制中心(pharmacy intravenous admixture service,PIVAS)是指医疗机构的药学部门根据医师用药医嘱,经药师审核其合理性后,由经过专业培训的药学技术人员或者护士按照无菌操作要求,在洁净环境的层流工作台上对静脉用药进行集中调配,使之成为可供临床直接静脉注射的药液。随着大众对临床营养支持治疗重要性的认识,需要配制营养液的患者越来越多,而静脉营养液中药品多,配制过程较为复杂、要求较高,因而,营养配制中心的建立与管理尤为重要。

一、营养配制中心的人员结构

营养配制中心的主要任务是肠外与肠内营养液的配制与管理。国内多数营养配制中心设于医院的 PIVAS 内,也有少数医院按 GMP 要求建立了独立的营养配制中心。营养配制中心人员通常包括临床营养医师、药剂师,和经过培训后的护士及工勤人员。多数医院的营养配制中心归药剂科主任管理,并设有护士长,为一独立的护理单元。临床营养医师的任务是根据患者的个体化营养物质及能量的需要开具营养处方;药剂师则进行营养处方的配伍及安全性与相容性审查;药师或护士负责营养液的配制。

二、营养配制中心的环境设施要求

营养配制中心的周围环境应清洁,无污染源,有更衣室、准备间、缓冲道。准备间、缓冲间、配制间均为洁净区,洁净级别为 1 万级,配制间设有净化级别为 100 级的层流净化工作台。洁净区内壁均为彩钢板、玻璃墙,地面采用自流平漆。室内隔墙的边与角需密封,以防止鼠、蚊入内。

三、工作流程

营养医生开方—电脑传递—药师审核—确认相容性—安排配置计划—打印标签—排药—护士核对配药—药师核对—护工传送到病区—病区护士核对签收—给患者输注。

四、管理

1. 环境管理 ① 层流洁净室内用品要简洁,室内所配用品必须光洁、易消毒与清理,所有带纤维、易脱落的物品严禁带入配制室内。清洁用具必须按规定的要求使用、清洁和存放。② 门窗密闭,地面和墙面光滑便于清洗。③ 室温应控制在 18～25℃,相对湿度为 50% ～70%。配制间气流定向流动压差应维持在 >5 Pa 的正压。④ 营养液的配制必须在 100 级的层流净化工作台内进行。⑤ 配制完毕且清理房间后,对配制室进行紫外线灯照射 30 min 消毒。⑥ 每月对 100 级和 1 万级的层流环境进行 1 次沉降菌的检测。层流室与层流台每 2 年更换初效、中效及高效过滤器,每年进行尘粒数的检测,确保其洁净质量。

2. 人员管理 首先建立健全营养配制中心规章制度、营养液的配制流程、洁净层流室管理制度、消毒隔离制度、细菌检测制度、查对制度、人员的岗位职责及细则。

对营养液的配制中心人员进行严格的职业素质教育,提高慎独修养,使其在严谨的工作实践中形成良好的品德和职业习惯,从而确保营养液配制质量。由于营养液配制工作专业技术性强、要求高,配制人员必须接受严格的专业技能培训,经考核合格后才能胜任工作。培训内容包括配制前的环境与物品准备、营养液的配制流程、配制中的严格无菌操作技术、营养制剂与药品间的配伍禁忌及注意事项、层流室的管理、营养液的保存与质量检查、各种细菌检测方法等。

3. 质量监控 配制合格优质的营养液是临床营养治疗的关键。配置后的成品,在明亮灯光下快速检视溶液均匀度,是否有变色、沉淀、浑浊、异物和可见颗粒,包装输液袋是否有渗漏,静置后是否分层等。

每个月进行层流室空气培养、物体表面的细菌培养、配制人员手培养;每年进行尘粒数的检测,百级层流室平均菌数标准为 $\leqslant 10$ cfu/m^3,万级层流室标准为 $\leqslant 200$ cfu/m^3;对于输注静脉营养液过程中发烧的患者,无论其发热原因是否与输注营养液有关,均按要求留取营养液进行细菌培养。

第二节 肠内营养的配制与管理

> 重症患者早期实施 EN 需从低浓度、慢速度、小剂量开始,以减少和防止 EN 不耐受的发生。成品 EN 制剂均为标准配方,不适宜胃肠功能较差的患者早期应用。本文介绍肠内营养的配制与管理。

肠内营养(enteral nutrition,EN)除供给机体所需的营养底物外,在危重症患者肠道黏膜屏障功能的维护、免疫机能调节和器官功能保护具有特殊的意义。早期(<48 h)EN有助于肠黏膜细胞生长及屏障功能的维护,减少感染性并发症的发生。由于重症患者合并胃肠功能障碍,能够早期实施 EN 者不足 50%,可耐受完全肠内营养(total enteral nutrition,TEN)患者不足 20%。为了让重症患者逐渐耐受 EN,所给予的 EN 制剂需从低浓度、慢速度及少剂量开始。而目前市场上的成品 EN 制剂均为标准配方,不适宜胃肠功能较差的患者,因此,保质保量的配制不同浓度和不同配方的 EN 液,对减少或预防患者早期实施 EN 不耐受具有重要意义。

一、环境与物品准备

接受营养支持的患者,大多存在不同程度的营养不良或免疫功能低下。另外,部分患者的临床治疗中长期应用抗生素引起的菌群失调,易导致患者对 EN 支持的耐受性差。因此,EN 液配制过程中无菌操作技术非常重要。EN 营养液需在万级空气层流环境(层流台或层流室)中配制。配制营养液前 30 min 开启层流室或层流台,同时用紫外线灯消毒 20 min,用 75% 乙醇擦拭台面。配制前应检查营养制剂的包装是否有破损、检查有效期。配制用具:搅拌机、无菌巾、弯盘、无菌注射器、漏斗等。这些物品在配液前均需彻底清洗,用 1:200 的"84"消毒液浸泡 30 min、用无菌注射用水冲洗 1 遍,晾干后在紫外线下照射 30 min,配制营养液之前再用无菌注射用水冲洗 2 遍。

二、配制方法

配制人员穿消毒衣,戴口罩、帽子,洗手或使用手消毒液。根据医嘱,配制患者所需浓度的 EN 液。配制粉制剂时,先将无菌注射用水 300~500 ml 倒入搅拌容器中,然后再加入所需的营养粉剂,将搅拌容器盖旋紧,打开开关,搅拌 1~2 min 即可,如需加入电解质等药物,则使用 50 ml 无菌注射器抽吸后注入容器中。配制后的营养液置于无菌容器(瓶)中。如在成品营养液中添加电解质或维生素等药物,则使用 50 ml 无菌注射器抽吸后直接注入营养液中,并摇匀。要求现配现用,暂不用的肠内营养液置于 4℃冰箱内保存,24 h 内用完。营养液在室温中输注时间应 12 h。

三、配制环境的管理

空气层流是通过初效、中效、高效三层过滤器将洁净的空气从进风口送入,由出(回)风口排出的流动方式。层流室有百级、千级、万级、十万级等不同级别。配制肠内营养液的层流室可为万级标准;每天配制完毕用消毒巾清洁台面后,用 1:200 的"84"消毒液消毒;放入层流室的物品均需去除外包装,以保持物品清洁干燥;出入随手关门,保持层流室密闭状态以维持室内正压;层流室工作状态需限制人员进入,操作幅度不宜过大,以减少自发产尘;回风口的滤网清洗 2~3 个月 1 次。每月 1 次空气细菌培养。细菌培养结果应为无菌生长,如有细菌生长需更换过滤装置。

四、人员管理

在层流室封闭式的工作环境中长时间独立工作,周而复始,日积月累,较易造成配制人员情绪变化。因此,对配制人员要加强职业道德教育,使其在严肃的工作实践中形成良好的品德和职业习惯。由于营养液配制工作专业技术性强、要求高,配制人员必须接受严格的专业技能培训,经考核合格后才能独立工作。培训内容包括肠内营养液配制前的环境与物品准备、层流室的管理、配制中的无菌技术操作、药物配伍禁忌及注意事项、营养液的保存与质量检查、各种细菌检测方法等。

第三节　肠外营养液的配制与要求

肠外营养(PN)是经静脉途径供应患者所需要的所有营养素,包括热量(碳水化合物、脂肪乳剂)、必需和非必需氨基酸、维生素、电解质及微量元素等。其目的是使患者在无法正常进食或不能耐受全量肠内营养的状况下通过全肠外营养(TPN)或部分肠外营养(PN)以维持营养状况、体重增加和创伤愈合,幼儿可以继续生长、发育。"全合一"营养液(TNA)的安全性及稳定性是临床上最为关注的问题,本章节重点介绍全合一营养配制的环境、流程及其配伍禁忌与管理。

"全合一"(All-in-One)也叫全营养混合液(total nutrient admixture, TNA),是将机体所需的营养要素,包括碳水化合物、脂肪乳剂、氨基酸、维生素、电解质及微量元素等,按比例与要求在严格无菌的环境下配制于3L袋中。有肠外营养适应证的患者输注TNA的好处是:营养物质同时输入,有利于组织合成;热量与氮量等同时输入,有利于节氮;营养液均匀持续输入,有利于脂肪利用。此外,可根据个体化配方给予。由于TNA中含有的药物制剂品种多,如果没有严格的无菌环境与无菌技术,以及营养制剂等药物配伍禁忌知识,将直接影响TNA的质量,输入人体后则出现严重的后果。因此,确保TNA的配制质量是实施肠外营养支持治疗的关键。

一、TNA 的配制环境与配制流程

2010 年 4 月,卫生部颁布了《静脉用药集中调配质量管理规范》,详细规定了静脉用药混合调配操作规程。TNA 配制人员必须是经过培训的药师和护士在层流环境中配制。层流配制间内应配备百级层流台及紫外线消毒设备,配置全过程在百级层流台内进行。

二、层流室工作流程

1. 在配制 TNA 前 30 min 打开层流室与层流台风机和紫外线灯及传递窗的紫外线灯。

2. 30 min 后关闭紫外线灯,用 75％乙醇仔细擦拭层流台的顶部、两侧及台面。

3. 在配制 TNA 过程中,每一位患者的 TNA 配制后,清理层流台废弃物,用 75％酒精消毒台面。

4. 每日 TNA 配制结束后,彻底清洁整理层流室与层流台物品,然后用清水擦净层流台面及四壁,再用 75%乙醇擦拭消毒。室内用品应少而整洁。

5. 关闭层流室与层流台风机,打开空调与除湿机进行除湿降温,温度应控制在 18～20℃,湿度为 50%～70%。

三、TNA 配制流程与要求

1. 配制流程　① 配制人员进入配制中心,首先换鞋、洗手、更换洗手衣,然后二次换鞋、进入二次更衣室;六步洗手法洗手;穿无菌防尘衣,戴一次性口罩、帽子,经风淋后进入层流室。② 以爱护佳(3M 公司)消毒液消毒双手。③ 按处方将所需药品分类放进层流台。④ 用碘伏棉球环行消毒 3 遍。⑤ 酒精纱布擦拭药品安瓿。⑥ 按配伍禁忌及无菌技术要求分别抽吸药液:将电解质加入葡萄糖液中;微量元素(安达美)加入氨基酸液中;复方磷酸盐加入另一瓶氨基酸液中;脂溶性维生素溶解水溶性维生素后加入脂肪乳剂中;然后将含有各种添加物的氨基酸液或葡萄糖液以三通管灌入 3L 袋中,摇匀;最后加入脂肪乳剂,并轻轻摇匀。

2. TNA 配制要求　严格无菌技术及配伍禁忌、确保配制质量。① 配制前严格检查药品名称、规格、数量是否正确;检查药品的颜色及澄明度有无变化,药物有效期,瓶口是否有松动、有无破裂等。② 混合过程中轻轻摇动,并用肉眼检查袋中有无沉淀和变色等现象。③ 所有液体灌入静脉输液 3 L 袋后要挤出袋中存留的空气;④ 再次核对贴上 3 L 袋上的标签(科别、病区、床号、姓名、营养液的处方组分)。

四、TNA 处方要求

营养配方不仅要考虑患者能量及营养成分的需要,更要确保 TNA 的稳定性与安全性。2005 年,中国药典规定,静脉用乳状液型注射液中的微粒 90%应在 1 μm 以下,不得有大于 5 μm 的微粒。因此,严格执行药物配伍禁忌。影响 TNA 稳定性的因素有以下几个方面。

1. 营养液中过多的阳离子电解质对脂肪乳稳定性的影响　脂肪乳是人们采用乳化剂和机械力将微小的油滴均匀地分散在水相中构成的两相体系。正常脂肪乳剂微粒的平均直径在 0.4～1 μm,接近人体液中乳糜微粒的大小。脂肪乳稳定性主要通过电位屏障、机械屏障进行保护。每个微粒表面带有大量的负电位,从而使乳粒之间存在同性相斥的现象,使每一个微粒相互分离。当营养液中的阳离子浓度超标时,脂肪微粒间的负电位被阳离子中和,表面的负电位减少,微粒间排斥力减弱,导致微粒之间发生聚集,形成大的脂肪微粒,若脂肪微粒直径>5 μm,很容易引起肺部栓塞。因此,在全营养混合液中 1 价阳离子(Na^+ 和 K^+)总浓度 <150 mmol/L,2 价阳离子 Ca^{2+} <1.7 mmol/L,Mg^{2+} <3.4 mmol/L,方可保持营养液的稳定性。电解质的离子价越高,中和负电荷能力越强,从而,越容易形成聚集、融合,甚至出现油水分层现象。

2. pH 值对脂肪乳稳定性的影响　① 葡萄糖 pH3.2～5.5,属于酸性液体。液体 pH 降低时,负电位下降;pH<5,脂肪乳丧失其稳定性;pH<2.5 时,负电位完全消失,脂肪颗粒排斥力为零,能量屏障消失,脂肪微粒相互靠拢,磷脂膜变薄,机械屏障也相继解体,最终脂肪微粒聚集融合,形成破乳。因此,在全营养混合液中的葡萄糖浓度最好控制

在 23% 以下。② 维生素 C 属于强酸性,应尽量避免加入到营养液中,若加入量过大,可使营养液变色,甚至破乳。

3. 温度与时间对脂肪乳稳定性的影响　脂肪乳的存放温度为 4～25℃,温度过高或过低均易发生脂肪颗粒聚集、融合,甚至出现油水分层。因此,配制后的营养液存放在 4℃,室温中 24 h 内输注完毕。

4. 配置顺序对于脂肪乳稳定性的影响　在配置 TNA 的过程中,须严格注意配置顺序。不可将电解质、微量元素直接加入脂肪乳剂中;酸性的葡萄糖,应避免与脂肪乳同时灌注到营养袋中;脂肪乳应最后加入已经摇匀的营养液中。

避免药物配伍不当产生沉淀(晶体小微粒),如磷酸钙沉淀的生成。磷酸氢钙 ($CaHPO_4$)是最危险的结晶性沉淀,这种沉淀的生成会导致患者发生间质性肺炎、肺栓塞、肺衰竭,进而威胁生命。美国已有数例患者由于输入产生了磷酸氢钙沉淀的营养液而死亡。磷酸氢钙沉淀的生成除了与营养液的浓度有关,还与 pH 值和温度有关。一般,pH 值越高(pH 值应<6),温度越高,越易生成磷酸氢钙沉淀。混合顺序不当也可产生磷酸氢钙沉淀。应该较先加入磷酸根,而在混合后再加入钙,以减少沉淀产生的概率。另外,氯化钙比葡萄糖酸钙较易产生沉淀。

五、注意事项

1. 营养液配制过程中要仔细观察加入脂肪乳之前的营养液中是否有沉淀或浑浊现象。

2. 肉眼不能观测到所有已产生的沉淀,所以,输注营养液时要求使用输液终端过滤器。含脂肪乳 1.2 μm 的滤器,不含脂肪乳的最好使用 0.2 μm 的滤器。

3. TNA 中不可随意加入未经研究证实确保营养液稳定性的药物。对不确定相容性药物必须经同一管路输入时,建议停输营养液,用注射用生理盐水冲洗管路后输入药液,然后再用注射用生理盐水冲洗管路后,方可重新输入营养液。

4. 配制后及输注过程中观察 TNA 有无脂肪聚集现象。如液体上方浮有一层纯白色液体,下方液体较透明,说明有脂肪聚集现象;严密观察有无水油分层现象,发现异常情况停止使用。

5. 为减少肠外营养液的有效成分的降解,在储存和输注过程中,要注意避光,套上遮光袋。

6. TNA 现配现用,在室温中 24 h 内输注完毕,超过 24 h 未输完的 TNA 丢弃。

六、TNA 配制人员的管理

由于 TNA 直接经静脉血管输入人体,配制质量关系到患者的生命安全。因此,从事此项工作的药技及护理人员首先需经严格的职业素质教育,提高慎独修养;严格执行各项规章制度与操作规程;必须接受严格的专业技能培训,经考核合格后才能胜任工作。培训内容包括配制前的环境与物品准备、TNA 配制流程、配制中的严格无菌操作技术、全营养混合液中各药品间的配伍禁忌及注意事项、层流室的管理、营养液的保存与质量检查、各种细菌检测方法等。

第十章　家庭营养应用与护理

第一节　家庭肠内营养支持

家庭肠内营养(home enteral nutrition,HEN)是指在家中进行肠内营养。因为绝大多数患者经各种导管喂养,有的文献又将 HEN 称为家庭管饲营养。营养支持技术和肠内营养制剂的发展使患者能够在家中安全地接受营养支持。因此,对一些在疾病治愈或病情平稳后仍需要数月甚至更长时间的肠内营养的患者,家庭肠内营养是一个很好的选择。因为继续住院增加患者的住院时间及医疗费用,影响患者的生活质量,同时也影响医院床位的使用效率。

一、家庭肠内营养支持发展

20 世纪 70 年代 HEN 在美国兴起,由于家庭营养能显著降低医疗费用及节省医疗资源,同时患者能与家人生活在一起,显著提高患者生活质量,改善营养状况,HEN 在上世纪 90 年代迅速发展起来,Howard 1992 年报道美国每年有 463 人/百万人口接受 HEN,并且以 20% 左右的速度增加。近 10 年欧洲的很多国家将 HEN 纳入医疗保险范围,使 HEN 技术迅速普及起来。1998 年欧洲各国 HEN 支持率在每年 62~457 人/百万人口。2000 年,大约 140 000 德国患者接受 HEN。

二、HEN 的前提条件

HEN 适用于非自愿性经口摄入不足或不能经口摄入足够的营养素以维持机体的最低需要而肠道有功能并且能应用的患者。符合下面 5 个条件者推荐使用 HEN:预计 HEN 时间在 1 个月以上;肠内营养在医院内开始,耐受良好 1 周以上;患者病情稳定允许在家庭接受治疗;患者或照看者得到充分的训练并掌握 HEN 相关的知识和能力;家庭和社会环境能保证 HEN 安全实施。

HEN 成功有效的实施需要具备以下几个条件:合适的、适合 HEN 的患者;能定期获得营养液及消耗品(如输液管、营养泵、加热器等);能获得 HETF 相关护理的培训(如泵的管理、常见问题的处理);有营养师定期评估营养状态和选择合适的营养制剂;出现问题时知道如何紧急处理;有专业的支持小组监测临床情况、营养管理及是否需要继续

HETF(包括在吞咽功能改善后有语言治疗师评估口服饮食的安全性);能获得相应的支持以满足 HETF 患者情感、社会和家庭的需要,使 HETF 得到有效管理。

三、HEN 的适应证

可用于很多疾病,从吞咽障碍到短肠综合征。凡是经口摄入不足而肠道具有一定功能的患者都可采用 HEN。

(1)胃肠道功能障碍:肠瘘、短肠综合征、胰腺炎、克罗恩病、溃疡性结肠炎、炎性肠梗阻、非特异性消化不良或吸收不良。

(2)不能自主进食:脑卒中、脑创伤后昏迷、意识障碍;咽喉部神经肌肉疾病或食管麻痹导致吞咽障碍,头颈部肿瘤放射性损伤。

(3)自主摄入不足:酗酒、长期抑郁、神经性厌食;年老咀嚼功能下降,慢性疾病或精神异常。

(4)上消化道梗阻:如鼻咽癌、食管癌、胃癌等。

(5)康复期:手术、创伤、重大疾病后严重营养不良。

四、HEN 的具体实施方法

1. HEN 营养支持途径的选择　成功的 HEN 需要可靠、低风险(安全)、舒适的输入途径。在选择导管时医生需考虑营养支持的时间、使用的营养液类型、黏稠度、输入的量和速度以决定导管放置的位置和管径的大小以尽量减少并发症。

总的来说,有五种方法放置肠内营养管:① 经鼻放置到胃、十二指肠、空肠,② 手术置管,③ 内镜下置管(PEG),④ 腹腔镜下置管,⑤ 放射线下置管。每种方法各有优缺点。根据需要支持的时间和患者的意愿选择。鼻胃管或鼻肠管适宜短期使用(<6 周),操作简单可在家中进行。但是需要 X 线摄片证实其位置,而且容易移位。对鼻咽部和食管黏膜产生压迫,长期使用导致咽炎、鼻出血、中耳炎、甚至引起头痛不适。在国外家庭营养中比较少用。目前多用于清醒能及时发现可能移位的患者,也用于小婴儿。

手术置管、内镜下置管、腹腔镜下置管及放射线下置管用于需要较长时间甚至终生营养支持的患者。患者舒适、不影响外观,不易移位,管径可较粗不易堵管,但有创,而且有一定的并发症,如切口渗液、感染、肉芽生成等,尽管熟练的操作和细致的护理可减少并发症。

胃排空能力及误吸的可能性决定了喂养管的位置。对胃排空障碍患者采用鼻十二指肠、鼻空肠喂养是安全的。食管反流、意识障碍、有误吸史的患者有发生误吸的风险,推荐使用鼻十二指肠、鼻空肠喂养。对高位小肠瘘患者,将喂养管在 X 线下送到瘘口远端,利用远端的小肠消化吸收肠内营养。

2. 喂养方式　有定时推注、重力滴注和输液泵滴注。每种方式各有优缺点,需要考虑耗时长短、是否活动方便,以及费用和并发症的预防(如误吸和腹泻)。对有误吸风险的老人和儿童、胃肠功能障碍患者和夜间输液的患者推荐使用机械泵。而对年轻、能活动、胃肠功能正常的患者,使用输液泵是没有必要的。定时推注有误吸和反流的危险,因此只建议在年轻患者中使用。一般可采用循环重力滴注。

3. 营养液的选择　随着营养科学的进展,营养制剂也得到发展。HEN 同样需根据患者的特点选择营养液,胃肠道的消化吸收能力是决定营养液选择的主要因素。其他需要考虑的是:营养状态/疾病状况、胃肠道功能、肾功能、液体耐受性/电解质平衡及输注途径、经济情况等。

标准配方肠内营养液能满足绝大部分人群的需要。为避免乳糖不耐受,大多数肠内营养液不含乳糖或仅含微量的乳糖。高能量密度营养液 1.5～2.0 kcal/ml,用于需要高能量或需限制液体的患者。高蛋白配方用于蛋白需要量增加的患者或蛋白需要正常而能量需要减少的患者。蛋白质占热能的 20%～25%,而标准配方为 14%～16%。膳食纤维配方营养液,膳食纤维能吸收大便中的水分控制腹泻,同时也能增加大便的容量,预防便秘。对于需要控制大便的患者很有用。大豆低聚糖是最常用的膳食纤维,其中 95% 为不可溶,5%为可溶性膳食纤维。可溶性膳食纤维有利于控制血糖、血脂,而且可以在肠道发酵,生成短链脂肪酸,为结肠黏膜细胞提供能量。需要长期 HEN 患者推荐使用含膳食纤维营养液。

要素膳:适用于胃肠功能障碍、消化吸收功能不全的患者。要素膳中小分子多肽代替整蛋白,碳水化合物来源于低聚糖或糊精-麦芽糖复合物。脂肪由能促进吸收的中链脂肪酸(MCT)和提供必需脂肪酸的长链脂肪酸(LCT)混合组成。

特殊膳:如果有特殊器官功能障碍需要特殊营养。现有的特殊疾病营养制剂有肺病、肾病和肝病营养制剂。使用时需要有临床医生的严密监测。

家庭匀浆膳:是将普通食物加工处理后用食物粉碎器研磨搅匀后制成匀浆饮食,含有自然食物中的所有营养素,花费少且可以根据患者的需要挑选合适的食物,适用于消化道功能良好而不能经口摄食的患者。缺点是成分不明确、稠厚、需推注、费时。在欧洲家庭匀浆膳已被商业膳代替。而在我国,家庭匀浆膳由于其经济及合乎生理是目前大量吞咽障碍患者的最佳选择。

五、HEN 的组织与管理

在欧美国家,通常由社区医院或商业公司提供家庭营养服务,但很少提供监测。HEN 尽管相对安全,但如果没有有效的监测和及时的处理,仍存在安全问题。一些患者(尤其是老年人)的家庭肠内营养需要更多专业小组的监测、评估和指导,对一些较复杂的患者需要实验室的检查以了解机体的内环境改变及营养状态的改变,这可能需要家庭肠内营养提供者具备营养支持的知识,并提供足够的监测。

加强对 HEN 患者的监测和管理,是 HEN 快速发展的保证。国外一些大的中心医院,有专门的营养支持小组(nutrition support team,NST)对从医院出院回家行 HEN 的患者进行管理和监测,NST 医生决定患者是否适合 HEN,制定营养支持方案(营养支持途径、营养液的原则、输注方式等)并进行定期观察或随访。

英国人工营养调查小组(BANS)是由英国肠外肠内营养学会(BAPEN)于 1996 年发起和建立,是这个领域内最大的组织。BANS 记录接受家庭人工营养患者的相关信息,同时 BANS 也收集医院和社区提供营养支持的服务和组织的资料。

六、HEN 常见问题与处理

HEN 是肠内营养支持技术在家庭环境中的应用,如果缺乏有效的监测和管理,患者营养状况得不到改善并且容易出现并发症。

其中最常见的是导管并发症，导管放置在小肠时，由于导管长且内径小极易发生堵管，在剧烈咳嗽、呕吐等情况下容易移位到胃内，选择合适的营养制剂并加强管道冲洗可有效降低堵管的发生率。PEG造口周围易发生感染，保持切口清洁干燥可有效预防。长期使用还存在导管变质、腐败的问题。

对胃肠功能障碍的患者来，说容易并发肠道并发症，如腹胀、腹泻，多与营养液输注方法不当或对营养液不耐受有关。选择合适的营养制剂和正确的输注方法可降低并发症的发生。

长期使用肠内营养还存在代谢并发症的问题和微量元素不足或过量的危险，尽管肠内营养配方中有足够的微量元素，但由于肠道吸收功能差异和生物利用率不同就有可能引起严重问题。因此，专业人员定期的监测和随访是必要的。

七、HEN 对护理的要求

在正确选择 HEN 患者及营养支持方式（包括喂养途径、方式、营养制剂）的前提下，HEN 是安全可行的。通常的护理工作由患者或家属（看护人员）承担，因此，对患者或家属的教育就至关重要，必须教会患者或家属相关的知识和技巧，包括营养液的输注技术、营养状况的自我监测（体重、体力、尿量、大便的次数、性状、量等情况）、导管的护理（PEG切口的护理、导管的冲洗、导管堵塞移位的处理等）等。

在出现患者不能解决的问题时（不能解决的导管堵塞、移位、代谢并发症或电解质紊乱等），需要社区护士上门处理或到医院紧急处理。通常这些问题可以通过社区护士定期巡视而预防，但目前我国社区护士对营养支持的新知识、新技术的掌握还不够，难以完成 HEN 的护理。加强对社区护士的培训是发展家庭营养支持的前提。

八、我国 HEN 现状与展望

HEN 能降低医疗费用，节省有限的医疗资源，因此在我国开展 HEN 具有重大的社会意义。随着我国经济的增长和医疗水平的提高，尤其是营养支持水平的提高，使肠内营养支持能在家庭中安全进行。而随着医疗体制的改革、医疗资源的限制和人们对生活质量的要求，更多的患者愿意选择家庭肠内营养。

事实上，国内有相当部分吞咽障碍或胃肠功能障碍患者在家中或医院长期依靠管饲营养，但由于缺乏相关组织机构的管理及营养知识和技术的支持，其效果和安全性缺乏系统的研究。南京军区南京总医院建立了家庭营养支持小组，对患者进行系统的监测和指导，并证实家庭肠内营养安全可行，同时能改善患者的营养状况和生活质量，降低患者的医疗费用。

根据我国 HEN 现状和存在的问题，我们可以探索适合我国的家庭肠内营养模式，借鉴国外 HEN 的经验，制定出适合我国国情的家庭肠内营养支持指南。包括 HEN 的适应证、营养途径的建立、营养液的选择、营养液输注方式、营养评估和监测及组织管理。

第二节　家庭肠外营养应用与护理

> 肠外营养(PN)也称为全肠外营养(TPN),是短肠综合征、吸收不良以及严重肠炎最有效的治疗方法。这种营养治疗同样适用于营养平衡失调或癌症根治术后恢复不良的患者。这些患者在恢复正常饮食前,需要数周或数月的肠外营养,其中有些需要全肠外营养。家庭肠外营养(HPN)治疗是让需要长期或较长期肠外营养治疗的患者在家中实施,以维持和改善患者的营养状况,提高生活质量,增强体力活动能力,恢复家庭生活,部分患者可重新参加工作和学习,同时可明显节省开支。

自 1968 年美国一位患卵巢癌伴广泛腹膜转移的 36 岁妇女实行 HPN 后,1970 年又有一位 37 岁女性患者,因硬纤维瘤行十二指肠到结肠远端广泛肠切除术后,在家中接受肠外营养。1978 年加拿大 Jegeibhoy 用经上腔静脉的硅胶管成功地进行 HPN 之后,西欧、日本也开始应用 HPN。近 10 年来,美国接受 HPN 的人数以每年 25％的速度递增。在我国进行 HPN 的患者也在逐渐增加。

一、家庭肠外营养的应用

肠外营养治疗广泛应用于住院患者是临床营养治疗的重大进展。因病情不能或不能充分经肠摄取足够营养的患者,通过静脉提供充足营养,以满足其对营养的需要。由于肠外营养治疗有并发感染、代谢紊乱的可能,以及配制营养液和护理深静脉导管的复杂性等原因,一般均在医院内实施,大部分患者经过一系列包括肠外营养在内的综合治疗,可逐渐恢复到经肠营养,但少数患者如患有严重的短肠综合征、克罗恩病、放射性肠炎等,需长期甚至终身肠外营养治疗。长期住院不仅对经济上,而且对精神、心理、家庭关系、社会活动及工作学习等方面都可能造成不良影响。由于肠外营养的疗效肯定,而且安全性和实用性有了很大提高,使患者能安全、有效地在家中进行家庭肠外营养的实施。家庭肠外营养是现代肠外营养技术不断提高和完善的结果,是其在临床应用的重大发展,安全的家庭肠外营养需要包括医护人员、患者及家庭成员的共同参与来完成。家庭肠外营养的适应证与医院内肠外营养的适应证基本相似,但应更多地考虑其实施的安全性及效益,便于长期应用。

二、适用对象

1. 患者病情稳定,能起床活动和基本自理生活,但不能或不能完全经口摄食以满足营养需求和维持液体平衡,需要肠外营养补充。

2. 患者渴望和要求出院,在家中继续治疗。

3. 经有关医护人员认真评估患者病情和具体负责照料患者的家属或指定人员的精

神状态、智力、学习能力,以及对实施 HPN 的积极性和主动性,预计通过一段时间的专门教育和培训后,能学会和掌握 HPN 的基本技术操作。

4. 患者居住条件良好,能安排专门房间经改装和清洁、消毒后配制静脉营养液,或由医院配制好提供患者所需的"全合一"混合营养液。

5. 估计恶性肿瘤患者能存活 3 个月以上者。

三、输注途径

营养液进入血液循环的方式安全而耐久,并且护理简便。大多资料显示常用的有以下两种类型。

1. 动静脉瘘　1970 年,Scribner 等试用体外动静脉瘘在 HPN 患者成功进行营养输液,但此法易造成血栓和感染,现今除非是已具有这种动静脉分流的尿毒症患者外,一般不再采用。体内动静脉瘘是营养液长期进入血液循环的较安全方式,通常在建瘘术后 4～5 d 即可采用,但缺点是术后心输出量增加,有发生细菌性心内膜炎的潜在危险。1974 年,Mctrill 报道了用前臂动静脉瘘行长期 HPN 输液,经 28 个月治疗后,患者体重由 32 kg 增至 56 kg,生活正常。1977 年,Herizer 等又报道了小肠切除患者用动静脉瘘输注营养液长达 5 年。

2. 中心静脉置管　通过穿刺或切开上腔静脉或下腔静脉的大分支血管(锁骨下静脉、颈内静脉、颈外静脉、头静脉、股静脉、大隐静脉等)向近心端插入导管。使其头端达上腔静脉起始部,导管的血管外段经胸壁或腹壁皮下潜行 15～35cm 后在剑突附近穿出皮肤,其末端可旋盖注射塞(肝素帽)封管。也有文献报道选用皮下埋藏全植入式导管,导管血管外段和末端在插管成功后接上一个注射鼓,使二者均埋藏于皮下,输液只需经皮穿刺,使针头进入注射鼓后即可进行,患者体表无导管末端,故不存在导管皮肤伤口护理的问题,导管损裂、移位和感染的可能性大大减少。用于 HPN 的深静脉置管多用聚硅酮胶管或聚氨基甲酸乙酯导管。这类导管具有质地柔软、组织相容性好、不易导致血栓形成及长期使用后不会变质的优点。1984 年,Dudrik 报道应用这种硅胶导管 125 次,其中有一根导管最长留置时间超过 8 年 6 个月。

四、营养液及输注方式

实施 HPN 应采用安全、简便、对日常生活无明显影响的输液系统。营养液输注方式除可采用 24 h 持续滴注外,也可行间歇性、周期性输注。大部分患者宁可选择在夜间滴注营养液 8～12 h 的方式,其最大优点是白天可停止输液。每次输液结束后即注入 5 ml 肝素液(1 mg 肝素,1 ml 等渗盐水),如此封管后即可不受限制地完全自由活动,但缺点是夜间输液可引起排尿增加,影响睡眠。24 h 的营养液混合起来装入 3 L 袋,混合物的成分是按患者自身需要配成的。通常按每天糖类 3～4 g/kg、脂肪 0.7～1.0 g/kg、热量 29.9～34.9 kcal/kg、氮 0.2～0.3 g/kg,给予平衡型复方氨基酸液。应用"全合一"混合营养液可由患者或指定的人员在家中配制,在当天 24 h 内输完,暂不用者置于 4℃保存,通常使用 7～15 d。

五、HPN 实施前准备

1. 实施前评估决定是否可行　HPN 治疗前,评估患者的心理状况,是否愿意学习、学习能力、动机、态度、需求及以往学习经历等;评估家属的文化程度、职业、社会背景、是否愿意参与学习,对患者的关爱程度、能否承担督促患者建立健康的行为和进行家庭护理的责任等,并预计通过一段时间的专门教育和培训后,能学会和掌握行 HPN 治疗的基本技术操作;评估住房条件、卫生状况、经济状况等。

2. 实施前患者家庭环境和家属的准备　告知患者安排独立的房间并清洁、消毒;温度控制在 18~20℃,湿度维持在 50%~60%;室内经常通风、换气,在专业人员的指导下采用合格的消毒液进行房间的擦拭和清洁;对一般情况较差的患者,安排专门的家人或看护人员照顾。

六、HPN 患者的监测和管理

HPN 患者应该认真做好自我监测,包括体重、体温及静脉摄入量,并定期复诊,以检查电解质、总蛋白、白蛋白、肌酐、肝功能、血细胞计数和凝血时间。在更换营养大袋前需监测血清胆固醇、甘油三酯、淀粉酶、铁以及维生素等。

七、家庭肠外营养的并发症及护理

患者多数实施长期或较长期肠外营养治疗,并在家中由患者自己或指定人员实施各项操作,易引起各种并发症。这些并发症轻则影响治疗,需再住院处理,重则会发生严重后果,甚至危及生命。然而,这些并发症是可以预防的,或经及时处理可减轻其危害性。众多文献报道,HPN 并发症发生率并不比住院肠外营养高,关键在于实施者应严格按照各项规程进行操作,营养代谢及导管并发症最常见。如能认真地护理,即可减少并发症的发生。

1. 实施 HPN 过程中的护理

(1) 营养液滴注的观察与护理:若条件允许,可使用输液泵来控制营养液的输注速度;若没有输液泵,要严密观察、控制输液速度。营养液常需 12~16 h 输完,也可 24 h 连续均匀输注。在输注期间,每 2 h 揉搓营养大袋一次,防止胰岛素附着于袋壁。同时,防止导管扭曲、堵塞等。若患者有不适症状,应及时查明原因,与医师联系,给予相应处理。

(2) 导管的维护:输液管道应每天更换,规范消毒、冲管、封管。输液结束后,用无菌纱布包扎好,固定于患者衣领便于活动的位置,交代注意事项,避免上下床、翻身、更衣和大小便时将导管脱离。穿刺部位每周换药 2 次,严格无菌操作,注意换药时不要将导管拽出。已脱出的导管不可回送,条件允许时,去专门的导管维护中心进行维护。注意观察穿刺部位,当发现沿着导管走行出现红、肿、热、痛,并伴有肢体活动障碍时,应立即拔除导管,并应用抗生素治疗。

2. 常规护理应注意的问题

(1) TNA 与药物配伍的问题:临床上进行肠外营养支持的患者一般基础条件差,外周静脉通道建立和维持困难,肠外营养液的通道出于液体稳定性和感染的考虑不进行其他的静脉操作,但并不是绝对的。对于需要 24 h 连续输注的患者,置管可采用双腔或三腔的导管,这样就可以同时输注不同的液体,国内有报道使用双腔的导管,但也有报道会增加感染,使导管维持不利。如果不需要 24 h 持续肠外营养,可以在生理盐水冲洗导管后进行其他的操作。另一方面,部分药物与 TNA 配伍在一定时间内可保持稳定,可以加入 TNA 中输注。

(2) 滴速的控制:可以间断或连续,一般是连续 24 h 输注,但对于长期使用的患者有很多不足,间断的输注管理困难。但不管怎样,液体滴速的调节是很重要的,可以采用重力输注法和输液泵控制,目前临床上多采用重力输注法,但滴速难以控制,影响因素较多,最好使用输液泵,能够对滴速进行精确地控制。输液泵使用一段时间后,应断开,用重力输注法输注一段时间,观察导管是否通畅,是否有扭曲、打折或堵塞现象。

(3) 导管的护理:不管使用中心静脉或外周静脉,穿刺点周围都要注意消毒和保护。目前临床上一般每天消毒穿刺点 1 次,使用的消毒剂有酒精和碘伏。使用的伤口敷料包括无菌的纱布和透明的伤口敷贴。伤口的敷料为便于观察建议使用透明敷贴。一般伤口没有积液、污染、渗出时,可以 3 d 更换 1 次,使用消毒的纱布应 2 d 更换 1 次,更换时要轻柔揭下,注意不要让管子滑出,如发现有滑出的可能,应妥善固定,再作处理,滑出的部分也不许再送入,应该记录导管插入时的刻度,每日观察记录,看管子是否滑动。外周静脉为预防静脉炎的发生,一般 24 h 更换输液的部位,如果使用留置针,并且能够留置时,应 72 h 更换输注部位。

3. 预防并发症

(1) 与代谢有关并发症的预防与护理:当血糖不稳定时,应控制输液速度为 30～60 滴/分,定时监测血糖变化,若患者出现不良症状,应立即测血糖,并给予对症处理。当患者出现电解质紊乱和酸碱失衡时,应准确记录 24 h 液体出入量,定时测量血电解质、动脉血气分析,确诊后及时药物纠正,对症处理。

(2) 感染性并发症的预防与护理:在置管、配液和运输过程中,严格执行无菌技术操作,密切观察穿刺点皮肤局部情况。选用透气性好的透明敷料,保持干燥。洗澡时不要污染穿刺处敷料,一旦潮湿或有贴膜卷边等,及时消毒换药,注意个人卫生。避免经导管抽血或输血,输液时加用过滤器。在输液过程中,患者若出现寒战、高热,体温超过 38.5℃,在排除其他发热原因的基础上,来院就诊。提倡尽早应用 EN 支持,以促进肠黏膜结构和功能的恢复。

(3) 静脉炎的护理:主要是外周静脉炎的问题,使用 600 mOsm/L 以下的液体,控制 TNA 的 pH 值,可以大大减少外周静脉炎的发生率。在液体中加入可的松或肝素对静脉炎有预防作用。有报道使用硝酸甘油贴剂可以减少静脉炎的发生,使用外周静脉最好 24 h 更换输液部位,注意观察穿刺部位的情况,出现静脉炎时,停止输注,采用热敷,如果出现了外渗可用透明质酸局部封闭。

八、HPN 患者及有关人员的培训

患者进行间歇或持续的肠外营养时,导管的护理尤其重要,可防止感染及血栓形成。患者出院前 3～5 d 由医院营养支持小组专科护士为患者和负责给患者实施 HPN 的家属或指定人员作 HPN 技术和有关知识的培训,内容包括无菌观念、无菌操作基本规程、静脉输液技术、静脉留置导管护理、输液泵的使用及"全合一"营养液的配制、常见并发症的预防和处理、监测相关指标、可能出现的问题和应对方式等；在何种情况下应该与医护人员联系，如何监测和记录患者的基本情况等。培训方式采用一对一的个案教育方法，以口头讲解与文字描述相结合，示教与指导相结合。对老年人和文化程度低的患者，利用图片、实物等进行示教；也可制作 PN 护理手册，供文化程度高的患者阅读，并进行适当讲解，赠送培训光盘。当各项操作已准确、符合要求及熟练后，让他们在医护人员监督下反复实践 HPN 的全部实际操作过程，做到准确、熟练掌握，最终经医护人员评估认为完全合格为止。

南京军区南京总医院在国内率先开展了家庭营养网络访视平台，成立了营养支持小组（NST），一旦患者有疑问或有困难时，医院可通过网络留言、电话或是上门解决困难。

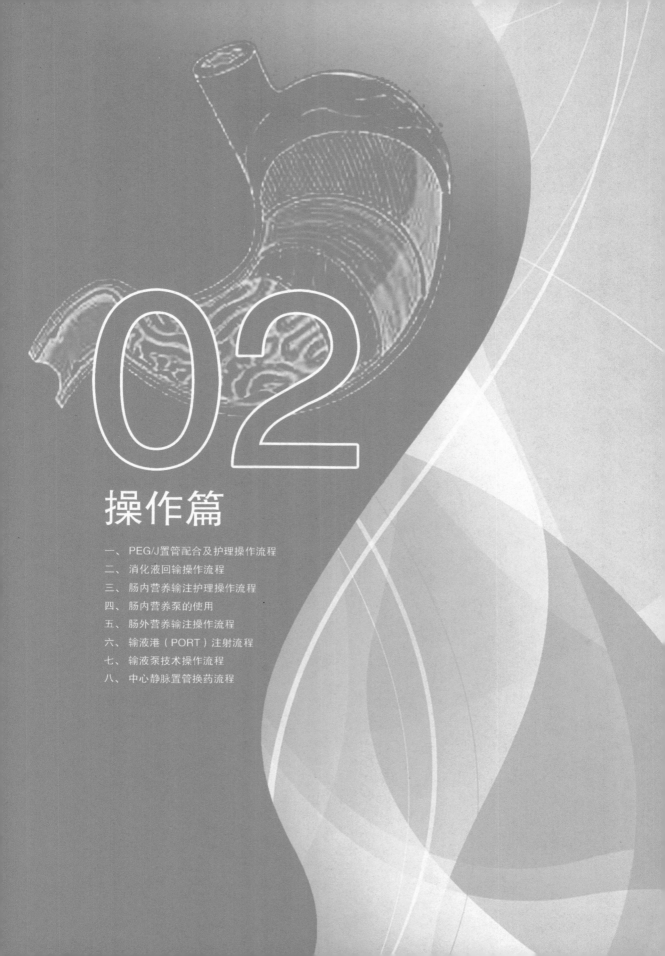

02

操作篇

一、 PEG/J 置管配合及护理操作流程

评估
1. 评估患者的病情。
2. 环境准备。

↓

用物准备
1. 胃镜。
2. PEG/J 置管包。

↓

解释
1. 备齐用物至患者床边。
2. 解释,取得合作。
3. 根据病情协助患者取平卧位。

> 向患者及家属解释 PEG/J 置管目的、可能出现的不适和处理方法,以及需要配合的注意事项。

↓

操作步骤
1. 术前护理
   (1) 备皮。
   (2) 预防性使用抗生素。
   (3) 患者头侧准备吸引器。
2. 术后护理
   (1) 肠内营养护理:术后 24 h 禁食,然后经 PEG/J 管滴注 500 ml 生理盐水,无不适后第二天开始滴注肠内营养。温度以 38~41℃ 为宜(体外)。给药前后均应用温水 30 ml 冲管,并要将药物碾碎。
   (2) 导管护理
     ① 局部消毒更换敷料 1 次/天,导管下可垫透明贴膜,防止压疮。
     ② 外垫固定不宜过紧,防止腹壁组织坏死。每天将外垫松开,用棉签将管口周围擦洗干净,转动 360°将导管推进 1~2 cm 再拖回原位,以减少局部受压。导管固定也不宜过松,防止渗漏。
3. 拔管护理:患者经口饮食能满足机体的需要,可考虑拔除 PEG 管,一般在停止肠内营养后 1~2 周,确信口服饮食能满足需要后在内镜下予以拔除。

↓

记录
1. 询问患者有无不适。
2. 记录 PEG/J 管放置时间。
3. 巡视观察和记录患者不良反应。

> 观察皮肤红肿情况
> 观察外垫松紧情况
> 观察切口渗液情况
> 观察引流液情况

二、 消化液回输操作流程

【目的】

将引(瘘)出的消化液经过各种造口管回输入消化道,以恢复肠道的完整性,有利于肠内营养的吸收利用,避免水、电解质的紊乱。胃肠道瘘、腹部手术后胃肠引流、"T"管等均可造成消化液的丧失,引起水、电解质的紊乱,将漏出的消化液及时回输入肠道以保持肠道的完整性,同时尽早给予肠内营养是此类患者治愈的关键。我科自 1999 年开始根据患者的个体状况和不同的消化道引流方式,先后自创了多种消化液收集、回输的方法,使危重患者的肠内营养得以顺利实施,促进了患者的康复。

【方法】

1. 精密引流袋收集回输法

(1) 适用:① 胆道术后放置"T"型引流管的患者;② 因胆道阻塞或胆源性胰腺炎等行胆囊穿刺、胆囊造口的患者;③ 外伤或手术后放置十二指肠、高位空肠引流管的患者。

(2) 具体方法:将引流管出口处与用于记录每小时尿量的精密尿袋相连,引流袋悬挂在低于患者引流口 50~60 cm 处,消化液首先流入带有刻度的计量器(与储液袋相通)中,每 1~2 h 将计量器中的消化液记量 1 次并直接倒入储液袋中,在储液袋的底端的开口处直接连接肠内营养泵管,经营养输注泵与肠内营养液通过"Y"型管相连,按设定的速度共同输入空肠造口管、PEJ(经皮内镜下空肠造口)、鼻肠管等(图 2-2-1)。

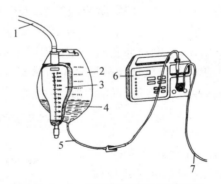

图 2-2-1 精密引流袋收集回输法
1. 引流管 2. 储液袋 3. 计量器 4. 消化液 5. 接营养泵 6. 肠内营养泵 7. 接患者营养管

(3) 注意:精密尿袋及回输管路每 24 h 更换一次;每 1~2 h 记量并回输;因腹痛、腹胀、腹泻等因素不能按时、完全回输时,应及时弃去剩余消化液,待引流出新鲜消化液再输入;每 2~3 d 做一次消化液细菌培养,消化液被细菌感染或污染时不能输入。

2. 负压吸引瓶收集回输法

(1) 适用于肠外瘘患者,要求肠液回输段肠襻必须>50 cm,且腹腔感染得到控制、肠道功能开始恢复时。

（2）具体方法：取 5 000 ml 透明玻璃瓶，加定做的橡皮瓶塞，瓶塞开 3 个孔，分别插入三管，一管插入瓶塞以下 3 cm 处，此管与中心负压吸引管相连，在玻璃瓶内形成负压环境；另一管插至瓶塞以下 6 cm 处，此管与放置于患者肠瘘瘘口的双套引流管相连，可随时将瘘出的肠液主动吸至玻璃瓶内；第三根管要插到负压瓶底部，并保证在引出肠液的液面以下，另一端直接与肠内营养管相连，经过肠内输注泵，将瓶内经负压吸出的肠液与肠内营养液通过"Y"型管共同输入远端肠段（见图 2-2-2）。

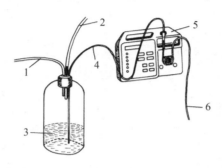

图 2-2-2   负压吸引瓶收集回输法
1. 接中心负压吸引   2. 接患者双套引流管   3. 消化液   4. 接营养泵   5. 肠内营养泵   6. 接患者营养管

（3）注意：引流管、瓶每天清洗、消毒一次，当引流肠液不能完全被回输时，应及时弃去，一般每 4 h 清洗消毒一次引流瓶。当吸出液颜色突然变化时，先停止输注，及时与医生取得联系。

3. 肠造口袋收集回输法

（1）适用于有唇状瘘且不便于放置引流管的患者。

（2）具体方法：选择康乐保 5900 型透明造口袋，按造口护理要求贴于患者造口或瘘口处，除去造口袋出口处夹子，直接将引流管，与造口袋开口处相连并绑紧，剪断引流管，与肠内营养泵管前端通过转换接头连接，经过肠内输注泵，将造口袋内流出的肠液与肠内营养通过"Y"型管共同输入空肠造口管、PEJ（经皮内镜下空肠造口）、鼻肠管等（图 2-2-3）。

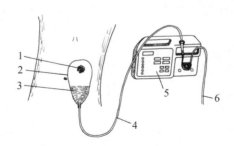

图 2-2-3   肠造口袋收集回输法
1. 唇状瘘瘘口   2. 肠造口袋   3. 消化液   4. 接营养泵   5. 肠内营养泵   6. 接患者营养管

（3）注意：造口袋 3～5 d 更换一次，每日用无菌生理盐水彻底清洗袋内，输注管路每天更换消毒。

三、 肠内营养输注护理操作流程

评估
1. 看医嘱。
2. 掌握肠内营养输注的时间和要求。
3. 掌握肠内营养的名称、浓度及需要加入的药物。

用物准备
1. 配置医嘱浓度的肠内营养液，按医嘱在营养液中加入电解质等药物。

① 保存在冰箱内的营养液必须在输注前 1 h 取出恢复至室温。
② 向肠内营养液中加药，必须现加现输。

2. 肠内营养输注泵、专用输注管、治疗巾，20 ml、50 ml 注射器各 1 副，纱布 2 块、温开水，有条件时备加温器等。

无肠内营养泵的科室，可用一次性输液器直接滴注，速度根据营养液总量和患者的适应程度，从 10 滴/min 开始逐渐增加。

解释
1. 备齐用物至患者床边。
2. 解释，取得合作。
3. 根据病情协助患者取半卧位、斜坡位。
4. 人工气道患者检查气囊是否充足。

向患者及家属解释肠内营养的目的和途径，肠内营养液的名称，可能出现的不良反应和处理方法以及需要配合的注意事项。

操作步骤
1. 将治疗巾铺于导管下。
2. 输注前先询问患者有无腹胀，若无不适，即可开始输注肠内营养。

注意：若患者主诉腹胀等不适，先汇报医生，适当用药、暂停或减慢速度。

3. 先回抽，见有消化液抽出，即先注入温开水 10 ml。
4. 将肠内营养接专用泵管排气，接于肠内营养泵，预设总量，调至所需速度，与胃肠造口管相连，按 Start 键开始输注。
5. 将加温器夹于输注管路上，距离体表入口处 30～40 cm。

可通过调节加温器离体内管入口处的距离来调节温度。

记录
1. 询问患者有无不适。
2. 记录好营养液的名称、剂量和浓度。
3. 巡视、观察和记录患者不良反应。
4. 定时监测血糖，遵医嘱记录 24 h 出入量。

恶心、呕吐、腹胀、腹痛、腹泻、便秘等。

四、肠内营养泵的使用

评估
1. 看医嘱。
2. 掌握肠内营养输注的时间和要求。
3. 掌握肠内营养液的名称、浓度，需要加入的药物以及营养液给予的速度。

用物准备
1. 配置医嘱浓度的肠内营养液，按医嘱在营养液中加入电解质等药物。

> ① 保存在冰箱内的营养液必须在输注前1 h取出恢复至室温。
> ② 向肠内营养液中加药，必须现加现输。

2. 手消毒液、肠内营养输注泵、专用输注泵管，治疗巾，20 ml、50 ml注射器各1副。
3. 检查营养液的有效期、正确打开，并连接肠内营养泵管。

解释
1. 洗手备齐用物至患者床边。
2. 解释，取得合作。
3. 根据病情协助患者取半卧位、斜坡位。
4. 人工气道患者检查气囊是否充足。

> 向患者及家属解释肠内营养的目的和途径，肠内营养液的名称，肠内营养泵的作用，可能出现的不良反应和处理方法以及需要配合的注意事项。

操作步骤
1. 将治疗巾铺于导管下。
2. 输注前先询问患者有无腹胀，若无不适，即可开始输注肠内营养。

> 注意：若患者主诉腹胀等不适，先汇报医生，适当用药、暂停或减慢速度。

3. 先回抽，见有消化液抽出，即先注入温开水10 ml。
4. 固定营养泵，连接电源线。
5. 悬挂已经连接好的营养液并排气，正确安装泵管，按医嘱调节量和速度；评估喂养管的深度、是否通畅，听诊（或抽吸）喂养管的位置（胃内残留），有异常通知医生，同时给予床头抬高30°～45°。
6. 将泵管与喂养管紧密连接并固定。
7. 开始泵入，观察营养泵运行情况，观察患者有无异常反应。
8. 将肠内营养接专用泵管排气，接于肠内营养泵，预设总量，调至所需速度，与胃肠造口管相连，按Start键开始输注。

记录
1. 再次核对医嘱。
2. 询问患者有无不适。

> 注意有无恶心、呕吐、腹胀、腹痛、腹泻、便秘等，定时监测血糖，遵医嘱记录24 h出入量。

3. 记录好营养液的名称、剂量和浓度。
4. 巡视、观察和记录患者不良反应。
5. 向患者或家属告知注意事项和健康教育。

用物处理 洗手或手消毒后处理用物，再次洗手。

五、 肠外营养输注操作流程

评估
1. 核对医嘱。
2. 掌握肠外营养输注的时间和要求。
3. 掌握肠外营养液中的主要成分的名称、作用及液体总量。
4. 选择(确定)输注途径。

> 中心静脉或周围静脉途径。

物品准备
1. 一次性换药包 1 份,头皮针,胶带,肝素帽,消毒洗手液,终端过滤器,医疗垃圾桶,生活垃圾桶。
2. 营养液在层流室专人配制。

> ① 严格无菌操作。
> ② 三查八对一注意。

解释
1. 洗手,戴口罩。
2. 备齐用物至患者床边。
3. 双向核对。
4. 解释,取得合作。

> 向患者及家属解释肠外营养目的和途径,可能出现的不良反应和处理方法以及需要配合的注意事项。

操作步骤
1. 体位:根据病情协助患者取合适体位。
2. 导管评估:① 将治疗巾铺于患者导管下。② 观察导管在位情况。③ 观察导管通畅情况。
3. 排气消毒:① 排气后安装输液管道终端滤器,连接头皮针。② 将导管末端原有纱布去除。③ 碘伏棉球环形消毒中心静脉/PICC 的肝素帽末端 2 遍。④ 连接头皮针后再次排气。
4. 连接:① 将钢针刺入肝素帽中心部位并刺到底部。② 以无菌纱布包裹各连接处,妥善固定。
5. 观察:① 调节适宜速度。② 询问患者有无不适。③ 整理床单位。

> 适当的体位可避免导管打折或牵拉移位。

> ① 判断导管体外长度。
> ② 调节调速器。

> ① 严格无菌操作。
> ② 三查八对一注意。

> ① 刺入位置正确牢靠,避免滑出。
> ② 固定牢固美观,便于患者活动。

记录
1. 再次洗手。
2. 记录输注时间,液体总量,并签名。
3. 巡视、观察和记录患者不良反应。

> 根据计划应用持续输入或循环输入的方法,按时按量均匀完成输液量,防止过快或过慢引起的反应。

六、输液港（PORT）注射流程

评估
1. 素质要求（仪表、洗手、戴口罩）。
2. 评估穿刺部位皮肤。

↓

用物准备
无菌手套×2、1‰碘棉棒×3、75％酒精棉棒×3、脱敏胶带×3、透明敷料×1、纱布×1、酒精棉片×1（以上物品可用中心静脉置管术换药包替代），无损伤针、无菌生理盐水10 ml、10 ml无菌注射器，正压接头（选择适合输液接头）。

↓

解释
核对病人，取得合作。

操作步骤
1. 打开无菌敷料包（中心静脉置管术换药包）。
2. 戴无菌手套。
3. 预冲无损伤针及正压接头。
4. 酒精棉棒擦拭消毒皮肤1次，碘棉棒擦拭消毒皮肤3次，酒精棉棒擦拭消毒皮肤2次。
5. 脱手套，洗手。
6. 戴无菌手套。
7. 垂直插入无损伤针。
8. 回抽，见回血。
9. 10 ml无菌生理盐水脉冲式冲管，夹管。
10. 妥善固定延长管及正压接头。
11. 注明敷料更换的日期、时间。
12. 洗手、脱口罩。

↓

记录

[注意事项]

1. 连接PORT时应使用专用的无损伤针穿刺，持续输液时，无损伤针应每7 d更换一次。
2. 无损伤针的选择：① 蝶翼针输液套件适用于连续静脉输注。② 直形及弯形无损伤针适用于一次性静脉注射。
3. PORT在治疗间歇期间应至少每4周维护一次。
4. 禁止在高压注射时使用。
5. 禁止使用10 ml以下的注射器冲管，以免造成导管损坏。

七、 输液泵技术操作流程

【目的】

遵医嘱正确使用输液泵/微量注射泵。

【准备】

用物准备:输液泵或微量泵一台、电源、输入液体(遵医嘱)、专用输液管道一套或注射器及连接管一套、三通开关一只(必要时)、治疗车、输液巡视单、治疗本、洗手液、医疗垃圾桶、生活垃圾桶。

患者准备:了解治疗目的,方法、注意事项及配合要点。排空大、小便,卧以舒适体位。

环境准备:整洁、有电源及插座。

【操作流程】

操作流程	要点与说明
1. 核对:核对医嘱,根据医嘱准备药液	• 遵循查对制度
2. 准备:洗手、戴口罩,备齐用物,检查用物是否完好	• 确保用物正常使用
3. 配置药液	• 遵循无菌操作原则,安全给药原则
4. 再次核对:携用物至床旁,自我介绍,核对患者姓名、床号	• 遵循查对制度,操作前查双向核对
5. 告知 (1)患者微量输液泵使用的目的、注意事项 (2)患者输注药物名称及注意事项	• 取得配合
6. 评估 (1)患者生命体征、年龄、病情、心功能及合作程度 (2)药物的作用、注意事项 (3)输液通路的通畅情况及药物配伍禁忌	
7. 固定:将微量泵固定在输液架上,连接电源	• 确保固定架牢靠
8. 输液泵/微量泵连接 (1)输液泵连接:连接三通开关、排气,将液体挂在输液架上连接三通开关排气,关闭调节器,准确地将管道安装在输液泵上 (2)微量注射泵连接:安装注射器,向上推动"推杆锁","推杆"安装注射器,固定针栓尾部,复位推拉锁	• 确保注射器安装牢靠
9. 开机,自检:遵医嘱设定参数,排气(微量泵)	
10. 再次核对	• 操作中查对

续表

操作流程	要点与说明
11. 连接、启动：三通开关与留置针（泵管）相连，启动开始键	• 观察通畅情况，绿灯闪烁，提示工作正常；红灯为报警灯，根据提示进行相应处理
12. 核对	• 操作后查对
13. 安置患者：取舒适卧位，整理床单位	• 告知患者使用过程中不可自行调节
14. 整理用物，洗手，记录	• 记录泵开始时间、运行的速率并签字
15. 观察 （1）观察微量泵运行情况 （2）观察患者输液部位情况 （3）观察用药效果和不良反应	• 及时处理各种报警 • 确保输液安全

【规范要点】

1. 能熟练使用输液泵/微量泵。

2. 评估患者生命体征、年龄、病情、心功能等情况及药物的作用和注意事项，患者的合作程度、输注通路的通畅情况及有无药物配伍禁忌。

3. 整个操作过程中，随时查看指示灯状况。

4. 观察患者输液部位状况，观察用药效果和不良反应，发生异常情况及时与医师沟通并处理。

5. 定时观察微量泵运行情况，及时处理各种报警。

6. 告知患者使用输液泵/微量注射泵的目的、注意事项及使用过程中不可自行调节。

【结果标准】

1. 患者/家属能够知晓护士告知的事项，对服务满意。

2. 护士操作规范。

八、 中心静脉置管换药流程

（一）中心静脉(CVC 维护)流程

评估
{
1. 操作者个人素质准备(仪表)。
2. 了解患者诊断,评估病情(包括置管处皮肤、敷料固定)。
}

用物准备
{
1. 洗手、戴口罩。
2. 无菌治疗巾×1、清洁手套×1、无菌手套×1、碘棉棒×3、酒精棉棒×3、脱敏胶带×3、透明敷料×1、纱布×1、酒精棉片×1(以上物品可用中心静脉置管术换药包替代)松节油、无菌生理盐水 10 ml、10 ml 无菌注射器、肝素帽(选择适合输液接头)。
}

解释
{
核对解释、环境准备。
}

操作步骤
{
1. 安置体位、充分暴露,垫无菌治疗巾(注意保护患者隐私)。
2. 由外缘向内撕除旧贴膜,检查穿刺点周围皮肤及外露导管情况。
3. 操作者用免洗手消毒液消毒双手。
4. 戴清洁手套,用松节油清除胶布痕迹。
5. 换无菌手套。
6. 以 CVC 穿刺点为中心,用消毒棉棒由内向外螺旋式消毒皮肤(酒精棉棒 1 遍—碘伏棉棒 3 遍—酒精棉棒 2 遍),消毒范围直径＞10 cm,待干。
7. 第 1 根无菌脱敏胶带固定导管固定翼上。
8. 取透明敷料,无张力黏贴贴膜(无菌贴膜应将穿刺点及导管完全覆盖)。
9. 第 2 根胶带蝶形交叉固定。
10. 第 3 根胶带加强固定。
11. 取下肝素帽,消毒接口处(采取酒精棉片螺旋式用力摩擦,时间＞15 s,共 2 次)无菌生理盐水先预冲肝素帽,肝素帽连接,无菌生理盐水 10 ml 脉冲式冲管。
12. 无菌纱布包裹肝素帽、固定。
13. 写上日期、时间、签名。
}

观察记录

处理用物

【注意事项】

1. 注意观察局部皮肤是否有红、肿、热、痛等症状或其他皮肤反应;或有无分泌物等感染;如有异常及时通知医生,并做好记录。
2. 撕贴膜时,注意自外缘向内撕开。切勿沿导管反方向撕除,以免导管移位。

3. 皮肤消毒范围应大于敷料的尺寸。

4. 每班均需评估敷料、透明敷料每周一次,如敷料有潮湿、污染、卷边或敷料一旦被揭开,及时更换。

(二) 中心静脉(PICC 导管维护)流程

评估
- 1. 操作者个人素质准备(仪表)。
- 2. 了解患者诊断,评估病情(包括置管处皮肤、敷料固定)。

↓

用物准备
- 1. 洗手、戴口罩。
- 2. 无菌治疗巾×1、清洁手套×1、无菌手套×1、碘棉棒×3、酒精棉棒×3、脱敏胶带×3、透明敷料×1、纱布×1、酒精棉片×1(以上物品可用中心静脉置管术换药包替代)松节油、无菌生理盐水 10 ml、10 ml 无菌注射器、肝素帽(选择适合输液接头)。

↓

解释
- 核对解释、环境准备。

↓

操作步骤
- 1. 安置体位、充分暴露,垫无菌治疗巾(注意保护患者隐私)。
- 2. 由外缘向内撕除旧贴膜,检查穿刺点周围皮肤及外露导管情况。
- 3. 打开中心静脉置管后换药包,患者手臂下垫治疗巾。
- 4. 由外缘向内撕除旧贴膜,检查穿刺点周围皮肤及外露导管情况。
- 5. 操作者用免洗手消毒液消毒双手。
- 6. 戴清洁手套,用松节油清除胶布痕迹。
- 7. 换无菌手套。
- 8. 以穿刺点为中心,用消毒液由内向外螺旋式消毒皮肤(酒精棉棒 1 遍—碘棉棒 3 遍—酒精棉棒 2 遍),消毒范围直径>10 cm。
- 9. 放置体外导管呈弧形。
- 10. 第 1 根无菌脱敏胶带固定导管圆盘或连接器后,用无菌透明敷料,无张力黏贴(无菌贴膜应将穿刺点及导管完全覆盖)。
- 11. 第 2 根胶带蝶形交叉固定。
- 12. 第 3 根胶带加强固定。
- 13. 取下肝素帽,消毒接口处(采取酒精棉片螺旋式用力摩擦,时间>15 s)无菌生理盐水先预冲肝素帽,肝素帽连接,无菌生理盐水 10 ml 脉冲式冲管。
- 14. 无菌纱布包裹肝素帽。
- 15. 写上日期、时间、签名。

↓

观察、记录

↓

处理用物

【注意事项】

1. 清除导管和接头处脱敏胶带痕迹时，用力要适中，避免损伤导管。
2. 切勿直接将脱敏胶带固定于导管上，避免撕除胶带时损伤导管。
3. 贴透明贴膜时，应使贴膜将穿刺点及导管全部覆盖，进行无张力黏贴后，用指腹轻轻按压整片透明贴膜，并轻捏贴膜下导管接头突出部位，使透明贴膜与皮肤和接头充分黏合。
4. 刺入普通肝素帽的针头不能过粗，一般用 7 号或 8 号针头即可，防止造成肝素帽损坏。
5. 应用末端开放式 PICC 导管时，应使用正压肝素帽，用至少 10 ml 无菌生理盐水脉冲式冲洗导管后拔出注射器即可。
6. 禁止使用 10 ml 以下的注射器冲管，以免造成导管破裂损坏。

（三）治疗期冲洗 PICC 导管

| 评估 |
| 1. 操作者个人素质准备。 |
| 2. 评估患者病情、置管处皮肤、敷料固定。 |

| 用物准备 |
| 1. 洗手、戴口罩、备齐用物，核对解释。 |
| 2. 碘伏棉球或酒精棉片消毒肝素帽。 |

| 解释 |
| 1. 头皮针刺入肝素帽（建议使用无菌密闭系统），脉冲式注入无菌生理盐水 10 ml。 |
| 2. 连接输液皮条，调节滴速（根据病情）后补液。 |
| 3. 补液结束。 |
| 4. 头皮针连接注射器针筒（建议使用无菌密闭系统），脉冲式注入无菌生理盐水至少 10 ml。 |
| 5. 正压封管。 |
| 6. 无菌纱布包裹肝素帽。 |

操作步骤

观察、记录

处理用物

【注意事项】

1. 如有输血、血制品或 TPN 等高黏滞性药物后，以及静脉采血后必须立即冲洗导管，必要时反复冲洗，防止堵塞。
2. 刺入肝素帽的针头不宜过粗，7 号或 8 号针头即可，以免肝素帽损坏。
3. 消毒导管接头时，采取酒精棉片螺旋式用力摩擦，每次时间＞15 s。

（四）休疗期冲洗 PICC 导管

| 评估 | { 1. 操作者个人素质准备。
2. 评估患者病情、置管处皮肤、敷料固定。 |

↓

| 用物准备 | { 洗手、戴口罩、备齐用物，核对解释。 |

↓

| 解释 | { 1. 碘伏棉球或酒精棉片消毒肝素帽。
2. 注射器针头刺入肝素帽（建议使用无针密闭系统），无菌生理盐水脉冲式冲洗至少 10 ml。
3. 正压封管。
4. 无菌纱布包裹肝素帽。 |

↓

操作步骤

↓

观察、记录

↓

处理用物

【注意事项】

1. 刺入肝素帽的针头不宜过粗，7 号或 8 号针头即可，以免肝素帽损坏。
2. 禁止使用 10 ml 以下的注射器冲管，以免造成导管损坏。
3. 消毒导管接头时，采取酒精棉片螺旋式用力摩擦，每次时间＞15 s。

（五）PICC 导管更换肝素帽

| 评估 | { 1. 操作者个人素质准备。
2. 评估患者病情、置管处皮肤、敷料固定。 |

↓

| 用物准备 | { 备齐用物，核对解释。 |

↓

| 解释 | { 1. 打开肝素帽外包装，无菌生理盐水预冲肝素帽。
2. 拆除固定静脉导管和肝素帽的脱敏胶带。
3. 取下肝素帽。
4. 碘伏棉球或酒精棉片消毒导管接头（螺旋式用力摩擦，每次时间＞15 s）。
5. 连接新的肝素帽。
6. 无菌生理盐水至少 10 ml 脉冲式冲洗导管。
7. 脱敏胶带固定导管和肝素帽、书写更换时间。
8. 无菌纱布包裹肝素帽。 |

操作步骤

↓

观察、记录

↓

处理用物

参 考 文 献

[1] Abu Elmagd KM, Bond G, Matarese L, et al. Gut rehabilitation and intestinal trans-plantation. Therapy, 2005,2(6):853 - 864.

[2] Alexander M, Hunt C, Forst M, et al. Infusion Nursing Standards of Practice. Massachusetts: Infusion Nurse Society, 2011.

[3] Baarends EM, Schols AMWJ, Akkermans MA, et al. Decreased mechanical efficiency in clinically stable patients with COPD. Thorax, 2012,52:981 - 986.

[4] Baarends EM, Schols AMWJ, Westerterp KR, et al. Total daily energy expenditure relative to resting energy expenditure in clinically stable patients withCOPD. Tborax, 2007,52:780 - 785.

[5] Bankhead R, Boullata J, Brantley S, et al. Enteral nutrition practice recommendations. JPEN, 2009,33(2):122 - 67.

[6] Bengmark S. Gastrointestinal surface protection and mucosa recondtioning. JAPEN, 2013,19(4): 410 - 414.

[7] Bodoky G, Kent-Smith L. Basics in clinical nutrition: Complications of enteral nutrition. e-SPEN, the European e-Journal of Clinical Nutrition and Metabolism, 2009,4(5):e209 - e211.

[8] Bozzetti F. Surgery in the elderly: The role of nutritional support. Clin Nutr, 2001,20:103 - 116.

[9] Brewster LM, Mairuhu G, Stronks K, et al. Serum creatine kinase as a marker of energetic capacity to create high blood pressure. Hypertens, 2013,21(4):S98.

[10] Chung A. Perioperative nutritionsupport. Nutrition, 2002,18(2):207 - 208.

[11] Clugston A, Paterson HM, Yuil K, et al. Nutritional risk indexpredicts a high-risk population in patients with obstructive jaundice. Clin Nutr, 2006, 25(6):949 - 954.

[12] Schols AM, Broekhuizen R, Weling-Seheepers CA, et al. Body composition and mortality in chronic obstructive pulmonary disease. Am J Clin Nutr, 2005,82(1):53 - 59.

[13] Dvir D, Cohen J, Singer P. Computerized energy balance and complications in critically ill patients: an observational study. Clin Nutr, 2006,25(1):37 - 44.

[14] Elke G, Schadler D, Enge C, et al. Current practice in nutritional support and its association with mortality in septic patients Results from a national prospective, multicenter study. Crit Care Med, 2008, 36(6):1762 - 1767.

[15] Fuhrman MP, Charney P, Mueller CM. Hepatic proteins and nutrition assessment. J Am Diet Assoc, 2004, 104(8):1258 - 1264.

[16] Furst P, Kuhn KS. Amino-acid substances in new bottles: implications for clinical nutrition in the 21st century. Nutrition, 2010,16(7 - 8):603 - 606.

[17] Gosmanov AR, Umpierrez GE. Management of Hyperglycemia During Enteral and Parenteral Nutrition Therapy. Curr Diab Rep, 2013,13(1):155 - 162.

[18] Grady NP, Alexander M, Burns LA,et al. Guidelines for the Prevention of Intravascular Catheter Related Infections. Clin Infect Dis, 2011,52(9):162 - 193.

［19］Gramlich L，Kichian K，Pinilla J，et al. Does enteral nutrition compared to parenteral nutrition result in better outcomes in critically ill adult patients A systematic review of the literature. Nutrition，2004，20(10)：843－848.

［20］Grossberg AJ，Scarlett JM，Marks DL. Hypothalamic mechanisms in cachexia. Physiol Behav，2010，100(5)：478－489.

［21］Gungabissoon U，Hacquoil K，Bains C，et al. Prevalence，Risk Factors，Clinical Consequences，and Treatment of Enteral Feed Intolerance During Critical Illness. Journal of Parenteral and Enteral Nutrition，2014，55(17)：486－495.

［22］Harris DG，Davies C，Ward H，et al. An observational study of screening for malnutrition in elderly people living in sheltered accommodation. Hum J Nutr Diet，2008，21(1)：39.

［23］Hartl HW，Jauch KW，Parhofer K，et al. Complications and Monitoring—Guidelines on Parenteral Nutrition，Chapter 11. GMS，2009，7：12.

［24］Hebuteme X，Bozzetti F，Moreno Villares JM，et al. Home enteral nutrition in adults：a European multicenter survey. Clinical Nutrition，2003，22(3)：261－266.

［25］Heidegger CP，Romand JA，Treggiari MM，et al. Is it now time to promote mixed enteral and parenteral nutrition for the critically ill patient. Intensive Care Med，2007，33(6)：963－969.

［26］Heyland DK，Dhaliwal R，Drover JW，et al. Canadian clinical practice guidelines for nutrition support in mechanically ventilated，critically ill adult patients. J Parenter Enteral Nutr，2003，27(5)：355－373.

［27］Heyland DK，Schroter-Noppe D，Drover JW，et al. Nutrition support in the critical care setting：current practice in Canadian ICUs opportunities for improvement. J Parenter Enter Nutr，2003，27(1)：74－83.

［28］Hull D，McArthur AJ，Pritchard K，et al. Matabolic rate of sleeping infants. Arch Dis Child，2008，75：282－287.

［29］Jie B，Jiang ZM，Nolan MT，et al. Impact of preoperative nutritional support on clinical outcome in abdominal surgical patients at nutritional risk. Clin Nutr，2012，28(10)：10221027.

［30］Jie B，Jiang ZM，Nolan MT，et al. Impact of preoperative nutritional support on clinical outcome in abdominal surgical patients at nutritional risk. Clin Nutr，2012，28(10)：1022－1027.

［31］Key TY，Spencer EA，Reeves GK. Symposium：consequences and solutions. Obesity and cancer risk. Proc Nutr SOC，2010，69(1)：86－89.

［32］Kondrup J，Sorensen JM. The magnitude of the problem of malnutrition in Europe. Nestle Nutr Workshop Ser Clin Perform Program，2009，12：114.

［33］Kondrup J，Allison SP，Elia MB，et al. ESPEN guidelines for nutrition screening 2001. Clin Nutr，2003，22(4)：415－421.

［34］Kondrup J，Rasmussen HH，Hamberg O，et al. Nutritional risk screening(NRS 2002)：a new method based on an analysis of controlled clinical trials. Clin Nutr，2003，22(3)：32－36.

［35］Kumar S，Gariepy CE. Nutrition and acute pancreatitis：review of the literature and pediatric perspectives. Curr Gastroenterol. 2013，15(8)：338.

［36］Landbo C，Prescott E，Lange P，et al. Prognostic value of nutritional status in chronic obstructive pulmonary disease. AmJ Respir Crit Care Med，2011，160：1856－1861.

［37］LEE SE，Hong SK，Park HZ，et al. Higher Body Mass Index Is Associated With Lower Risk of Prostate Cancer Detection Via Multi(≥12)—Core Prostate Biopsy in Korean men. Urology，2010，76(5)：1063－1066.

［38］Li YS，Li JS，Jiang JW，et al. Glycyl-gulutamine-enriched long-term total parenteral nutrition at tenuates bacterial translocation following small bowel transplantation in the pig. J Surg Res，2013，8(2)：106－109.

［39］Lim SY，Kim SI，Ryu YJ，et al. The body mass index ad a prognostic factor of critical care. Korean J Intern Med，2010,25(2)：162－167.

［40］Lubos Sobtka，主编；蔡威，译. 临床营养基础. 上海：上海交通大学出版社，2013：620.

［41］Mannix ET，Manfredi F，Farber MO,et al. Elevated Ventilation Contributes to Tissue Wasting. Chest，2013,115：708－713.

［42］Marik PE，Zaloga GP. Early enteral nutrition in acutely ill patients：a systematic review. Crit Care Med，2001，29(12)：2264－2270.

［43］Mark H. Demographics of home parenteral nutrition. JPEN，2002. 26(5)：60－62.

［44］Mathias Plauth. ESPEN Guidelines on Parenteral Nutrition：Hepatology. Clinical Nutrition，2009，28(4)：436－444.

［45］Meier R，Ockenga J，Pertkiewicz M，et al. ESPEN guidelines on enteral nutrition：pancreas. Clinical Nutrition，2006，25(2)：275－284.

［46］Middleton SJ，Jamieson NV. The current status of small bowel transplantat ion in the UK and internationally. Gut，2005，54：1650－1657.

［47］Moore EM，Bellomo R，Nichol A，et al. The incidence of acute kidney injury in patients with traumatic brain injury. Renal Fail，2010,32(9)：1060－1065.

［48］Ockenga J. Nutritional therapy in acute pancreatitis. Med Klin IntensivmedNotfmed，2013,108(5)：401－407.

［49］Ogoshi S，Iwasa M，Kitagawa S，et al. Effects of total Parenteral nutrition with nucleoside and nucleoside mixture on d-galactosamine-induced liver injury in rats. JPEN，2008,12(5)：53－64.

［50］Page CP. The surgeon and gut maintenance. Am J Surg，2013,158(6)：485－490.

［51］RACHEL N L. Inflammatory bowel disease support groups. Gast roenterol Nurs，2013，26(6)：246－250.

［52］RohmKD，Schollhorn T，Boldt J，et al. Nutrition support and treatment of motility disorders in critically ill patients：results of a survey on German intensive care units. Eur J Anaesth，2008,25(1)：58－66.

［53］Rosler A，Lehmann F，Krause T，et al. Nutritional and hydration status in elderly subjects：Clinical rating versus bioimpedance analysis. Archives of Gerontology and Geriatrics，2010，50：e81－e85.

［54］Schiesser M，Mttller S，Kirchhoff P,et al. Assessment of a novel screening score for nutritional risk in predicting complications in gastrointestinal surgery. Clin Nutr，2008,27(4)：565－570.

［55］Sentongo TA，Tershakovec AM，Masearenhas MR，et al. Resting energy expenditure and prediction equations in young children with failure to thrive. Pediatr，2011，136：345－350.

［56］Silver H，Castellanos V. Nutritional complications and manage 2 ment of intestinal transplant. J Am Diet Assoc，2000，100(6)：680－684.

［57］Solomon SM，Kirby DF. The refeeding syndrome：a review. JPEN，2014,14(7)：90－110.

［58］Stephen A，McClave，Wei KC,et al. Nutrition Support in Acute Pancreatitis：A Systematic Review of the Literature. JPEN,2006,30(2)：143－156.

［59］Stratton RJ，Hackston AD，Iongmore D，et al. Malnutrition in hospital outpatients and inpatients：prevalence，concurrent validity and ease of use of the "malnutrition universal screening tool"

("MUST") for adults. Br J Nutr, 2004, 92(5):799 - 808.

[60] Triggs CM, Munday K, Hu R, et al. Dietary factors in chronic inflammation: food tolerances and intolerances of a New Zealand Caucasian Crohn's disease population. Mutat Res, 2010,690(12): 123 - 138.

[61] Ulger Z. Comprehensive assessment of malnutrition risk and related factors in laege group of community dwelling older adults. Clin Nutr, 2010,29(4):507 - 511.

[62] Villavicencio MA, Sundt TM 3rd, Daly RC, et al. Cardiac surgery in patients with body mass index of 50 or greater. Ann Thorac Surg, 2007, 84(1):10 - 16.

[63] Wagner BD, Grunwald GK, Rumsfeld JS, et al. Relationship surgery in patients with body mass index of 50 or greater. Ann Thorac Surg, 2007,83(4):1403 - 1411.

[64] Worthington PH, Gilbert KA. Parenteral Nutrition: Risks, Complications, and Management. J Infus Nurs, 2012,35(1):52 - 64.

[65] WU PG, DING GQ. Determination of free resveratrol in grape wine by gas chromatography mass spectrometry. Acta Nutrimenta Sinica, 2003, 7(25):148 - 149.

[66] 蔡卫民,袁克俭.静脉药物配置中心实用手册.北京:中国医药科技出版社,2005:96.

[67] 曹赋韬,姜东辉.不同营养支持对 COPD 机械通气患者肺功能的影响.肠外与肠内营养,2011,18 (5):287 - 289.

[68] 曹伟新,李乐之.外科护理学.第 4 版.北京:人民卫生出版社,2006.

[69] 曹伟新.个体化和标准化肠外营养配方及其实施形式.肠外与肠内营养,2010,17(3):129 - 131.

[70] 曹伟新.临床营养新概念与新技术.北京:人民军医出版社,2002:94.

[71] 曹媛媛,黄益金,彭南海,等.克罗恩病并发肠管膀胱瘘患者 18 例的护理.解放军护理杂志, 2013 (06):23 - 27.

[72] 陈伟,蒋朱明,张永梅,等.欧洲营养风险调查方法在中国住院患者的临床可行性研究.中国临床营养杂志,2005,13(3):137 - 141.

[73] 陈艳鸿,黎婉明,陈丽珠.序贯肠内营养治疗对老年危重症患者的营养支持效果.肠外与肠内营养, 2013,20(6):341 - 344.

[74] 陈月英,马嫦娥,鲁蓉,等.早期咀嚼口香糖促进腹部术后患者胃肠功能的恢复.解放军护理杂志, 2010,10(2):22 - 24.

[75] 陈月英,马嫦娥,彭南海.外科危重症患者肠内营养支持期间吸入性肺炎的预防和护理.肠外与肠内营养,2010,02:127 - 128.

[76] 崔玲宏,王小霞.严重烧伤患者肠内营养及护理.中国误诊学杂志,2011,13(2):45 - 47.

[77] 丁岚,叶向红,彭南海,等.克罗恩病并发营养不良患者的营养支持护理.肠外与肠内营养,2012,19 (6):382 - 384.

[78] 东文霞,乔爱珍,李新华.PICC 插管与锁骨下静脉插管在血液病患者中的应用比较.中华护理杂志,2003,38(1):31 - 33.

[79] 范桂娣,郑桃花,黄迎春,等.1 例严重腹部创伤致肠空气瘘患者的营养支持与护理.护理研究, 2014,(10):90 - 92.

[80] 范轶欧,刘爱玲,何宇纳,等.中国成年居民营养素摄入状况的评价.营养学报,2012,34(1):15 - 19.

[81] 葛世伟,何先弟,张爱琴,等.腹腔感染患者肠内营养耐受性分析及护理.解放军护理杂志, 2014 (17):123 - 126.

[82] 葛咏梅.严重烧伤患者肠内营养并发症的预防护理.全科护理,2009,16(3):250 - 255.

[83] 耿艳霞,黎介寿,李秋荣,等.大鼠小肠缺血-再灌注损伤后隐窝细胞增殖在肠黏膜屏障损伤修复中的作用.肠外与肠内营养,2012(05):9 - 11.

［84］龚纯贵,曹雪岚,李捷玮. 第二军医大学东方肝胆外科医院胃肠外营养处方分析. 药学服务与研究,2009,99(2):145-147.

［85］龚德华,徐斌,朱冬冬,等. 复方α酮酸片联合低蛋白饮食延缓慢性肾功能衰竭进展的临床随机对照研究. 肾脏病与透析肾移植杂志,2012,21(5):421-428.

［86］龚剑峰,钮凌颖,虞文魁,等. 克罗恩病的围手术期营养支持. 肠外与肠内营养,2009,16(4):201-204.

［87］顾国胜,任建安,李宁,等. 冬虫夏草对肠外瘘患者肠黏膜屏障功能的影响. 肠外与肠内营养,2015(02):219-223.

［88］郭明晓,李幼生,王志梁,等. 新型器官保存液低温保存猪小肠的实验研究. 器官移植,2013(01):224-226.

［89］国家药典委员会. 中华人民共和国药典. 2005版. 北京:化学工业出版社,2005:41,65.

［90］洪楚云,苏真娇,魏霞,等. 危重患者肠内营养并发症的原因分析与护理对策. 护理实践与研究,2013,10(16):34-35.

［91］黄健捷,全胃切除术后早期肠内营养的临床研究和护理. 护士进修杂志,2008,23(10):886-888.

［92］黄新红,李涛. 腹部手术后临床营养支持疗法进展. 护理实践与研究,2013,10(18):130-132.

［93］黄迎春,王新颖,刘思彤,等. 个体化健康教育在家庭肠内营养支持中的应用. 肠外与肠内营养,2013(05):88-91.

［94］黄迎春,王新颖,彭南海. 经皮内镜下盲肠造口治疗溃疡性结肠炎患者的应用和护理. 肠外与肠内营养,2014(06):12-16.

［95］黄迎春,王新颖,彭南海. 经PICC行家庭肠外营养支持9例观察与护理. 齐鲁护理杂志,2012(05):66-68.

［96］惠彩虹,王莹,马洁. 注气法置鼻肠管的应用与护理. 天津护理杂志,2011,19(5):291.

［97］嵇武,王丹,丁凯,等. 门诊行单孔腹腔镜胆囊切除术2例报告. 中国实用外科杂志,2009(S2):88-92.

［98］季刚,林艳,王为忠. 亲属活体供小肠移植术一例. 中华器官移植杂志,2006,27(4):251-252.

［99］江方正,宋湘玲,赵雪成,等. 多发肠瘘患者分段式肠内营养联合消化液回输的护理. 解放军护理杂志,2015(12):56-59.

［100］江方正,叶向红,李维勤,等. 胸部物理治疗集束化管理在严重腹腔感染患者中的应用. 中华护理杂志,2013(1):23-25.

［101］江志伟,黎介寿. 危重症患者适度营养支持的概念——越简单越好. 肠外与肠内营养,2014(5):111-114.

［102］姜英俊,孔心涓,等. 消化道术后肠内营养与肠外营养联合应用与单纯肠外营养的比较. 中国临床营养杂志,2011,2(1):18-19.

［103］蒋理立,彭南海. 金陵术后并发吻合口瘘患者肠内营养护理一例. 华西医学,2014(03):11-13.

［104］蒋朱明,蔡威. 临床肠内与肠外营养. 北京:科学技术文献出版社,2000.

［105］蒋朱明,王秀荣,顾倬云,等. 肠外肠内营养对术后患者肠通透性等影响的随机、对照、多中心临床研究. 中国临床营养杂志,2001,9(1):7-12.

［106］蒋朱明,于康,朱赛楠,等. 我国东、中、西部中小医院住院患者营养不足、营养风险、超重和肥胖发生率及营养支持应用状况调查. 中国临床营养杂志,2008,16(6):338.

［107］蒋朱明. 有营养风险患者首选肠内营养支持. 中华临床营养杂志,2009,17(1):65.

［108］金丽,王新颖,彭南海,等. 胃癌患者加速康复外科围手术期护理与体质指数的评价. 肠外与肠内营养,2010,17(3):191-192.

［109］金泉华. 开同合并低蛋白饮食对慢性肾脏疾病患者营养状况及肾功能的影响. 中国慢性病预防与

控制,2009,17(1):47-48.

[110] 康焰,陶涛,罗传兴.不同配方肠外营养对危重患者蛋白质代谢的影响.华西医学,2000,15(1):56-58.

[111] 黎介寿,李幼生.重视战创伤急性凝血功能障碍的早期诊断与治疗.解放军医学杂志,2013(01):34-22.

[112] 黎介寿.危重患者与免疫营养.肠外与肠内营养,2001,8(3).

[113] 黎介寿.应激患者的代谢与营养支持.外科理论与实践,2000,5(1):70-72.

[114] 黎介寿."损伤控制"在非创伤腹部外科患者中的应用.中华肝脏外科手术学(电子杂志),2012(01):88-90.

[115] 黎介寿.肠内营养——外科临床营养支持的首选途径.肠外与肠内营养,2003,10(7):129-133.

[116] 黎介寿.肠外瘘治疗.中华外科杂志,2002,40(2):100-103.

[117] 黎介寿.临床研究的体会.中华结直肠疾病(电子杂志),2013(6):12-15.

[118] 黎介寿.临床营养支持策略的变迁.中国普外基础与临床杂志,2009(12):953-955.

[119] 黎介寿.临床营养支持的发展趋势肠外与肠内营养.2010,17(1):14.

[120] 黎介寿.免疫营养的现状.肠外与肠内营养,2010,19(6).

[121] 黎介寿.首选肠内营养的合理性.肠内与肠外营养,2013,20(6):321-323.

[122] 黎介寿.危重患者与免疫营养.肠外与肠内营养,2009,5(3):127-129.

[123] 黎介寿.围手术期营养支持的重要性.肠外与肠内营养,2006,13(3):129-131.

[124] 黎介寿.胃肠道外瘘(113例的治疗体会).中华外科杂志,1978(4):214-218.

[125] 黎介寿.胃肠手术的"围手术期营养处理".肠外与肠内营养,2013,20(2):65-67.

[126] 黎介寿.我国临床营养支持的现状与展望.肠外与肠内营养,2000,7(1):1.

[127] 黎介寿.瞻望我国的临床营养支持.肠外与肠内营养,2008(1):13.

[128] 李冠炜,任建安,王革非,等.克罗恩病伴急性下消化道出血的诊断及治疗(附73例报告).中国实用外科杂志,2014(06):88-91.

[129] 李莉,王毅,王云海,等.营养风险筛查在新疆地区1167例住院患者中的应用.中国临床营养杂志,2008,16(6):346-348.

[130] 李民,任建安,朱维铭,等.逆行肠内排列术预防术后粘连性小肠梗阻239例经验总结.中国实用外科杂志,2014(03):45-48.

[131] 李宁,黎介寿.肠道营养重要性的认识.肠外与肠内营养,2003,5(5):12.

[132] 李宁,黎介寿.外科营养近20年的进展与展望.中国实用外科杂志,2002,22(1):6.

[133] 李宁,于健春,蔡威.临床肠外肠内营养支持治疗学.北京:中华医学电子音像出版社,2006:369-384.

[134] 李宁,于健春.临床肠内营养及置管新进展.北京:人民军医出版社,2009.

[135] 李宁.临床营养的新概念:免疫营养.中国实用外科杂志,2001,21(1):7.

[136] 李培,高勇,杨珊珊,等.重症急性胰腺炎患者经鼻肠管行肠内营养的安全护理.解放军护理杂志,2012(04):123-126.

[137] 李培,黄迎春,张晓薇,等.经皮内镜下胃/空肠造口管护理会诊的做法与体会.解放军护理杂志,2015(9):35-38.

[138] 李瑞华.肠外营养支持临床应用概述.实用临床医药杂志,2012,16(21):176-178.

[139] 李吴寒,赵允召,赵日升,等.负压辅助临时关腹技术用于腹腔开放合并肠空气瘘临床价值研究(附45例报告).中国实用外科杂志,2015(7):88-89.

[140] 李晓光.胃癌合并糖尿病患者围手术期营养支持及血糖监控的护理.护理与康复,2007,10(6):677-678.

[141] 李晓婷,刘云,任建安,等.克罗恩病患者健康相关生活质量及其影响因素调查.中华护理杂志, 2014(01):67-69.

[142] 李杏崧,张莉,苏敏谊,等.改良危重患者肠内营养护理方法降低误吸发生率的研究.护士进修杂志,2009,24(21):1929-1931.

[143] 李幼生,李宁.静脉营养物质的选择和输注.中国实用外科杂志,2010,21(6):569-573.

[144] 李幼生.重视维护化疗导致的肠屏障功能损伤.中国肿瘤外科杂志,2010(3):12-14.

[145] 李元新,黎介寿.肠内营养支持的进展.江苏临床医学杂志,2002,6(2):90-95.

[146] 李元新,李宁,倪小冬,等.小肠移植围手术期的营养支持.肠外与肠内营养,2008(6):335-338.

[147] 李元新,李幼生,黎介寿.胃肠外科围手术期处理中的加速康复外科的新理念.实用临床医药杂志,2007,11(5):12-14.

[148] 李元新,李幼生,任建安,等.重组人生长激素对慢性腹腔感染患者蛋白质代谢的影响.肠外与肠内营养,2001,8(1):4.

[149] 梁晓坤,揭彬,蒋朱明.营养风险理念解读.中国临床营养杂志,2007,15(3):167-170.

[150] 廖苑,黄婉琳,李向芝,等.1例亲体小肠移植术患者的营养支持与护理.中华护理杂志,2006(5):411-413.

[151] 刘芳,魏娜,阮征,等.小肠喂养管在重症脑损伤合并胃潴留患者中的应用效果.解放军护理杂志,2013,30(23):73.

[152] 刘菁,彭南海,杨平,等.围手术期不同渗透压率外周肠外营养对静脉炎发生的影响.医药导报,2014(5):54-59.

[153] 刘军,郑志鹏.肠内营养支持(能全力)在临床中的应用.医学创新研究,2007,7(4):98.

[154] 刘思彤,王新颖,彭南海.不同种类间接能量代谢测定仪监测效果研究.现代仪器与医疗,2014(06):116-117.

[155] 刘晓霞,彭南海.经鼻肠管行肠内营养的安全护理.肠外与肠内营养,2013(03):51-53.

[156] 刘晓霞,彭南海.营养支持护理学组的组建与临床实践.解放军护理杂志,2014(06):55-58.

[157] 刘英华,滕俊英,欧阳红,等.商品与自制匀浆膳对卧床患者营养及生化状况影响的比较.肠外与肠内营养,2007,14(1):44-46.

[158] 刘智明,曹金红,徐亮,等.不同疾病危重患者肠内营养的耐受性研究.膳食与营养,2013,16(1B):178-180.

[159] 柳鹏,王勃诗,吕净.北京地区老年住院患者营养风险、营养不良发生率及营养支持应用状况.中华临床营养杂志,2012,20(1):69.

[160] 马嫦娥,黄金鹏,陈月英,等.曲马朵联合咪哒唑仑用于腹部术后非机械通气老年患者镇痛镇静效果观察.解放军医药杂志,2012(2):67-69.

[161] 马云飞.肠内营养支持途径与并发症.实用医学杂志,2013,29(14):2400-2401.

[162] 毛琦,李幼生.糖皮质激素在小肠及多器官联合移植中的应用.实用器官移植(电子杂志),2014(02):12-14.

[163] 毛一雷,卢欣,桑新亭,等.外科术后患者允许性摄入不足的前瞻、随机对照临床研究.中华普通外科杂志,2008,20(10):612-615.

[164] 门吉芳,李磊,付申凌,等.肝切除患者围手术期营养支持的护理作用.中华临床营养杂志,2009,17(5):264-267.

[165] 门吉芳,唐大年,李喆,等.老年肝胆外科住院患者的动态营养风险筛查.中华临床营养杂志,2010,18(3):134-136.

[166] 孟庚,凌宝存.老年外科患者的营养支持.临床合理用药,2012,5(9B):164-165.

[167] 倪元红,彭南海.临床营养配制中心的管理.肠外与肠内营养,2005,12(1):63-64.

[168] 倪元红,司婷,彭南海.危重症患者肠内营养支持治疗并发症的护理.肠外与肠内营养,2013(5):316,317,320.

[169] 倪元红,王慧,彭南海.输液恒温器在肠内营养连续输注中加温效果的观察.肠外与肠内营养,2012(02):44 - 47.

[170] 倪元红,朱念庭,徐薇,等.营养支持的护理经验.肠外与肠内营养,2002,9(4):250 - 253.

[171] 彭南海,高勇.临床应用护理指南——肠内营养部分.南京:东南大学出版社,2012:26.

[172] 彭南海,马嫦娥,陈月英.老年腹部创伤患者术后深静脉血栓高危风险的筛查及护理.中华护理杂志,2013,17(05):44 - 47.

[173] 彭南海,倪元红,隋芳.临床营养支持保障系统的组建与管理.肠外与肠内营养,2004,11(3):189.

[174] 彭南海,倪元红.肠内与肠外营养护理 20 年的进展与展望.实用临床医药杂志,2005,9(12):94 - 96.

[175] 彭南海,隋芳,孙锦梅,等.经外周置入中心导管营养及并发症的防治.肠外与肠内营养,2002,9(4):255 - 256.

[176] 彭南海,徐丹丹,高勇,等.肠外营养液渗透浓度对静脉炎发生的实验研究.肠外与肠内营养,2012(05):61 - 64.

[177] 彭南海,叶向红,高勇,等.腹部损伤控制性手术的理念、内涵及护理应对.医学研究生学报,2008,15(1):29 - 31.

[178] 彭南海,叶向红,李巍,等.快速康复外科胃肠道手术不置胃肠减压管并早期进食的护理研究.中华护理杂志,2009,10(5):26 - 29.

[179] 秦环龙,林擎天.早期肠内营养支持在重症胰腺炎应用中的安全性和有效性评价.临床外科杂志,1997,7(增):12.

[180] 任建安,陶庆松,王新波,等.短肠综合征并肠外瘘的诊治.中国实用外科杂志,2005,25(11):665 - 667.

[181] 任建安.腹腔开放疗法在腹部创伤的应用.创伤外科杂志,2015(03):45 - 48.

[182] 任建安.外科患者液体治疗争论与共识.中国实用外科杂志,2015(02):234 - 236.

[183] 任晓蕾,王晓旋,李玉珍.肠内营养支持概述.临床药物治疗杂志,2009,4(7):47 - 60.

[184] 沈骁,杨栋梁,邹磊,等.急性胰腺炎后期感染性胰腺坏死影响因素分析(附 153 例报告).中国实用外科杂志,2015(05):66 - 69.

[185] 沈晓明,王卫平,等.儿科学.第 7 版.北京:人民卫生出版社,2008.

[186] 史祥载.肠内营养支持在危重病中的应用研究.中国危重病急救医学,2012,12(2):116 - 117.

[187] 史馨霞.集中配置肠外营养液的体会.实用医技杂志,2007,14(34):4725.

[188] 舒志军,黎介寿.肠外营养配制及输注时的安全性问题.肠外与肠内营养,2000,7(2):116 - 118.

[189] 宋碧英,任俊辉.我院静脉药物配置中心的环节质量控制实践.中国药业,2010,19(18):60 - 61.

[190] 苏国强.围手术期肠内营养的实施.中华普通外科学文献,2013,7(5):47.

[191] 唐蓉蓉,郑桃花,彭南海.介绍一种外露鼻胃管的固定方法.肠外与肠内营养,2014(01):123 - 125.

[192] 陶晔璇,蔡威,汤庆娅,等.成人营养素需求量指南.中国临床营养杂志,2007,15(1):10 - 12.

[193] 王宝恩.应重视和大力提倡临床营养支持.中国危重病急救医学,2006,18(10):578.

[194] 王丹华.早产/低出生体重儿喂养建议解读.中华儿科杂志,2009,47(7):513.

[195] 王吉甫.胃肠外科学.北京:人民卫生出版社,2000:610 - 620.

[196] 王珂,徐金中,彭南海,等.1 例重度营养不良的克罗恩病患者术后并发肠造口分离的护理.实用临床医药杂志,2014(18):45 - 48.

[197] 王为忠,凌瑞,宋维亮,等.移植小肠的处理.中华普通外科杂志,2000,21(6):773 - 775.

[198] 王伟,赵允召,黄骞,等.十二指肠瘘致脓毒症合并严重凝血功能障碍 1 例报告.中国实用外科杂

志，2014(11):2231-2234.

[199] 王新颖,李宁,黎介寿.规范化营养支持在外科治疗中的地位.外科理论与实践,2014(1):11-14.

[200] 王新颖,牛程麟,黄迎春,等.单中心家庭肠内营养支持应用情况分析.肠外与肠内营养,2011,18(4):200-202.

[201] 王雪梅,赵静静.慢性肾脏疾病营养治疗.医学信息,2011,24(5):2642-2643.

[202] 韦军民.老年临床营养学.北京:人民卫生出版社,2011.

[203] 韦军民.围手术期肠外肠内营养支持.临床外科杂志,2010,18(12):795-796.

[204] 吴迪,沈可欣.危重患者与抗生素相关性腹泻.中华医院感染学杂志,2007,17(5):587-588.

[205] 吴国豪.恶性肿瘤患者恶病质发生机制及营养治疗.外科理论与实践,2012,17(2):98-101.

[206] 吴娟,许慧芬,单君.ICU患者输注静脉营养液时PICC导管堵塞的影响因素分析.护士进修杂志,2011,26(19):1748-1749.

[207] 吴坤.营养与食品卫生学.北京:人民卫生出版社,2003:28.

[208] 吴莉莉,李静,马云丽,等.多发性肠瘘伴短肠患者肠内营养治疗的护理.肠外与肠内营养,2013(4):40-42.

[209] 吴骎,任建安.慢重症:危重症的一种特殊类型.中国实用外科杂志,2015(1):29-31.

[210] 吴伟,成惠林,杭春华,等.猪急性颅高压损伤模型的病理生理及超微结构改变.中国微侵袭神经外科杂志,2012(3):56-59.

[211] 吴文溪,许勤,华一兵,等.结、直肠术后早期肠内营养支持的比较研究.肠外与肠内营养,2000,7(1):26-28.

[212] 吴性江,曹建民,韩建明,等.不同途径溶栓治疗急性左下肢深静脉血栓的临床研究.中国实用外科杂志,2009(S1):34-37.

[213] 吴吟,任建安,李冠炜,等.血清钠浓度评估肠瘘合并腹腔感染患者预后研究.中国实用外科杂志,2015(02):342-345.

[214] 吴永佩,焦雅辉.临床静脉用药调配与使用指南.北京:人民卫生出版社,2010.

[215] 吴在德,吴肇汉.外科学.北京:人民卫生出版社,2008.

[216] 吴肇汉.实用临床营养治疗学.上海:上海科学技术出版社,2001:86.

[217] 吴肇汉.规范营养支持治疗.中华肝胆外科杂志,2007,13(1):2.

[218] 伍晓汀,张明鸣.术后并发多器官功能障碍代谢特点及营养支持治疗.中国实用外科杂志,2006,26(12):923-925.

[219] 伍晓汀.合并肝功能不全外科患者的营养支持.中国实用外科杂志,2005,25(12):715-717.

[220] 肖桂珍,梅桂萍,唐银莲,等.老年患者长期应用成品匀浆膳的营养评价.肠外与肠内营养,2002,9(2):94-95.

[221] 谢琪,洪莉,林媛,等.儿科住院患者营养状况及营养风险调查.临床儿科杂志,2013,31(8):748.

[222] 谢琪,汤庆娅,冯一.儿童患者营养风险筛查方法研究现状与进展.中华儿科杂志,2013,51(9):707.

[223] 胥子玮,李幼生,刘标,等.全肠外营养相关肝损害小鼠模型的建立.肠外与肠内营养,2013(04).

[224] 徐钢.营养治疗在慢性肾脏病一体化治疗中的地位.中华医学会肾脏病学分会2013年学术年会,150-151.

[225] 徐宁,曹伟新.家庭营养支持的应用.中国临床营养杂志,2008,7(2):83-85.

[226] 徐长青,汪树利,向威,等.普外科住院患者营养风险筛查.华西医学,2012,27(2):234-237.

[227] 许风雷,买苏木,董旭南,等.危重症患者营养支持对免疫功能影响的临床研究.肠外与肠内营养,2006,7(4):221-223.

[228] 闫冬升,任建安,韩刚,等.肠内营养治疗克罗恩病并发管状外瘘探讨.中国实用外科杂志,2013,

　　　　(1):19-24.

[229] 闫军,樊茂宇.急性胰腺炎肠外营养和肠内营养治疗的探讨.中华损伤与修复杂志(电子版),
　　　　2012,6(5):37-40.

[230] 杨帆,赵允召,陈钰,等.连续静脉-静脉血液滤过对严重腹腔感染血浆内毒素及细胞因子清除能
　　　　力研究.中国实用外科杂志,2014(05):123-126.

[231] 杨明.贾伟平.包玉倩,等.性别、年龄及体脂参数与静息能量消耗的关系.中华内分泌代谢杂志,
　　　　2004(1):20-22.

[232] 杨秀芳,谢业花,王仁轩,等.腹部外科患者术后镇痛对能量代谢影响的研究.肠外与肠内营养,
　　　　2014(6):55-58.

[233] 杨洋,彭南海,朱维铭.NRS2002在克罗恩病患者术前营养风险筛查中的应用.肠外与肠内营养,
　　　　2013(3):11-13.

[234] 杨洋,唐蓉蓉,江志伟,等.机器人辅助左半结肠切除术的围术期护理体会.东南国防医药,2015
　　　　(2):203-204.

[235] 杨宗诚,汪仕良,周一平.实用烧伤外科手册.北京:人民军医出版社,2001.

[236] 姚丹华,李幼生,王剑,等.猪到食蟹猴异位小肠移植模型的建立.中国临床解剖学杂志,2015(1):
　　　　1230-1232.

[237] 叶任高,陆再英.内科学.第6版.北京:人民卫生出版社,2005:797-798.

[238] 叶向红,陈岚,汤秋芳,等.采用呼吸机转运危重患者的护理.解放军护理杂志,2013,30
　　　　(7):88-91.

[239] 叶向红,江方正,彭南海,等.重症肠瘘患者早期肠内营养结合消化液回输的管理.肠外与肠内营
　　　　养,2014,21(3):88-92.

[240] 叶向红,江方正,郑桃花,等.肢体功能锻炼强度对外科ICU患者康复效果的影响.中华护理杂志,
　　　　2014,49(2):66-69.

[241] 于健春.胃肠外科患者营养状况评估与营养支持途径的选择.中华胃肠外科杂志,2012,15
　　　　(5):429-432.

[242] 于康,夏莹,王孟昭,等.营养风险筛查和主管全面评定用于肺癌非手术患者营养筛查的比较.中
　　　　国临床营养杂志,2008,16(6):349-352.

[243] 余小红.层流手术室的使用及管理.现代中西医结合杂志,2007,16(1):144-145.

[244] 袁园,李建伟,吴桂深.危重症患者肠内与肠外营养支持效果对比观察.当代医学,2012,18
　　　　(16):12-13.

[245] 翟茂东,杨俊,贾震易,等.肝胆胰外科患者营养风险筛查与临床结局分析.肝胆胰外科杂志,
　　　　2012,24(3):179-182.

[246] 张海英,关静林,李玉珍.肠内营养的临床应用及其并发症.药物不良反应杂志,2008,10
　　　　(2):116-121.

[247] 张红梅,徐佳美,常立阳等.以护士为体的饮食营养门诊在慢性肾脏病治疗中的意义及工作模式
　　　　探讨.中国慢性病预防与控制,2010,18(2):172-174.

[248] 张娟娟,高涛,习丰产,等.老年患者腹部大手术后应激反应研究.中国实用外科杂志,2014
　　　　(02):87-90.

[249] 张丽.层流手术室环境及设备的管理.航空航天医药,2009,19(8):37-38.

[250] 张伟,汪志明,朱维铭,等.肠外营养联合ω-3鱼油脂肪乳对活动性梗阻型克罗恩病患者诱导缓
　　　　解的治疗作用.肠外与肠内营养,2014,21(2):65-68.

[251] 张咏梅,张润军,王润萍.肠内营养在神经内科危重症患者中的应用及护理.西南国防医药,2012,
　　　　22(12):1385-1386.

[252] 章黎,王新颖,黎介寿.综合评价危重症患者营养支持和重症监护的措施——介绍一种助记法 "CAN WE FEED".肠外与肠内营养,2012(4):67-69.

[253] 赵丙超,李幼生,王剑,等.富含中链三酰甘油肠内营养联合奥曲肽治疗乳糜性腹水的效果.肠外与肠内营养,2013(2):67-69.

[254] 赵丽.肾性骨病治疗研究进展.河北医药,2009,31(13):1642-1644.

[255] 赵丽君,王金华,李幼生.n-3多不饱和脂肪酸逆转肿瘤耐药性的研究进展.肠外与肠内营养,2011(5):11-13.

[256] 赵丽娜,徐金中,黄迎春,等.1例晚期妊娠并发重症急性胰腺炎患者肠内营养支持的护理.实用临床医药杂志,2013(12):1234-1236.

[257] 赵明,李勇.消化道肿瘤化疗患者的营养状况及其对生活质量的影响.中国全科医学,2009,12(2A):222-223.

[258] 赵燕茹,倪兆慧.糖尿病肾病与营养治疗研究进展.中国血液净化,2008,7(8):433-435.

[259] 郑红帆.52例肠内营养支持患者的护理.护理研究,2011,16(2):93-94.

[260] 郑磊,王剑,李幼生,等.小肠移植术后慢性移植物失功1例报道及文献复习.器官移植,2012(04):12-16.

[261] 郑晓倩,蔡圆圆,郑海燕.ICU危重患者不同营养方式耐受性、安全性及并发症发生率比较.护士进修杂志,2013,28(16):1478-1480.

[262] 中国营养学会.中国居民膳食营养素参考摄入量.北京:中国轻工业出版社,2000.

[263] 中华医学会.临床诊疗指南——肠外肠内营养学分册.北京:人民卫生出版社,2008:168.

[264] 中华医学会肠外肠内营养学分会儿科协作组.中国儿科肠内肠外营养支持临床应用指南.中华儿科杂志,2010,48(6):436.

[265] 中华医学会肠外肠内营养学分会儿科协作组.中国新生儿营养支持临床应用指南.中华儿科杂志,2006,44(9):711.

[266] 中华医学会肠外肠内营养学分会神经疾病营养支持学组.神经系统疾病肠内营养支持操作规范共识(2011版).中华神经科杂志,2011,44(11):787.

[267] 中华医学会消化病学分会炎症性肠病协作组.对我国炎症性肠病诊断治疗规范的共识意见(2007年).中华消化杂志,2007,27(8):545-550.

[268] 朱明炜.规范的应用肠外肠内营养.中华医学信息导报,2011,44(7):14.

[269] 朱维铭.肠内营养的规范化问题.肠外与肠内营养,2013(4):67-69.

[270] 朱维铭.炎症性肠病的营养支持治疗.肠外与肠内营养,2011,18(4):193-195.

[271] 朱玉欣,张莎,董会民,等.经外周静脉置入中心静脉导管置管中导管异位原因分析及对策.中华临床营养杂志,2012,20(6):387-389.

[272] 左芦根,朱维铭,李毅,等.克罗恩病术后腹腔感染性并发症的危险因素分析.胃肠病学,2014(8):54-57.